JN095456

新編 応用栄養学実習

－健康なライフステージのために－

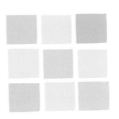

編 集

長浜幸子

執 筆

稲毛順子	関千代子
竹内美貴	武田純枝
長浜幸子	深作貴子
水田　文	目加田優子

学建書院

改訂にあたって

　本書は，2015年3月の初版以来，栄養士・管理栄養士養成施設におけるライフステージの栄養学の基礎知識と実践に向けた工夫や応用力の習得について，学生さんにもわかりやすい実習書として愛読いただき，版を重ねることができ感謝している．今回，厚生労働省をはじめとする各省庁の施策などを考慮しながら，国民の健康保持・増進にあたり，母性栄養を含め，生誕から終末までの栄養と食生活に関する政策に沿った最新情報を取り入れ，改訂を行った．

　2020年3月以降より新型コロナウイルス感染症（COVID-19））パンデミックが宣言され，感染対策をとりながらの人々の日常生活にも変化がみられるなか，一人ひとりが正常な発育・成長から生涯を通して健康でハツラツとしたライフステージに応じた年齢を重ねていけるよう栄養と食の面から充実させていく必要がある．本書では，経験豊富な諸先生方の具体的な執筆内容により，学生さんには各ライフステージの対象に応じ，その栄養学的な特徴と栄養ケア・マネジメントの対応策がイメージしやすくまとめている．また，応用栄養学の実習授業を終えた後の学外実習に備えて，現場に即した予備知識を得るうえでも有用と思われる．

　改訂に当たって，各ライフステージで紹介している献立表では，「日本食品標準成分表」については栄養成分を2020版「八訂」の数値で掲載している．なお，たんぱく質はアミノ酸組成に基づいたたんぱく質，脂質は脂肪酸のトリアシルグリセロール当量，炭水化物は差し引き法による利用可能炭水化物（従来のたんぱく質，脂質，炭水化物と比較検討資料に供する）の数値としている．同時に食品構成については新たな知見，エビデンスの集積を待つ必要があることから，七訂の成分値を掲載しており了承いただきたい．

　今後も本書が栄養士・管理栄養士養成施設における学生教育に必要な改訂を行いながら，より充実した応用栄養学実習の教科書となるよう努めていく所存である．

　読者の皆様のご意見・ご叱正をいただければ幸いである．

令和5年2月

編者　長浜幸子

は じ め に

　わが国は，平均寿命の延伸により世界有数の長寿国となった．しかし「平均寿命」と自立生活ができる「健康寿命」との差は 10 年余もあり，「健康長寿の重要性」が認識され，厚生行政も，疾病の治療より予防に力点をおいた『健康増進法』をはじめとする法律創設や改定，『健康づくりのための食生活指針』などの政策・制度の新設，改正が実施されるようになった．

　2005 年に成立した『食育基本法』の施行，2013 年には第 2 次食育推進基本計画事業が展開されるなど，国をはじめ地方公共団体，各地域の農林漁業，食品製造関係者，さらに栄養士・管理栄養士，その他保健医療福祉の専門家，消費者団体など，「食と健康」のかかわりの面から，ライフステージに応じた食育推進事業が展開されている．

　2008 年度からスタートした「特定健康診査・特定保健指導」では，壮年期から高齢期までの国民に健康診査を義務づけ，結果の周知と，個人の生活習慣の改善に主眼をおいた保健指導が行われ，疾病の第一次予防および第二次予防に寄与している．望ましい食事のとり方を啓発する『食事バランスガイド』を普及させ，健康づくり対策では「食・運動・休養および睡眠」の具体的啓発を実施している．また，日本人の健康づくりの根幹となる『日本人の食事摂取基準（2015 年版）』が新しい知見をもとに改定された．

　応用栄養学では，このような背景をふまえて，生誕から終末までの「ライフステージにおける疾病予防」と「健康な生活」のために，対象別に，日々注意しなければならない事項を学ぶ．

　実践者は国民一人ひとりであるが，意識の高揚と健康観を高めるために，保健衛生・医療のかかわりをもつ指導者による啓発，健康のためのマネジメントを実施する体制ができている．

　本書では，栄養士・管理栄養士の実践力を高めるために，知見の理解だけにとどまらず，具体的に「見て，動いて（つくって），食べて」を一貫して経験でき，多様化する食生活に対応できるよう，実習書として著した．

　管理栄養士のコアカリキュラムの内容を網羅し，厚生労働省をはじめとする各省庁による「健康長寿施策」の啓発内容を取り入れ，理解しやすく，即戦力を身につけられるように，栄養改善・生活習慣改善の進め方を「栄養マネジメント」とし，加齢に伴う年代別健康指標の変化を「ライフステージと栄養」，生活環境や身体活動の違いによる健康指標を「ライフスタイルと栄養」として著した．さらに，国民の健康保持・増進のためには，高齢者対象の介護予防法にもとづき，栄養・運動（リハビリテーションなど）の内容，「介護予防のためのライフスタイル」なども，最新の知見として述べた．

　本書を著すにあたり，教育・研究現場や医療・保健現場で多大な経験をもつ著者の知識に加え，さまざまな知見の結果や，実践された内容を引用させていただいたことに深謝いたします．このうえは，栄養士・管理栄養士の養成教育のなかで，不十分なところについては，諸先生のご指摘とご指導を賜れば幸いです．また，本書を出版するにあたり多大なご尽力をいただいた学建書院に謝意を表します．
　2015 年 2 月

編著者代表　宮 澤 節 子

も く じ

栄養マネジメント

　応用栄養学における「栄養マネジメント」は，人間の一生，すなわち，発育・発達・加齢変化などの生理学的な栄養学をふまえ，栄養素の代謝を良好な状態にすることで健康を維持・増進することを目的とし，対象者の栄養アセスメントにより栄養状態の把握，栄養ケア計画および実施により健康寿命に役立つように管理することである．

栄養マネジメントの概要

　人間は飲食物を摂取し，消化・吸収を経て，体内に取り入れられた物質により生命の根源となる成分をつくり出している．栄養マネジメントとは，成長・発育・発達および身体・精神活動が円滑に営まれるように，栄養素の代謝を良好な状態にして，健康を維持していくための体調管理を行うことである．

　目的を達成するためには，手順とシステムを明確にし，計画（plan），実施（do），評価（see）を繰り返しながら導くことである．

■手　順

1　**スクリーニング**（選別）・・・・・・・・・・健康の維持・増進をはかるうえで発生するリスクをチェックし，生活習慣病や加齢による疾病を予防する．

2　**アセスメント**（栄養状態の判定）・・・リスク保有者に対する問題の程度を，対象者別に，栄養指標などを用いて評価し，身体状況・栄養状態を判定し，ケアプログラムの作成に必要な情報源を得る．

3　**ケアプログラム**（実施）・・・・・・・・・・アセスメントにもとづき，対象者の改善すべき栄養補給法を実施する．

4　**評価とフィードバック**・・・・・・・・・・・実施された事項について対象者の改善度を判定し，問題があれば新たな計画を立てる．

1　栄養マネジメント

　近年わが国は，老齢人口の増加，出生率の低下など，世界に類をみない勢いで少子高齢化が進んでいる．また，がん，糖尿病，動脈硬化症による心臓病や脳卒中など，生活習慣病の増加も大きな問題となっている．

　厚生労働省は，食事（栄養）のほかに，運動，休養などの生活習慣を見直すことにより疾病の発症を予防する「一次予防」の推進を重要視して，1990年，『健康づくりのための食生活指針（対象特性別）』に加え，1993年，『健康づくりのための運動指針』，1994年，『健康づくりのための休養指針』，さらに，2000年，日本人の栄養状態の現状をふまえ，健康長寿のための生活習慣改善の21世紀の目標として2013年には，『健康日本21（第2次）』が開始されたことから，健康づくりについて，より具体的な目標を定めるために，年齢区分別の指針をアクティブガイドとして『健康づくりのための身体活動基準2013』が示され，生活活動と運動による健康づくり対策が強化されている．

　また，2003年に示された『健康づくりのための睡眠指針〜快適な睡眠のための7箇条〜』を，新たな科学的知見にもとづき，2014年には，『健康づくりのための睡

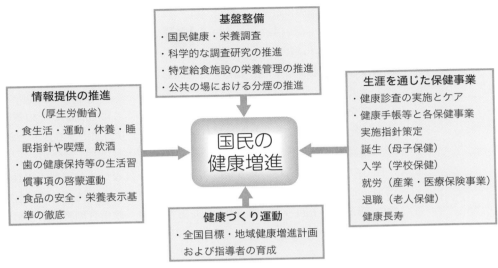

基盤整備
・国民健康・栄養調査
・科学的な調査研究の推進
・特定給食施設の栄養管理の推進
・公共の場における分煙の推進

情報提供の推進
（厚生労働省）
・食生活・運動・休養・睡眠指針や喫煙，飲酒
・歯の健康保持等の生活習慣事項の啓蒙運動
・食品の安全・栄養表示基準の徹底

国民の
健康増進

生涯を通じた保健事業
・健康診査の実施とケア
・健康手帳等と各保健事業
実施指針策定
誕生（母子保健）
入学（学校保健）
就労（産業・医療保険事業）
退職（老人保健）
健康長寿

健康づくり運動
・全国目標・地域健康増進計画
および指導者の育成

図 1-A-1 国民の健康増進と栄養マネジメント

眠指針 2014〜睡眠 12 箇条〜』とされた．

　これらは，生活習慣と健康の重要性に加え，正しい食事は栄養素摂取レベルのみならず，知識，態度，行動，さらに，食環境レベルの問題点の指摘により国民が主体的に食生活を見直し，QOL（生活の質 Quality of Life）を向上させる具体的な内容を定めたものとなっている．日本人の栄養・食生活の現状を理解し，さらに，ライフステージやライフスタイルに沿った栄養マネジメントが必要である（**図 1-A-1**）．

1）日本人の栄養・食生活

　近年の国民健康・栄養調査などの結果によると，生活習慣病は，栄養素の欠乏よりも，過剰による弊害と食品摂取のアンバランスに問題があると指摘されている．

　現在の，国民の健康・栄養などの問題点を次に示す．

（1）適正体重

　適正体重による健康管理上の問題は，肥満者（BMI≧25）と，やせの者（BMI＜18.5）の推移による対策が必要である．

　年代別や健康状態による適正食事内容・量，生活リズムと身体活動量から生活習慣の見直しによる実践意欲の向上が求められる．

（2）成人の脂肪エネルギー比

　成人の脂肪エネルギー比 30％以上は，男性 35.0％，女性 44.4％である．生活習慣病予防の観点から，目標値を，20〜29 歳で 30％未満（現在 46.6％），30 歳以上で 25％未満（現在 41.7％）とする努力が必要である（令和元年調査より）．

（3）成人の食塩摂取量

　成人の食塩平均摂取量は，1 日あたり男性 10.9 g，女性 9.3 g で，成人すべての年代で目標値（男性 7.5 g 未満，女性 6.5 g 未満）を超えている．目標値まで減らすには，かなりの努力が必要である（令和元年調査より）．

（4）成人の野菜の摂取量

成人の野菜の平均摂取量は1日280.5gであるが，350gを目標に量を増やしたい．さらに，機能性の高い緑黄色野菜は120g（野菜のうち1/3量）を目標としているが，現状は85.0gと少なく，量・質ともに意識して摂取する必要がある（令和元年調査より）．

（5）カルシウムの摂取量

妊娠や加齢に伴い需要が増加する．カルシウムに富む食品とその摂取目標を考え，牛乳・乳製品の摂取や，大豆などの豆類を現状より増加できる食事とする．

（6）食習慣に対する関心

自分の食習慣に関心があるが改善するつもりはない人は，成人男性24.6%，女性25.0%である．改善意欲のある人・すでに取り組んでいる人は，女性64.5%で，男性の58.9%を上回っている（令和元年調査より）．厚生労働省は，この目標を80%以上としている．

（7）食　習　慣

朝食の欠食率は，20歳以上の合計では，男性15.5%，女性9.1%であるが，男性では40歳代が最も高く50%，女性は20歳代が最も高く35.7%となっている（令和元年調査より）．

（8）食　教　育

学校での教育は当然であるが，さらに，地域や職場での健康や栄養に関する学習・活動の機会を増やし，自主的に参加・実践する人を増加させる．

2　栄養アセスメント

栄養アセスメントにより，年齢別，性別に，栄養スクリーニングや健診によって問題点を明らかにし，次に示す評価・判定を行う．

① 身体測定，生理および生化学検査，臨床検査および食事調査などから得られたデータにより，個人あるいは特定集団の栄養状態（健康状態）を評価・判定し，問題点を明確に把握する．

② 対象者が，健康状態と栄養状態の問題となっている原因や，誘因の実態を把握することが重要である．

③ 対象者が，改善の実行・努力をした結果，どのように健康的に変容したかについても評価・判定を行う．

このようにして，ライフステージ，ライフスタイルにおける健康の保持・増進に寄与することが目的である．つねにマネジメントサイクルの「plan」「do」「see」を視野に入れながら実施することが大切である．

1）『日本人の食事摂取基準（2020年版）』に示される栄養素の優先順位

『日本人の食事摂取基準（2020年版）』（以下，食事摂取基準）に策定された栄養素と設定指標を表1-A-1に示した．個人の食事改善を目的として食事摂取基準を活用する場合の基本事項を表1-A-2に示したが，具体的に示された数値の信頼度や活用に

表 1-A-1　基準を策定した栄養素と設定した指標[*1]（1 歳以上）

栄養素		推定平均必要量 (EAR)	推奨量 (RDA)	目安量 (AI)	耐容上限量 (UL)	目標量 (DG)
たんぱく質[*2]		○b	○b	—	—	○[*3]
脂質	脂質	—	—	—	—	○[*3]
	飽和脂肪酸[*4]	—	—	—	—	○[*3]
	n-6 系脂肪酸	—	—	○	—	—
	n-3 系脂肪酸	—	—	○	—	—
	コレステロール[*5]	—	—	—	—	—
炭水化物	炭水化物	—	—	—	—	○[*3]
	食物繊維	—	—	—	—	○
	糖類	—	—	—	—	—
主要栄養素バランス[*2]		—	—	—	—	○[*3]
ビタミン	脂溶性 ビタミン A	○a	○a	—	○	—
	ビタミン D[*2]	—	—	○	○	—
	ビタミン E	—	—	○	○	—
	ビタミン K	—	—	○	—	—
	水溶性 ビタミン B₁	○c	○c	—	—	—
	ビタミン B₂	○c	○c	—	—	—
	ナイアシン	○a	○a	—	○	—
	ビタミン B₆	○b	○b	—	○	—
	ビタミン B₁₂	○a	○a	—	—	—
	葉 酸	○a	○a	—	○[*7]	—
	パントテン酸	—	—	○	—	—
	ビオチン	—	—	○	—	—
	ビタミン C	○x	○x	—	—	—
ミネラル	多量 ナトリウム[*6]	○a	—	—	—	○
	カリウム	—	—	○	—	○
	カルシウム	○b	○b	—	○	—
	マグネシウム	○b	○b	—	○[*7]	—
	リン	—	—	○	○	—
	微量 鉄	○x	○x	—	○	—
	亜 鉛	○b	○b	—	○	—
	銅	○b	○b	—	○	—
	マンガン	—	—	○	○	—
	ヨウ素	○a	○a	—	○	—
	セレン	○a	○a	—	○	—
	クロム	—	—	○	○	—
	モリブデン	○b	○b	—	○	—

[*1] 一部の年齢区分についてだけ設定した場合も含む.
[*2] フレイル予防を図るうえでの留意事項を表の脚注として記載.
[*3] 総エネルギー摂取量に占めるべき割合（％エネルギー）.
[*4] 脂質異常症の重症化予防を目的としたコレステロールの量と，トランス脂肪酸の摂取に関する参考情報を表の脚注として記載.
[*5] 脂質異常症の重症化予防を目的とした量を飽和脂肪酸の表の脚注に記載.
[*6] 高血圧および慢性腎臓病（CKD）の重症化予防を目的とした量を表の脚注として記載.
[*7] 通常の食品以外の食品からの摂取について定めた.
[a] 集団内の半数の者に不足または欠乏の症状が現れ得る摂取量をもって推定平均必要量とした栄養素.
[b] 集団内の半数の者で体内量が維持される摂取量をもって推定平均必要量とした栄養素.
[c] 集団内の半数の者で体内量が飽和している摂取量をもって推定平均必要量とした栄養素.
[x] 上記以外の方法で推定平均必要量が定められた栄養素.　（厚生労働省：日本人の食事摂取基準 2020 年数）

表 1-A-2 個人の食事改善を目的として食事摂取基準を活用する場合の基本的事項

目　的	用いる指標	食事摂取状況のアセスメント	食事改善の計画と実施
エネルギー摂取の過不足の評価	体重変化量 BMI	○体重変化量を測定 ○測定された BMI が，目標とする BMI の範囲を下回っていれば「不足」，上回っていれば「過剰」のおそれがないか，ほかの要因も含め，総合的に判断	○ BMI が目標とする範囲内に留まること，または，その方向に体重が改善することを目的として立案 <留意点>おおむね 4 週間ごとに体重を計測記録し，16 週間以上フォローを行う
栄養素の摂取不足の評価	推定平均必要量 推奨量 目安量	○測定された摂取量と推定平均必要量および推奨量から不足の可能性と，その確率を推定 ○目安量を用いる場合は，測定された摂取量と目安量を比較し，不足していないことを確認	○推奨量よりも摂取量が少ない場合は，推奨量を目指す計画を立案 ○摂取量が目安量付近かそれ以上であれば，その量を維持する計画を立案 <留意点>測定された摂取量が目安量を下回っている場合は，不足の有無やその程度を判断できない．
栄養素の過剰摂取の評価	耐容上限量	○測定された摂取量と耐容上限量から過剰摂取の可能性の有無を推定	○耐容上限量を超えて摂取している場合は耐容上限量未満になるための計画を立案 <留意点>耐容上限量を超えた摂取はさけるべきであり，それを超えて摂取していることが明らかになった場合は，問題を解決するためにすみやかに計画を修正，実施
生活習慣病の予防を目的とした評価	目標量	○測定された摂取量と目標量を比較．ただし，発症予防を目的としている生活習慣病が関連するほかの栄養関連因子および非栄養性の関連因子の存在とその程度も測定し，これらを総合的に考慮したうえで評価	○摂取量が目標量の範囲に入ることを目的とした計画を立案 <留意点>発症予防を目的としている生活習慣病が関連するほかの栄養関連因子ならびに非栄養性の関連因子の存在と程度を明らかにし，これらを総合的に考慮したうえで，対象とする栄養素の摂取量の改善の程度を判断．また，生活習慣病の特徴から考えて，長い年月にわたって実施可能な改善計画の立案と実施が望ましい．

（厚生労働省：日本人の食事摂取基準 2020 年数）

おける重要度は，栄養素間で必ずしも同じではなく，さまざまなライフステージや栄養素の種類によって優先順位が異なる．推定平均必要量，推奨量，目安量および耐容上限量については，生命・健康の維持と，健全な成長に不可欠な栄養素が優先される．

　生活習慣病予防の立場から策定された栄養素の目標量については，一次予防を目的とした目標とすべき摂取量である．また，人体にとって明確な欠乏症や過剰症などが確定されていないもの，摂取量などを推定できない栄養素の優先順位は低くなる．

　栄養素の具体的な優先順位を次に示した．

① エネルギー，たんぱく質

② 脂質エネルギー比

③ 推定平均必要量,推奨量または目安量として食事摂取基準が定められており,『日本食品標準成分表』に栄養成分が収載されている栄養素（ビタミン A・B$_1$・B$_2$・C,カルシウム，鉄）

④ 目標量として食事摂取基準が決められており,『日本食品標準成分表』に収載されている栄養素（飽和脂肪酸，食物繊維，ナトリウム，カリウム）

⑤ 『日本食品標準成分表』に栄養成分が収載されていない栄養素

✳ 2) 身体状況

各ライフステージ，ライフスタイルにおける対象者の身長・体重測定により身体状況を判定する．

a　BMI（Body Mass Index）値を算出し，肥満度の判定を行う

$$\text{BMI} = 体重（kg）÷ 身長（m）^2$$

〈BMI の判定〉（日本肥満学会，肥満症の診断基準，2000）

18.5 未満 ‥‥‥‥‥‥‥ 低体重

18.5 以上 25 未満 ‥‥‥‥ 普通体重

25　以上 30 未満 ‥‥‥‥肥満 1 度 ‥‥‥肥満傾向

30　以上 35 未満 ‥‥‥‥肥満 2 度 ‥‥‥肥満要注意

35　以上 40 未満 ‥‥‥‥肥満 3 度 ‥‥‥肥満要治療

40　以上 ‥‥‥‥‥‥‥肥満 4 度 ‥‥‥強度の肥満，治療を要する．

〈健康寿命の年代別 BMI 指標〉（食事摂取基準のエビデンス）

18〜49 歳　18.5〜24.9

50〜64 歳　20.0〜24.9

65 歳以上　21.5〜24.9

b　標準体重を求めて，実測値±10%以内をめざす

$$標準体重（健康的体重）kg = 身長（m）^2 × 22$$

c　各ライフステージ別の判定指標

乳幼児期　$\boxed{カウプ（Kaup）指数 = 体重（g）÷ 身長（cm）^2 × 10}$

学童期〜思春期　$\boxed{ローレル（Rohrer）指数 = 体重（g）÷ 身長（cm）^3 × 10^4}$

　　　〈評価〉118〜148：標準，98〜117：やせ，149〜160 未満：肥満傾向，

　　　　　　160 以上：肥満

成人 ‥‥‥‥‥‥‥‥‥BMI のほか，ブローカ（Broca）法，桂変法

表 1-A-3 栄養比率と適正値

項　目	算　出　式	適正比率	対象者の比率
PFC 比			
たんぱく質エネルギー比（P）	$\dfrac{たんぱく質 (g) \times 4}{総エネルギー} \times 100$	10〜20%	乳幼児期　18% 成長期　15% 成　人　12〜15%
脂質エネルギー比（F）	$\dfrac{脂質 (g) \times 9}{総エネルギー} \times 100$	20〜30%	成長期　25〜30% 成　人　20〜25%
炭水化物エネルギー比（C）	$100 - (P + F)$	50〜70% 未満	乳幼児期　50%未満
動物性たんぱく質比	$\dfrac{動物性たんぱく質}{総たんぱく質} \times 100$	45〜50%	
穀類エネルギー比	$\dfrac{穀類エネルギー}{総エネルギー} \times 100$	40〜50%	幼　　児　40% 成　　人　50%
脂質比			
脂質摂取比	植物性：動物性：魚油	5：4：1	
脂肪酸比（SMP 比）	飽和 (S)：一価不飽和 (M)：多価不飽和 (P)	3：4：3	
多価不飽和脂肪酸比	n-6 系：n-3 系	5〜6：1	

3）食事診断

　　a　食物摂取調査を行う
　① 食品群別摂取量と目安量の充足率の算出（±10%）
　② 食物の栄養価算出により食事摂取基準との充足率の比較（±10%）
　③ 栄養素比率の算出と適正比率
　　b　栄養素などの比率を算出し，ライフスタイルに従った年齢別適正比率との比較による栄養ケアを行う（表 1-A-3）

4）生活習慣

　　食事以外の喫煙，飲酒，嗜好品，服薬などの習慣，身体活動（身体活動レベル，運動習慣），休養などの生活習慣が，ライフスタイルによって正しく実施されているか否かの調査により，改善すべき事項について栄養アセスメントの必要性，さらに，栄養ケア，栄養プログラムの計画の必要性や優先性を設定し，実施する．

5）臨床診査

　　発育期，さらに，加齢に伴う生理変化に応じて定期検診や人間ドックなどを積極的に実施する．それをもとに，各ライフステージ，ライフスタイルに見合った臨床所見の適正値との比較検討による問題点の指摘と認識から，半健康状態や疾病の誘因・原因の究明と，短期・中期・長期の栄養ケアプログラムを設定する．カウンセリングも加えて食生活習慣，運動習慣，さらに，生活環境の変容の状況評価をふまえ，生活習慣を，疾病予防，健康の保持・増進に導くことが重要である（表 1-A-4）．

表 1-A-4　臨床検査値と健康指標

検査項目	パラメータ	評価基準値（健康指標）
生理機能検査	循環機能 呼吸機能	血圧測定，心電図，心音図検査 肺活量測定
尿・便検査	尿検査 便検査	尿量，尿蛋白，尿糖，潜血，ケトン体，pH，比重 潜血，寄生虫，有害菌
血液検査 （一般）	血沈検査 血球検査	1 時間値（男性 2〜10 mm，女性 3〜15 mm） 赤血球（男性 410〜530 万 /μL，女性 380〜480 万 /μL） ヘモグロビン（男性 14〜18 g/dL，女性 12〜16 g/dL） ヘマトクリット（男性 40〜48%，女性 36〜42%） 白血球（4,000〜9,000/μL） 血小板（12〜40 万 /μL）
血液検査 （生化学性）	たんぱく質検査	血清総たんぱく（6.5〜8.1 g/dL） 血清アルブミン（4.1〜5.1 g/dL），血清グロブリン（2.5〜31 g/dL） 血清たんぱく分画：アルブミン，$\alpha_1 \cdot \alpha_2 \cdot \beta \cdot \gamma$ グロブリン，A/G 比（1.0〜2.0）
	糖検査	血糖（空腹時：60〜110 mg/dL） 糖負荷試験（1 時間値：160 mg/dL 以下，2 時間値：120 mg/dL 以下） 糖化ヘモグロビン（ヘモグロビン A1c（NGSP）：4.6〜5.9%） フルクトサミン（205〜285 μmol/L）
	脂質検査	総コレステロール（130〜220 mg/dL） トリグリセライド（55〜149 mg/dL） HDL コレステロール（男性 37〜57 mg/dL，女性 36〜70 mg/dL） LDL コレステロール（55〜139 mg/dL） VLDL コレステロール（30 mg/dL 以下）
	酵素活性	GOT（AST）（13〜35 IU/L）　GPT（ALT）（8〜48 IU/L） LDH（乳酸脱水素酵素）（109〜210 IU/L） ALP（アルカリホスファターゼ）（86〜252 IU/L） γ-GTP（男性 7〜60 IU/L，女性 7〜38 IU/L） アミラーゼ（Somogyi 法：50〜180 IU/L）
	含窒素成分	血中尿素窒素（BUN）（7〜19 mg/dL） クレアチニン（男性 0.7〜1.1 mg/dL，女性 0.5〜0.9 mg/dL） 尿酸（男性 4.0〜7.0 mg/dL，女性 3.0〜5.5 mg/dL）
	生体色素	ビリルビン（総ビリルビン 0.3〜1.2 mg/dL，直接ビリルビン 0〜0.2 mg）
	無機質検査	血清鉄（男性 60〜200 μg/dL，女性 50〜160 μg/dL）
免疫・血清検査	炎症マーカー検査	C 反応性たんぱく（CRP）（0.6 mg/dL 以下）
	感染症関連 免疫・血清検査	抗ストレプトリジン O 抗体（ASO） 　（小児 250 Todd 以下，成人 166 Todd 以下） 肝炎ウイルス検査（A・B・C 型）陰性 成人 T 細胞白血病ウイルス検査（HTLV−1）陰性
	自己抗体検査	リウマチ因子
磁気共鳴装置	CT スキャン MRI	体内成分比 断層体組織

6）食知識，食行動

健康長寿のためには，学校教育をはじめとする「食」に関係する地域，産業組織および家庭において「経験しながら学ぶ」「食知識の向上の場を多く」「対象者の連携」など，各ライフステージの健全な食行動について，自己管理により「健康のレベル」を高くもって生活することが大切である．

表1-A-5に示した栄養スクリーニングのチェックも効果的である．

7）食事摂取基準の活用と食事摂取状況のアセスメント

エネルギーおよびその他各栄養素の摂取状況を評価するためには，食事調査によって得られる摂取量と食事摂取基準の各指標で示されている値を比較することによって行うことができる．ただし，エネルギー摂取量の過不足の評価には，BMIまたは体重変化量を用いる．

臨床症状や臨床検査値は，対象とする栄養素の摂取状況以外の影響も受けた結果であることに留意する（図1-A-2）．

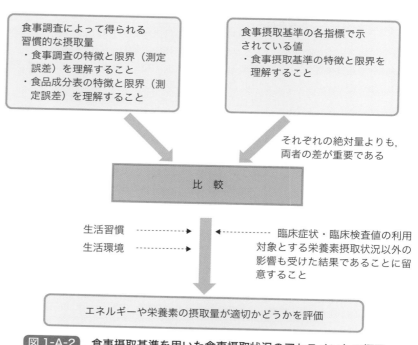

図1-A-2　食事摂取基準を用いた食事摂取状況のアセスメントの概要
（厚生労働省：日本人の食事摂取基準2020年数）

表 1-A-5　栄養スクリーニング（例）

栄養スクリーニングとは，栄養状態に健康上の問題点や疾病の危険性などの自覚症状をチェックリストにより調査し，必要性に応じた栄養アセスメントにつなげる．

おのおののチェックリスト項目の該当する所にチェックを入れる．
その回答後に面接（質問）により具体的にリスクファクターを見いだす．

【体重に関するチェックリスト】
- □　体重の変化はあるほうである
- □　最近半年間で体重が減った
- □　最近半年間で体重が増加した

【食生活の変化に関するチェックリスト】
- □　食べ物の好みが変わった
- □　食事量が変わった
- □　食事をおいしく感じない
- □　食事時間が決まっていない
- □　食欲は旺盛である

【動脈硬化チェックリスト】
- □　階段を昇ると動悸や息切れがする
- □　立ちくらみが起こりやすい
- □　足がむくみやすい
- □　しばしば頭痛が起こる
- □　起床時にめまいがしたりフラフラする
- □　手足がしびれたり肩こりがひどい
- □　高血圧症である

【肝臓自己診断チェックリスト】
- □　食欲がなく脂っこいものが食べられない
- □　毎日お酒を飲む
- □　酔いやすくなった（よく二日酔いになる）
- □　体がだるく疲れがとれない
- □　体がよくかゆくなる
- □　手のひらが赤くなっている
- □　手先がふるえる

B 発育・発達・加齢変化と栄養

1 エイジング（加齢）に伴うライフステージの変化

　人間の命を支える食の適否は，発育・発達に影響を及ぼし，健康状態を左右する．応用栄養学では，加齢に伴う年代区分をライフステージに区分して，栄養上の特性や生理別に，量・質ともに望ましい栄養素摂取など，食生活のあり方を学ぶことが大切である．加齢に伴うライフステージの特性を**表 1-B-1** に示した．

表 1-B-1 加齢に伴うライフステージの特性

加齢変化		年齢特性	ライフステージ
胎生期	細胞期	受精〜2 週まで	発育・発達期
	胎芽期	〜7 週まで	
	胎児期	8 週〜出生まで	
小児期	新生児期	生後 28 日まで	発育・発達期
	乳児期	〜生後 1 歳まで	
	幼児期	1 歳〜小学校入学まで	
	学童期	小学校在学中	
	思春期	二次性徴の発現から成熟まで	
成人期	青年期	〜29 歳まで	女性：妊娠期・分娩，産褥期・授乳期
	壮年期	30〜49 歳まで	30 歳代　　　：成熟期
	中年期	50〜64 歳まで	40 歳代以降　：衰退期
高齢期	前期高齢期	65〜74 歳まで	衰退期
	後期高齢期	75 歳以上	終末期

2 エイジングと食に関する機能変化

　人間は，生理的に未熟な状態で生まれるが，発育・発達し，年齢を重ね，生理的に完成し，成人となる．その後，諸機能は衰退し，一生を終える．身体機能・精神機能の発達・衰退は一律ではないが，とくに，栄養素摂取機能の変化は，栄養学上大切な要素である．

❋ 1）摂食機能の変化と味覚

　食機能の発達は胎生期からはじまり，捕食，咀嚼・嚥下の基本的な摂食機能は半年くらいで完了する．栄養素の摂取は，胎生期は胎盤から，出生以降は哺乳から，離乳期は哺乳と咀嚼および乳児嚥下により行われ，18 か月ころ成人嚥下が成熟する．

やがて，高齢期になると，歯の欠損や反射運動機能障害などにより，咀嚼障害や嚥下機能障害が起こる.

味覚は，離乳期以降の食体験により形成されるという特性がある．甘味，塩味は，乳児期には嗜好が高い味といわれ，酸味，旨味，苦味などは，体験により受け入れられるようになる．味覚の受容器である味蕾細胞は，生後から20歳ころまで増加するが，それ以降は減少する.

 ### 2) 消化・吸収

食物は，消化管内を移動しながら機械的・化学的作用により順次消化・吸収される．乳児期では，消化・吸収は不完全であるが，幼児期には徐々に完成していく.

高齢期においては，消化管粘膜の萎縮などにより消化酵素の活性変化や胃酸の分泌量が減少するなどの機能低下がみられる．消化酵素の活性傾向を，年代別に，成熟度の高い20〜30歳を100%と比較してみると，リパーゼなどの脂肪分解酵素活性は緩慢に低下し，70歳で70%程度の活性がみられる.

とくに，加齢による低下が著しいのは，ペプシン，トリプシンなどのたんぱく質分解酵素で，50歳以降40〜50%となり，80歳以上では20〜30%まで活性低下がみられる．食事中のたんぱく質性食品は，一度に多くとらず，少量ずつ毎食摂取するなどの注意が必要である.

次いで，でんぷんなどの消化酵素も緩慢な低下ではあるが，60歳ころより活性力の低下が進み，75歳以上の高齢者は，唾液中のアミラーゼ30%，膵液中のアミラーゼ40〜50%まで低下するといわれている．そのため，米，いも類など，適量を毎食，やわらかく加熱して摂取するなど，調理法を工夫する必要がある.

 ### 3) 食　欲

食欲は，視床下部の中枢神経が支配している．ブドウ糖，インスリン，遊離脂肪酸などの血中濃度に応じて，食欲中枢の神経細胞により食欲調整が行われる.

さらに，食欲は，味覚などの外的環境，感情，過去の記憶などの多因子の影響を受ける．食欲亢進と食欲不振に留意し，食欲のコントロールが重要である.

3　年代別食事摂取基準（栄養基準）と食生活

わが国では，健康な個人ならびに集団を対象として，国民の健康の保持・増進，生活習慣病の予防を目的とし，エネルギーおよび栄養素の摂取量の基準が『日本人の食事摂取基準（2020年版）』（以下，食事摂取基準）に示されている（第3章および付表参照）.

エネルギーについては1種類，栄養素については5種類の指標が設定されている（**表1-B-2**）.

具体的な食生活では，食事摂取基準をみたすための食品や料理の選択が大切である．栄養素などの摂取目標を，さまざまな食品の組み合わせで理解することが重要である.

表 1-B-2 栄養素の設定指標

エネルギーの指標	エネルギーの摂取量および消費量のバランス（エネルギー収支バランス）の維持を示す指標として，体格（BMI）を採用
推定平均必要量（EAR）	母集団における必要量の平均値の推定値 当該集団に属する50％の人が必要量をみたす（同時に，50％の人が必要量をみたさない）と推定される摂取量
推奨量（RDA）	母集団に属するほとんどの人（97〜98％）が充足している量
目安量（AI）	十分な科学的根拠が得られず「推定平均必要量」が算定できない場合に，特定の集団における，ある一定の栄養状態を維持するのに十分な量
耐容上限量（UL）	健康障害をもたらすリスクがないとみなされる習慣的な摂取量の上限
目標量（DG）	生活習慣病の予防を目的として，特定の集団において，その疾患のリスクや，その代理指標となる生体指標の値が低くなると考えられる栄養状態が達成できる量

現在実施されているいくつかの例を次に示した．

1）6つの基礎食品の利用

学校教育の場から地域の健康増進施策の場など，多方面で活用されている．
主食（5群），副食の主菜（1群），副菜（2・3・4・6群）に分けて，栄養バランスを考慮して献立を決め，自己管理に役立てる（表1-B-3）．

2）『食事バランスガイド』の利用

2005年，厚生労働省・農林水産省共同で，『食事バランスガイド』が公表され，食事診断やバランスのとれた食事の摂取指標として示された（図1-B-1）．
コマ型のイラストになっており，健康意識を高める啓発活動に役立つことを目的につくられた．コマが転ぶことなく回りつづけるためには，運動習慣を含め，バランスのとれた食事の大切さを表している．
『食事バランスガイド』のサービング（単位：1つ〈SV〉）は，30〜60歳代の肥満など，生活習慣病予防の観点からの提案である．そのため，活用に際しては，食事摂取基準に合わせて必要量を加減する．
（1）サービングの基準
　主食：ご飯，パン，めん類などの主材料に由来する炭水化物が40g
　副菜：野菜，きのこ，いも，藻類の料理で，主材料の素材重量が70g
　主菜：肉類，魚類，卵，大豆製品の料理などの主材料に由来するたんぱく質が6g
　牛乳・乳製品：主材料に由来するカルシウムが100mg
　果物類：素材重量が100g
（2）摂取の目安
　一人ひとりの性，年齢，体位，身体活動量からみて，1日に何をどれだけ食べたら

表 1-B-3 6つの基礎食品

	食　品	おもな栄養素	働　き
1群	魚，肉，卵，大豆・大豆製品 あじ　あさり　鶏卵　納豆　豚肉ロース　うずら卵	たんぱく質 ビタミンＡ ビタミンＢ群	血や筋肉などをつくる エネルギー源となる
2群	牛乳・乳製品，海藻，小魚 プロセスチーズ　わかめ　めざし　牛乳　ヨーグルト	カルシウム ミネラル	骨・歯をつくる 体の各機能を調節
3群	緑黄色野菜 ブロッコリー　にんじん　ピーマン　ほうれんそう　トマト　かぼちゃ	カロテン ミネラル ビタミンＣ	皮膚や粘膜の保護 体の各機能を調節
4群	淡色野菜，果物 きゅうり　なす　みかん　りんご　根深ねぎ　キャベツ　バナナ	ビタミンＣ ミネラル	体の各機能を調節
5群	砂糖，穀類，いも類 ジャム　あんぱん　さつまいも　ごはん　じゃがいも　砂糖　食パン	炭水化物	エネルギー源となる 体の各機能を調節
6群	油脂類，脂肪の多い食品 植物油　くるみ　ベーコン　マヨネーズ　落花生　ごま	脂　質	エネルギー源となる

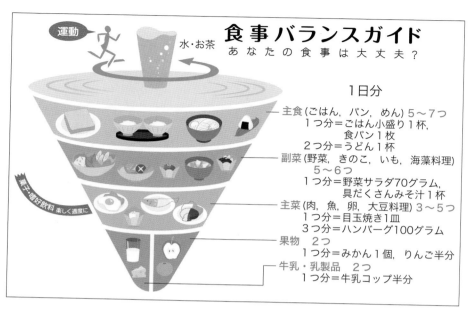

食事バランスガイド
あなたの食事は大丈夫？

運動

水・お茶

菓子・嗜好飲料 楽しく適度に

1日分

主食 (ごはん，パン，めん) 5〜7つ
　1つ分＝ごはん小盛り1杯，
　　　　食パン1枚
　2つ分＝うどん1杯
副菜 (野菜，きのこ，いも，海藻料理)
　5〜6つ
　1つ分＝野菜サラダ70グラム，
　　　　具だくさんみそ汁1杯
主菜 (肉，魚，卵，大豆料理) 3〜5つ
　1つ分＝目玉焼き1皿
　3つ分＝ハンバーグ100グラム
果物　2つ
　1つ分＝みかん1個，りんご半分
牛乳・乳製品　2つ
　1つ分＝牛乳コップ半分

図 1-B-1　食事バランスガイド
(厚生労働省・農林水産省作成，2005)

表 1-B-4　対象特性別，料理区分における摂取の目安

(単位：つ〈SV〉)

対 象 者	エネルギー (kcal)	主 食	副 菜	主 菜	牛乳・乳製品	果 物
・6〜9 歳男女 ・10〜11 歳女子 ・身体活動量の低い 12〜69 歳女性 ・70 歳以上女性 ・身体活動量の低い 70 歳以上男性	1,400 1,600 1,800	4〜5	5〜6	3〜4	2	2
・10〜11 歳男子 ・身体活動量の低い 12〜69 歳男性 ・身体活動量ふつう以上の 12〜69 歳女性 ・身体活動量ふつう以上の 70 歳以上男性	2,000 2,200 2,400	5〜7		3〜5		
・身体活動量ふつう以上の 12〜69 歳男性	2,600 2,800 3,000	6〜8	6〜7	4〜6	2〜3	2〜3

・1 日分の食事量は，活動 (エネルギー) 量に応じて，各料理区分における摂取の目安〈つ (SV)〉を参考にする．
・2,200±200 kcal の場合，副菜〈5〜6 つ (SV)〉，主菜〈3〜5 つ (SV)〉，牛乳・乳製品〈2 つ (SV)〉，果物〈2 つ (SV)〉は同じだが，主食の量と，主菜の内容 (食材や調理法) や量を加減して，バランスのよい食事にする．
・成長期で，身体活動レベルが特に高い場合は，主食，副菜，主菜について，必要に応じて SV 数を増加させることで適宜対応する．

よいかを**表1-B-4**に示した．対象特性別，料理区分における摂取目安を知り，各区分に示す食事の単位（つ〈SV〉）の幅を加減する．

(3) その他の留意事項

① 妊娠期や授乳期などの活用においては，妊娠16週未満の初期は非妊娠時と同じであるが，16〜28週までの中期は2,200±200 kcalの基本型に，副菜と主菜と果物を1つずつ増やし，不足しがちなビタミン，ミネラルを摂取するように努める．

　妊娠後期や授乳期は，基本型に，主食，副菜，主菜，その他の乳類，果物のすべてを1つずつ増やす．

② 1〜2歳児の1日の食事摂取基準は，基本型のおおよそ半分程度を目安にする．

③ 肥満者の場合，BMI 25以上ではエネルギー量を1ランク下げて，体重の変化をみながら決める．

④ 身体活動レベルが低い場合は，積極的に身体活動・運動を付加するように努める．

(4) 食生活改善に利用

　各自5〜7日程度の食事チェックを行い，各料理のサービング数を数え，『食事バランスガイド』の数値と比較しながら，個人にとって望ましい数値に近づけるように努力し改善することで，健全な食習慣が確立されることが望まれる．

 ### 3) 年代別食事摂取基準と食品構成

　年代別食品構成は，年代別食事摂取基準にもとづいて作成する．身体活動レベルⅡ（ふつう）・男女の平均値を資料とした．**表1-B-5**に示した栄養素などの基準値をみたすための食品構成（**表1-B-6**）を目安に，ライフステージの食生活の指標とする．年齢区分において女性を対象にする場合，男女差の目安は10〜20%をめどに，穀類，いも類，油脂類の量を減らして使用するとよい．

表1-B-5　年代別おもな食事摂取基準

栄養素等	1〜2歳	3〜5歳	6〜7歳	8〜9歳	10〜11歳	12〜14歳	15〜17歳	18〜29歳	30〜49歳	50〜64歳	65〜74歳	75歳以上
エネルギー（kcal）	930	1,300	1,500	1,800	2,200	2,500	2,600	2,300	2,300	2,300	2,100	1,800
たんぱく質（g）	20	25	30	40	50	60	60	57	57	57	55	55
脂質（g）	26.0	35.5	42.0	50.0	61.0	69.5	72.0	64.0	64.0	64.0	58.0	50.0
カルシウム（mg）	430	580	580	700	700	900	730	730	700	700	700	680
鉄（mg）	4.5	5.5	6.5	7.3	10.0	13.0	10.0	9.0	9.0	9.0	6.8	6.5
ビタミンA（μgRAE）	380	480	450	500	600	750	780	750	800	800	780	730
ビタミンC（mg）	40	50	60	70	85	100	100	100	100	100	100	100

（厚生労働省：日本人の食事摂取基準2020年版より算出）

表 1-B-6　年代別食品構成

食品群		1〜2歳	3〜5歳	6〜7歳	8〜9歳	10〜11歳	12〜14歳	15〜17歳	18〜29歳	30〜49歳	50〜64歳	65〜74歳	75歳以上
穀 類	(g)	120	160	170	230	260	280	300	270	270	270	230	200
種実類	(g)	2	3	5	5	5	5	5	5	5	4	3	2
いも類	(g)	20	40	60	60	70	80	80	80	70	70	60	50
砂糖類	(g)	10	10	15	20	20	25	25	20	20	15	15	15
油脂類	(g)	10	15	15	15	20	20	20	20	15	15	10	8
豆 類	(g)	25	30	40	50	60	70	70	50	50	50	60	50
果物類	(g)	150	150	150	150	150	150	150	150	150	150	150	150
緑黄色野菜	(g)	90	90	90	90	100	120	120	120	120	120	100	100
その他の野菜	(g)	120	150	150	200	230	230	230	230	230	230	200	200
きのこ類	(g)	5	5	5	5	10	10	10	10	10	10	5	5
藻 類	(g)	3	3	5	10	10	10	10	10	10	10	10	10
魚介類	(g)	30	20	30	40	60	60	60	50	50	60	50	50
肉 類	(g)	20	30	40	60	60	60	60	50	50	40	40	40
卵 類	(g)	20	30	40	40	50	50	50	40	40	40	30	30
乳 類	(g)	200	250	250	280	300	300	300	250	250	200	200	200

4　エイジングに伴う生活習慣病の対応

　生活習慣病の対応は，次の 3 つの柱を示している．
　一次予防 ……… 健康増進　→危険要因の軽減・除去
　二次予防 ……… 早期発見　→早期治療
　三次予防 ……… 機能回復　→社会復帰
　とくに，応用栄養学実習では一次予防を規範とし，よりよい栄養状態（better nutritional status）を維持し，健康の増進（health promotion）を目標に，誘発危険因子を軽減・除去（risk reduction）するための生活習慣を理解し，QOL を向上させる理論と実践を学ぶ．具体的には，人間ドックや特定健康診査の結果で確認する．

1）特定健康診査・特定保健指導の実施

　2008 年より，国民の生活習慣病を含む疾病予防，早期発見の手段として，内臓脂肪型肥満に着目した「特定健康診査・特定保健指導」の実施が義務づけられた．これは，40〜74 歳のライフステージを対象に，個人・団体の所属機関により行われるものである．実施ポイントと対象者の健診・保健指導の 4 つのステップを目安に進められ，管理栄養士（特定保健指導担当者），栄養士（食生活改善指導者）の活躍の場が広がっている．実施のポイントを表 1-B-7, 8 に示した．
　エイジングに伴うライフステージ，ライフスタイルに適応する栄養特性に関する栄養管理は，第 2 章以降で詳細に述べる．

表 1-B-7 特定健康診査と基本健康診査の健診項目の比較

		特定健康診査	老人保健事業 基本健康診査	特定健康診査と老健事業との比較	備　考
診　察	質問（問診）	●	●		
	計測　身　長	●	●		
	計測　体　重	●	●		
	計測　肥満度・標準体重	●	●		
	計測　腹　囲	●		新規追加	メタボリックシンドローム判定基準の項目である.
	理学的所見（身体診察）	●	●		
	血　圧	●	●		
脂　質	総コレステロール定量		●	廃　止	
	中性脂肪	●	●		
	HDL コレステロール	●	●		
	LDL コレステロール	●		新規追加	独立した心血管危険因子の判定指標として有用である.
肝機能	AST（GOT）	●	●		
	ALT（GPT）	●	●		
	γ-GT（γ-GTP）	●	●		
代謝系	空腹時血糖	■	●		ヘモグロビン A1c 検査を実施した場合には，必ずしも，空腹時血糖を実施する必要はない.
	尿　糖　半定量	●	●		
	ヘモグロビン A1c	■	□		
血液一般	ヘマトクリット値	□	□		
	血色素測定	□	□		
	赤血球数	□	□		
尿	尿蛋白　半定量	●			尿蛋白検査を実施した場合には，必ずしも，尿潜血を実施する必要はない.
	潜　血		●	廃　止	
腎機能	血清クレアチニン		●	廃　止	腎機能障害の発生リスクは，尿蛋白検査，血糖検査，血圧測定等により把握可能である. 血清クレアチニン検査は，必要に応じて実施する.
心機能	12 誘導心電図	□	□		
眼底検査		□	□		

（厚生労働省健康局，2007）

●…必須項目
□…医師の判断にもとづき選択的に実施する項目
■…いずれかの項目の実施でも可

表 1-B-8 特定健康診査対象者の選定・階層化

◎ポイント
1) 腹囲と BMI の両方で非該当の者，薬剤治療中の者は「特定保健指導」から除外
2) 65〜74 歳は全員「動機付け支援」でかまわない．

STEP-1	腹囲と BMI での内臓脂肪蓄積のリスクを判定	判　定
腹囲	男 85 cm 以上，女 90 cm 以上	(1) 腹囲該当
	男 85 cm 未満，女 90 cm 未満かつ BMI 25 以上	(2) 肥満該当
上記以外（メタボリックシンドローム腹囲基準にも BMI 肥満基準にも該当しない人）		(3) 該当なし

STEP-2	健診結果・質問票により追加リスク①〜④をカウント	追加リスク数
①血糖	次のいずれかに 1 つでも該当すればカウント （a・b の両方の測定値がある場合は，a＝空腹時血糖のみを使用） a）空腹時血糖：100 mg/dL 以上　※ 126 以上は治療（受診勧奨） b）HbA1c（NGSP）：5.6％以上　※ 6.5％以上は治療 c）薬剤治療歴　※ STEP4 で保健指導から対象外になる．	0 または 1 点
②脂質	次のいずれかに 1 つでも該当すればカウント a）中性脂肪：150 mg/dL 以上　※ 300 以上は治療 b）HDL コレステロール：40 mg/dL 未満　※ 35 未満は治療 c）薬剤治療歴　※ STEP4 で保健指導から対象外になる．	0 または 1 点
③血圧	次のいずれかに 1 つでも該当すればカウント a）収縮期血圧：130 mmHg 以上　※ 140 以上は治療 b）拡張期血圧：85 mmHg 以上　※ 90 以上は治療 c）薬剤治療歴　※ STEP4 で保健指導から対象外になる．	0 または 1 点
④喫煙歴*	上記①〜③のリスクが 1 つ以上の場合にのみカウント ・現在の喫煙状況の有無	0 または 1 点

* 習慣的に喫煙をしている者の定義
　合計 100 本以上，または 6 か月以上吸っている者
　この 1 か月間「毎日吸う」または「ときどき吸っている」者
　〈国民健康・栄養調査の質問に準拠〉
　現在（この 1 か月間）あなたはたばこを吸っていますか．
　あてはまる番号を 1 つ選んでください．
　1. 毎日吸う．
　2. ときどき吸っている．
　3. 今は（この 1 か月間）吸っていない．

STEP-3	STEP-1 と STEP-2 によりグループ分け	指導レベル
判定（1）腹囲該当	①〜④のリスクが 2 以上（メタボリックシンドローム該当者）	積極的支援レベル
	①〜④のリスクが 1（メタボリックシンドローム予備群）	動機付け支援レベル
	①〜④のリスクが 0	情報提供レベル
判定（2）肥満該当	①〜④のリスクが 3 以上（メタボリックシンドローム予備群）	積極的支援レベル
	①〜④のリスクが 1〜2（メタボリックシンドローム予備群）	動機付け支援レベル
	①〜④のリスクが 0	情報提供レベル
判定（3）該当なし	・医療保険者の判断で，判定（3）の者でも保健指導を実施することができる． ・積極的支援が著しく多い場合には，予防効果の高い者を優先的に実施すべきである． ・治療中断者や医師が受診すべきと判断した者へは，治療（受診勧奨）を先決とする．	

表1-B-8　つづき

STEP-4	次の点を考慮して指導レベルを決定

・血圧降下剤等を服薬中の者は，特定保健指導の対象外とする（継続的な医学的管理が望ましいため）．
・医療保険者が必要とみとめた場合には，主治医の依頼または了解のもとに保健指導を行うことができる．
・前期高齢者（65〜74歳）は積極的支援レベルでも「動機付け支援」でよい（すでに保健指導をおおむね受けており，QOLに配慮した生活習慣の改善が必要なため）．

演 習 問 題

1　次の対象者の身体測定値および臨床検査値から，栄養マネジメントとケアについて考察しなさい．

　　55歳，男性　身長　　178 cm

　　　　　　　　体重　　89 kg

　　　　　　　　腹囲　　95 cm

　　　　　　　　血圧　最高 170 mm/Hg，最低 90 mm/Hg

　　　　　　　　総コレステロール　280 mg/dL

　　　　　　　　LDL コレステロール　160 mg/dL

　　　　　　　　HDL コレステロール　40 mg/dL

　　　　　　　　空腹時血糖　120 mg/dL

　　　　　　　　ヘモグロビン A1c（NGSP）　6.5%

　　　　　　　　喫煙歴　なし

2　各自の3日間の食事を，表1-B-4に示す食事バランスガイドの対象特性別料理区分に従って記録し，1日の平均をコマ型に表し，改善点について考察しなさい．

ライフステージと栄養

　人間の出生から終生までを，生理特性にもとづき，生活状況や年齢区分に大別して，適正な食生活を行うための栄養理論および栄養アセスメント，さらに，栄養上の問題点を疾病の予防的見地から食品構成，献立例について述べる．

　加齢に伴うライフステージは，次の 4 期に分けて，生理特性，食事摂取基準および栄養管理を学ぶ．

胎生期：細胞期，胎芽期，胎児期

小児期：新生児期，乳児期，幼児期，学童期および思春期

成人期：青年期（20 歳以上），壮年期（30 歳以上），中年期（50 歳以上）

高齢期：前期 65 歳以上，後期 75 歳以上

　20 〜 30 歳代で充実した成熟期を迎えるが，健康状態は生活習慣により個人差が著しい．成熟期をすぎると，外観上の形態や生理的代謝機能などは衰退期に向かい，老化現象が起こる．

　また，成熟期の女性は，年齢区分に加え，妊娠，出産，授乳に分類される生理特性が，母性栄養として重要である．

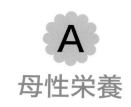

A

母性栄養

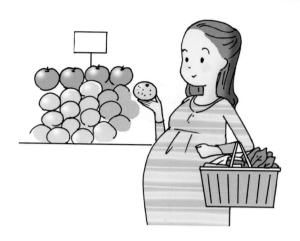

　母性栄養の区分は，妊娠期（初期，中期，後期）・分娩，産褥期・授乳期である．

　妊娠期間の代表値を 280 日間とし，生理変化上，妊娠初期（0 〜 13 週 6 日），妊娠中期（14 週 0 日〜 27 週 6 日），妊娠後期（28 週 0 日〜）の 3 区分としている（『日本人の食事摂取基準（2020 年版）』より）．

1　生理的特性

　次世代の新しい人間育成と健全な社会を創世するために，女性は男性とは違う重要な使命と役割をもっている．自分自身の健康と新しい生命の誕生から育成のために，性的に成熟した女性の特有な能力特性を「母性」といい，妊娠期・分娩，産褥期・授乳期に分類される．

　妊娠に伴う母体の生理的変化は，循環血液量の増加，血液成分の変化，基礎代謝量の増加，さらに，インスリン抵抗性の増大，内分泌ホルモン（エストロゲン，プロゲステロンなど）の変化による中性脂肪（TG：トリグリセライド）や HDL コレステロールの増加がみられる．また，子宮増大に伴う消化管運動低下や呼吸数の増加などがみられる．母性栄養は，妊娠中の母体の健康管理次第では，胎児の発育の良否，さらに，母体の妊娠全期・分娩期・産褥期の経過に直接または間接的になんらかの影響を及ぼす．母体の栄養状態が妊娠の経過と結果を支配しているといえる．丈夫な子どもを産み，健やかに育てるためには，母体が健康でなければならない．そのためにも，非妊娠時よりもいっそう適正な栄養管理を心がける必要がある．

　妊娠は，卵子が受精し，約 1 週間後に子宮内膜に着床することで成立する．妊娠期間の 40 週（約 280 日）が経過すると，分娩が行われる．妊娠 16 週末ころまでには胎盤が完成する．胎盤は，母体血から胎児に栄養素や水，酸素を補給し，胎児の排泄物の処理をするとともに，多種類のホルモンを分泌して母体の代謝を変化させる．

胎児の形態や生理的主要器官は，妊娠12〜17週までにほぼできあがり，羊水中に浮かんだ状態で身体の構造や機能の発育が進み，妊娠40週で成熟児として分娩される．その後を産褥期といい，妊娠・分娩により変化した母体の性器や周囲の組織および臓器が，妊娠前の状態に回復する6〜8週間を産褥期といい，その期間を含めて授乳期となる．授乳期は乳児に母乳を与える期間で，およそ1年程度である．母乳を与えなくなったとき授乳期は終わり，母性の栄養管理は終わる．

2 栄養アセスメント

地域保健法・母子保健法などの法律により，妊娠・出産・育児の環境が整い，母子の健康が保持されている．さらに，母子健康手帳制度により，妊娠届の提出とともに「母子健康手帳」が交付され，妊婦が正常な出産を迎えるために，健康管理と，胎児の発育，健康状態の管理のための定期健診が行われている．

定期健診の目安　妊娠23週まで　　→4週間に1回
　　　　　　　　24週〜35週　　→2週間に1回
　　　　　　　　36週以降　　　→1週間に1回

そのほか，腹痛や出血などの異常がある場合は，受診する必要がある．しかし，妊娠は疾病ではなく生理的変化であることを自覚し，倦怠感などの体調不良は，健康な生理変化の場合が多いので，精神的に落ち込まないようにし，心身ともに健康な状態で生活できるように考える必要がある．

(1) 既往症に対するアセスメント

非妊娠時の性周期，やせ症や肥満症，心臓疾患，腎臓疾患などの既往症，さらに，高齢出産，食習慣や喫煙・飲酒習慣，また，勤労条件などにより妊娠中の健康状態が危惧される場合は，とくに注意をはらう．

母体の年齢，既往の疾患，妊娠・出産歴，分娩経過，授乳期の授乳量や断乳の時期，さらに，母体の回復状況についても，定期健診結果とともに母子健康手帳に記録して，母体と胎児の健康状況を把握する．

(2) 臨床検査

妊娠中は，月齢の進行や健康状態により身体計測や臨床検査が行われる．異常な症状のリスクになる健診結果については，保健指導を含めた栄養指導を受けることができる．

a　妊娠の可能性と妊娠反応の陽性，分娩予定日により定期健診の時期を決める

b　臨床検査

① 子宮底，腹囲，胎児の発育状況
② 体重測定（潜在性浮腫の早期発見，やせ・肥満の有無）
③ 血圧測定
④ 尿検査（尿蛋白，尿糖，細菌）
⑤ 血液検査（貧血の有無：鉄欠乏性，そのほか血液疾患による）
　〈妊娠16週未満に行うべきアセスメント〉

- ・血液型（ABO，Rh），ヘモグロビン濃度，赤血球数，白血球数，ヘマトクリット値，血小板数
- ・梅毒反応
- ・血清学検査（風疹など）

⑥ 超音波検査（胎児の存在，心拍動の観測）

⑦ 流産，子宮外妊娠，胞状奇胎などのチェック

c　その他の保健指導

① つわりや悪阻に関する注意および指導

② 勤労（身体活動），運動，睡眠，衣服

③ 母親学級などへの積極的参加

④ 体重管理指導（500 g／週以上の増加は要注意）

⑤ 自覚症状（腰痛，腹痛，めまい，頭痛，手足のしびれ，尿意頻数など，マイナートラブルへの対応）

⑥ 喫煙と飲酒

　　近年，男性の喫煙者の減少は著しいが，女性の喫煙や飲酒者は多くなっている．当然，妊婦でもタバコや酒を常用する人があり，胎児の発育に及ぼす影響が問題となっている．

- ・喫煙の影響による新生児の体重減少が明らかにされている．ニコチンは血管を収縮させる作用があるため，子宮・胎盤の血行に悪影響を及ぼす恐れがある．妊娠・授乳中は禁煙とし，受動喫煙の環境もさける．
- ・飲酒によりアルコールやその代謝産物であるアルデヒドは，胎盤や母乳を通じて胎児への悪影響が懸念されるため，妊娠・授乳中の飲酒はさけることが望ましい．

d　栄養アセスメント

① いろいろな食品で栄養素のバランスをとる．

② 肥満・糖尿病予防の食事　→適正エネルギーと満腹感の工夫

③ つわり時の食事の工夫　→栄養素のバランスよりも食事量を工夫

④ 妊娠貧血予防の食事　→鉄を効率よくとる工夫

⑤ 妊娠高血圧症候群の予防　→塩分のとりすぎに注意し，動物性たんぱく質の適正量，肉類の脂肪を控える．

⑥ 母乳栄養を成功させる　→精神的安定と乳汁分泌量を確保するために，良質のたんぱく質やエネルギーを十分摂取し，妊娠中から栄養素のバランスに注意する．

3　食事摂取基準と食品選択

1）食事摂取基準

（1）母性の代謝

　　妊娠中は，妊婦と胎児を一体化した栄養状態とする．基本となるのは，たんぱく質，

脂質および糖質の代謝である．

a　エネルギー代謝

基礎代謝は妊娠により亢進する．後期は非妊娠時の＋20％となり，胎児・胎盤によるものが約1/2，母体の循環器系変化によるものが約1/3，そのほかは体重増加によるものと考えられる．

b　たんぱく質代謝

胎盤からのホルモンにより著しく変化し，同化・異化ともに亢進する．とくに，妊娠後半は，循環血液量の増大，子宮・乳腺の発達など母体に，また，胎児・胎盤の発育などに多量のたんぱく質が蓄積される．妊娠中の体重増加量11 kgのうち，たんぱく質の蓄積量は約930 gで，母体に430 g，胎児は母体とほぼ同量である．

c　脂質代謝

脂質は，胎児へのエネルギー供給のため，妊娠前半期では同化作用，後半期では異化作用が特徴的である．

正常妊婦の血液は，高脂肪，低グルコース，低たんぱく質である．そこで，胎児発育のおもなエネルギー源であるグルコースを効率よく供給するために，肝臓での糖新生が亢進し，そのため，脂質とたんぱく質の異化が進む．

d　糖質代謝

妊婦に糖負荷を行うと，血糖値の上昇と血中インスリンの上昇はあるが，血糖値の下降は非妊婦より遅延する．妊婦は高インスリン血症でありながら，インスリンに対する反応が低下する（インスリン抵抗性）ため，食後高血糖を呈する．胎児のエネルギー源はグルコースのため，母体はおもに遊離脂肪酸をエネルギー源として利用してグルコースを節約することにより，インスリン抵抗性が増大することが推測される．

(2) 食事摂取基準（推奨量）の考え方

栄養管理は，非妊娠時の身体活動レベル（Ⅰ～Ⅲ）を基準に，「母性」の期間に見合う栄養素などの需要量を付加し，食事摂取基準として栄養管理を行う．

妊　婦：非妊娠時の食事摂取基準に付加するかたちで算出された．胎児の成長に伴う蓄積量を考える場合には，妊娠期間の代表値を280日とし，3期に分類し，1日あたりの量として表す．

授乳婦：非妊娠時の食事摂取基準に付加するかたちで算出された．哺乳量（780 mL/日）を泌乳量として考え，栄養基準量算出の指標とする．

a　推定エネルギー必要量（表2-A-1）

【妊娠期】

妊娠中の身体活動レベルは，妊娠初期と後期に減少する．一方，基礎代謝量は後期に大きく増加する．その結果，総エネルギー消費量の増加率は，妊娠初期・中期・後期ともに体重増加率とほぼ一致している．

適正体重増加量は，BMIを基本に，妊娠前の肥満度別に考えられ，新たに策定された妊娠中の体重増加指導の目安を表2-A-2に示した．

これを，妊婦の体重増加の根拠とし，最終的な体重増加量が11 kgに対応するよう妊娠中のたんぱく質と体脂肪の蓄積量からエネルギーに換算した蓄積量を推定する

表 2-A-1　妊娠期・授乳期の推定エネルギー必要量（kcal/ 日）

年齢(歳)	身体活動レベル	非妊娠時	妊 娠 期			授 乳 期
			初期（+50）	中期（+250）	後期（+450）	（+350）
18〜29	I	1,700	1,750	1,950	2,150	2,050
	II	2,000	2,050	2,250	2,450	2,350
	III	2,300	2,350	2,550	2,750	2,650
30〜49	I	1,750	1,800	2,000	2,200	2,100
	II	2,050	2,100	2,300	2,500	2,400
	III	2,350	2,400	2,600	2,800	2,700

表 2-A-2　妊娠中の体重増加の目安[*1]

妊娠前の体格[*2]	BMI	体重増加量指導の目安
低体重（やせ）	18.5 未満	12〜15 kg
ふつう	18.5 以上 25.0 未満	10〜13 kg
肥満（1 度）	25.0 以上 30.0 未満	7〜10 kg
肥満（2 度以上）	30.0 以上	個別対応（上限 5 kg までが目安）

[*1] 増加量を厳格に指導する根拠は必ずしも十分ではないと認識し，個人差を考慮したゆるやかな指導を心がける（産婦人科診療ガイドライン産科編 2020 CQ 010 より）
[*2] 日本肥満学会の肥満度分類に準じた

（厚生労働省：妊娠前からはじめる妊産婦のための食生活指針〜妊娠前から，健康なからだづくりを〜. 2021）

と，初期 44 kcal/ 日，中期 167 kcal/ 日，後期 170 kcal/ 日となる．これらをもとに，総消費エネルギー量の変化量とエネルギー蓄積量の和を妊婦の付加量として求められ，50 kcal 単位で丸めて，初期 50 kcal/ 日，中期 250 kcal/ 日，後期 450 kcal/ 日とされた．

授 乳 期

推定エネルギー必要量 ＝ 総エネルギー消費量 ＋ 母乳エネルギー量 − 体重減少分

① 授乳期の総エネルギー消費量は非妊娠時と同様とされ，授乳婦には付加量を設定する必要はないが，母乳分のエネルギーを摂取する必要がある．
② 母乳のエネルギー量は，泌乳量を哺乳量（0.78 L/ 日）と同じとみなし，母乳中のエネルギー含有量を 663 kcal/L とすることで，517 kcal/ 日が算出された．
③ 分娩後の体重減少分のエネルギーを体重 1 kg 当たり 6,500 kcal，体重減少量を 0.8 kg/ 月とすると，体重減少分のエネルギー量は 173 kcal/ 日が算出された．これらをもとに，授乳婦のエネルギー付加量は，517–173 ＝ 344 kcal/ 日となり，これを丸めて 350 kcal/ 日とされた．

b　たんぱく質推奨量

妊 娠 期

体たんぱく質蓄積量は，体カリウム増加量から間接的に算定される．
① 妊娠後期の平均の体カリウム増加量を 2.08 mmol/ 日とし，カリウム・窒素比（2.15 mmol カリウム /g 窒素）およびたんぱく質換算係数 6.25 を用いて算出する．

$$\text{たんぱく質蓄積量（g/日）＝体カリウム蓄積量 ÷ 2.15 × 6.25}$$

② 妊娠各期のたんぱく質蓄積量の比は，初期0，中期1，後期3.9とし，さらに，たんぱく質の蓄積効率を43％とし，妊娠期の総たんぱく質蓄積量（280日×2/3）を算出する．

③ 妊婦のたんぱく質付加量（推奨量）は，初期0，中期5g，後期25gとされた．

授乳期

授乳期のたんぱく質は，分娩後の体重減少量相当量と分娩時消耗量とがほぼ同じであるため相殺されると考え，母乳（哺乳量）に含まれるたんぱく質が付加量とされた．

① 平均泌乳量0.78 L/日のたんぱく質量は，平均母乳中たんぱく質濃度12.6 g/Lより9.83 gとなる．

② 食事たんぱく質から母乳たんぱく質への利用効率を70％とする．

③ 推奨量算定係数を1.25と仮定する．

①〜③より，（9.83÷0.7）×1.25＝17.6 gとなり，付加量（推奨量）を20gとされた．

c　脂質推奨量

妊娠期・授乳期ともに1日の必要量は，脂質エネルギー比として20〜30％に設定されている．脂質エネルギー比で算出される必要量のうち，飽和脂肪酸は目標量として非妊娠時と同じ量が示された．アラキドン酸やDHAは神経組織の重要な構成成分である．胎児・乳児への影響から，目安量としてn-6系脂肪酸は妊婦9 g/日，授乳婦10 g/日，n-3系脂肪酸は妊婦1.6 g/日，授乳婦1.8 g/日とされた（**表2-A-3**）.

> 授乳婦（29歳，身体活動レベルⅡ）の場合
> ・推定エネルギー必要量　2,350 kcal
> ・脂質推奨量（脂質エネルギー比25％）（2,350 × 0.25）÷ 9 = 65.3 g
> ・脂肪酸の目安量　→**表2-A-3**参照

表2-A-3　脂質推奨量（妊娠中期の例）

身体活動レベル	脂　質（g/日）		飽和脂肪酸（g/日）		n-6系脂肪酸（g/日）	n-3系脂肪酸（g/日）
	18〜29歳	30〜49歳	18〜29歳	30〜49歳		
Ⅰ	54.2	55.6	15.2	15.6	9	1.6
Ⅱ	62.5	63.9	17.5	17.9	9	1.6
Ⅲ	70.8	72.2	19.8	20.2	9	1.6

d　炭水化物推奨量

エネルギーの付加量による推定エネルギー必要量の範囲で，たんぱく質および脂質の合計エネルギーバランスから，残りを炭水化物の量として，次のように算出される（370.5 g/日）．

> 授乳婦（29歳，身体活動レベルⅡ）の場合
> ・推定エネルギー必要量　2,350 kcal
> ・たんぱく質エネルギー量　70 g × 4 = 280 kcal
> ・脂質エネルギー量（エネルギー比25%）　2,350 × 0.25 = 588 kcal
> ・炭水化物エネルギー量　2,350 kcal −(280 + 588)kcal = 1,482 kcal
> ・炭水化物推奨量　1,482 kcal ÷ 4 = 370.5 g

e　ビタミン，ミネラル推奨量

1　脂溶性ビタミン

　妊娠期は，胎盤を経由して胎児にビタミンA（3,600 μg）が蓄積されるが，そのほとんどは最後の3か月で蓄積される．そのため，母親のビタミンA吸収率を70%として付加量を算出すると，初期・中期は0とし，後期のみ80 μgRAE/ 日とされた．

　授乳期は，母乳中に分泌されるビタミンA量（320 μgRAE/ 日）を付加することとし，個人間変動20%を加味して，付加量(推奨量)は450 μgRAE/ 日とされた．

　ビタミンDは，妊娠期にはカルシウムの需要に伴い必要性は高まるが，具体的な数値を算定するだけのデータがないことから，適当量の日照を受けることを推奨し，授乳期とともに非妊娠時と同じ8.5 μgを目安量とした．

　ビタミンE・Kにおいても，妊娠期・授乳期ともに非妊娠時と同じ目安量とした．

2　水溶性ビタミン

① ビタミンB群

　エネルギー代謝に関与するビタミンB_1・B_2は，エネルギー要求量に応じて増大する代謝特性から，身体活動レベルⅡの推定エネルギー必要量を用いて，非妊娠時の推奨量に付加量を示した．

　ビタミンB_1は，妊婦・授乳婦ともに0.2 mg/ 日，B_2は，妊婦0.3 mg/ 日，授乳婦0.6 mg/ 日である．

　ビタミンB_6は，妊娠中の胎盤・胎児に必要な体たんぱく質の蓄積を考慮し，妊婦0.2 mg/ 日，授乳婦0.3 mg/ 日，B_{12}は，胎児の肝臓への蓄積量を根拠に，吸収率（50%）などを考慮して，妊婦0.4 μg/ 日，授乳婦0.8 μg/ 日とされた．

② その他のビタミン

妊　婦：葉酸は，妊婦の赤血球の葉酸濃度を適正量に維持するため，中期・後期のみに適用される付加量（推奨量）を240 μg/ 日（プテロイルモノグルタミン酸）と定めた．さらに，妊娠可能な女性には，胎児の神経管閉鎖障害のリスクを低減するために400 μg/ 日の摂取が望ましいとされた．ビタミンCは，新生児の壊血病を防止するための必要量を考慮し，付加量（推奨量）として10 mg/ 日が決められた．

授乳婦：授乳期は基本的に，母乳中のビタミン含量と1日あたりの哺乳量から計算した各ビタミンに，相対生体利用率を考慮して付加量（推奨量）を算出した．葉酸は，母乳中の葉酸濃度に泌乳量を乗じ，相対生体利用率を考慮して，付加量（推奨量）を100 μg/ 日とした．ビタミンCは，母

乳中のビタミン C 量を基本に，相対生体利用率を考慮して，付加量（推奨量）を 45 mg/ 日とした．

3 ミネラル

① カルシウム

妊娠中は腸管からのカルシウム吸収率が著しく増加する．また，授乳期においては，非妊娠時の年齢階級別の必要量がみたされていれば，授乳が終わってからの母体のカルシウム量は回復できることから，妊娠期・授乳期ともに付加量は必要ない．

② 鉄

妊娠期に必要な鉄は，基本的損失に加え，① 胎児の成長に伴う鉄貯蔵，② 臍帯・胎盤中への鉄貯蔵，③ 循環血量の増加に伴う赤血球量の増加により鉄の需要が増える．鉄の需要は妊娠期により異なり中期・後期に増えることから，鉄の吸収率を考慮し，月経なしの量に，初期 2.5 mg/ 日，中期・後期は 9.5 mg/ 日が付加量（推奨量）とされた．

授乳期は，母乳中に含まれる鉄の量を推定平均必要量とし，1.2 倍を推奨量とした．

③ その他のミネラル

カリウム，リンは，妊娠期・授乳期ともに付加量ではなく目安量として，リン 800 mg/ 日で，カリウムは妊娠期 2,000 mg/ 日，授乳期 2,200 mg/ 日とされた．マグネシウムは，従来どおり妊娠期のみ付加量（推奨量）40 mg/ 日が設定されている．

2) 食品構成と献立例

妊娠期の食事管理は，生理的変化に伴いさまざまなリスクを伴う場合があるが，一般的に，母子ともに健康であるための留意点を次に示した．

① 食品は広範囲に使用し，迷信や禁忌などにとらわれないでバランスよく選び，適正体重を維持する．

② 妊娠中，浮腫，蛋白尿，体重の異常増加などがなければ，食べ物の調味は通常どおりでよい．しかし，妊娠後期には体内にナトリウム蓄積の傾向が強くなるので，妊娠中の病態予防のためにも食塩の使用量に注意する．また，香辛料やアルコール類はなるべく控える．

③ 妊娠初期および後期は便秘になりやすいので，繊維の多い野菜，果物，こんにゃく，寒天，藻類などを，胃腸の負担にならない程度に多めにとる．

④ 牛乳・乳製品など多様な食品を組み合わせ，カルシウムを十分にとる．

⑤ 毎食ごとに栄養素のバランスに注意して，不足しないように心がける．

⑥ 適度な運動を負荷し，身体活動 II レベルを保つ努力をする．

（1）つわりと妊娠悪阻（おそ）

妊娠初期の2〜4か月にかけて母体に変調（つわり）が起こる．つわりになると，正常な妊婦でも生つばが出たり，むかむかして，ときには嘔吐する．また，食欲不振，食嗜好の変化，胃腸障害などが起こる．ときには悪化して，頻繁な嘔吐を繰り返し，母体全体に栄養障害を引き起こすような状態の悪化が認められる．適切な治療を行わず重症になると肝臓や腎臓障害，神経系の臓器障害まで進行する．このような状態を妊娠悪阻という．原因は不明で，個人差が大きく，妊娠悪阻の発症率は妊婦全体の0.5〜1％で経産婦よりも初産婦に多くみられる．つわりから妊娠悪阻への移行をはっきりと区別することはできず，いつとはなしに起こるので注意が必要である．治療には，輸液による水分補給と栄養補給を行い，症状が軽減してきたら徐々に食事摂取をすすめる．

■食事の方針

① 水分を補給する

嘔吐などにより水分の排泄が多くなるので，果物，果汁，牛乳，野菜スープなど，水分が多く，ビタミンC含量の豊富な食品を選ぶ．

② 酸味のあるものが好まれる

レモン，みかん，ヨーグルトなどは，さっぱりとした味で食欲をそそり，胃におさまりやすく，口当たりもよい．妊娠すると体内での糖質の燃焼が悪くなるため，体が自然にクエン酸を要求するものと思われる．

③ 冷たいものがとりやすい

温かいものより冷たいもののほうが，においを感じにくく食べやすい．つわりのときは，においに対して敏感になるため，魚の生臭さや油のにおい，みそ汁のにおいなどが嘔吐の原因になることもある．ゼリー，アイスクリーム，プリンなどが食べやすく，栄養の面からもよい．

④ 香辛料や刺激性食品を利用する

食欲を出すために，胃腸障害にならない程度に少量を上手に用いる．強い刺激性のものではなく，のり，ごま，しょうが，しそ，洋がらしなど，香りをいかすものを効果的に利用する．

⑤ 簡単に食べられるかたちにする

空腹時に気分が悪くなることが多いので，好みに合ったものを用意して，手軽にいつでも食べられるようにする．小さなおにぎり，サンドイッチ，カナッペなど，時間にこだわらずにつまむようにして，栄養不足にならないように注意する．また，既製の調理食品を利用して，調理時間の短縮や，調理作業による食欲の低下を防ぐことも大切である．

⑥ その他の注意

軽症のつわりは，気分のもちかた，規則正しい生活，適当な運動，嗜好に合った食品を，少量ずつ回数を多くしてとるようにすると治っていくことが多い．重

表2-A-4 つわりに適した料理例

食品群	料理名	備考
ごはん類	おにぎり すし類（ちらし，にぎり，のり巻き，いなり） 茶漬 ぞうすい	材料を工夫する
パン類	サンドイッチ カナッペ トースト類	食べやすく小形につくる
めん類	うどん そば 冷麦 そうめん	冷たく冷やして食べる
魚 類	さしみ 洗い たたき 霜降り 山かけ 酢のもの ゼリー寄せ	魚は新鮮なものを使用する
肉 類	コールドミート 水炊き しゃぶしゃぶ	酢やだいこんおろしを用いる
卵 類	卵豆腐 半熟卵 茶碗蒸し	口当たりをよくする
豆製品（豆腐）	冷奴 あんかけ豆腐 揚げだし豆腐	薬味や具を工夫する
乳製品	アイスクリーム ババロア ヨーグルト プリン	牛乳のにおいを消す
野菜類（いも類）	お浸し 酢のもの おろしあえ サラダ マッシュ フライ	材料，ドレッシングを工夫する
果物類	ジュース ゼリー サラダ コンポート 缶詰類	甘味は強くしない

症の場合は，エネルギーや栄養素の基準にこだわらず，好みの食品をなるべく多くとるように努める．経口的に食物をとることができない場合は，注射や注腸など，医師による栄養補給を行うこともある．また，便秘は，つわりを助長するといわれているので，便通を促す野菜，果物，いも類など，繊維の多いもの，水分の多いものをとるように心がける．つわりに適した料理の例を**表2-A-4**に示した．

(2) 流産・早産の予防

　妊娠22週未満での死亡や，体外に娩出されることを流産，22〜36週の分娩を早産としている．いずれも正期産とは異なり，母体の健康状態，精神的な安定性，内分泌系機能の変調により低体重児や未熟児の可能性が大で，ときには死産や生育不能なこともある．原因は不明な点も多いが，つわりや悪阻の長期化，または妊娠高血圧症候群の改善がみられないなどの理由で栄養素が十分に摂取されず，母子ともに栄養失調の状態と考えられる．栄養管理上の留意点として，普段から暴飲暴食を避け，栄養の偏りや食塩の摂り過ぎなどに注意し，貧血，便秘，下痢，肥満，高血圧などを予防することが，胎児の正常な発育を保つうえで大切である．予防は，妊娠前の疾病や栄養状態の改善からはじまるが，とくに，次の事項に気をつける．

　① 定期健診を受ける．
　② 異常な自覚症状（出血，腹痛，発熱，嘔吐，下痢，浮腫）に注意し，早めに医師の指示に従う．
　③ 喫煙，多量の飲酒，頭痛薬などの服用はさける．
　④ 偏食をせず，空腹にならないように少量頻回食とし，栄養の質と量に注意する．
　⑤ 胎盤の完成時期までは身体活動に注意する（とくに有職者）．

　妊娠期の食品構成案を**表2-A-5**に，妊娠初期（身体活動レベルⅠ）の献立例を**表2-A-6**に示した．

表 2-A-5　妊娠期の食品構成案

食品群	対象 (kcal/日)	18〜29歳・身体活動レベルⅠ			18〜29歳・身体活動レベルⅡ		
		初期 (1,750)	中期 (1,950)	後期 (2,150)	初期 (2,050)	中期 (2,250)	後期 (2,450)
穀類	(g)	210	250	270	280	300	320
種実類	(g)	3	3	3	3	3	3
いも類	(g)	50	60	70	60	70	80
砂糖類	(g)	10	10	15	10	15	20
油脂類	(g)	15	20	25	20	25	30
豆類	(g)	25	25	30	25	30	40
果実類	(g)	100	100	140	110	130	150
緑黄色野菜類	(g)	120	120	130	120	130	150
その他の野菜類	(g)	230	230	240	230	240	240
藻類	(g)	10	10	10	10	10	10
魚介類	(g)	60	60	70	60	70	80
肉類	(g)	50	50	60	50	60	70
卵類	(g)	40	50	50	50	50	70
乳類	(g)	400	400	400	400	400	400
栄養価計算値 エネルギー	(kcal)	1,690	1,905	2,100	2,010	2,213	2,418
たんぱく質	(g)	62.8	66.7	73.4	68.7	74.9	81.6
脂質	(g)	42.0	48.4	57.7	48.7	58.2	66.3
脂質エネルギー比	(%)	21.5	22.9	24.2	21.8	23.1	24.4
動物性たんぱく質比	(%)	65.0	63.1	63.1	61.3	61.1	61.7

非妊娠時：身体活動レベルⅠ　1,700 kcal，身体活動レベルⅡ　2,000 kcal
妊娠時：初期＋50 kcal，中期＋250 kcal，後期＋450 kcal　　　　　（栄養価算出：食品群別荷重平均成分表）

妊娠中期・後期

（1）妊娠高血圧症候群などの予防

　妊娠 21 〜 38 週は，妊婦にとって比較的安定した時期である．しかし，食生活の状況や生活環境のほか，とくに，高血圧の家系，肥満，若年または高齢妊娠，糖尿病，慢性腎炎，妊娠高血圧症候群の既往などのリスクファクターのある場合は，体調をくずしたり，妊娠高血圧症候群などの症状が現れることがある．

　栄養管理上の注意点を次に示した．
① エネルギーの過剰摂取に注意する．
　　妊娠中の付加量分を，糖質と脂肪（とくに動物性）から減らす．
　　　→甘いもの，バター，多脂性肉類
② たんぱく質が不足しないように高たんぱく質とし，脂質の代謝異常を改善する．
　　　→豆腐，納豆，魚類，赤身の牛肉・豚肉，鶏ささ身
③ 減塩食とする．
④ 高ビタミン（ビタミンB群・Cなど），高ミネラル（カルシウム，鉄）とする．

表 2-A-6 妊娠初期の献立例（身体活動レベルⅠ）

献 立	材 料	1人分 分 量 (g)	調理上の ポイント
朝食 ごはん	精白米	80	
しじみ汁 1)	だし汁	150	1）しじみは殻ごと使用する
	しじみ（身）	10	
	みそ（白）	10	
	みずな	5	
納豆のおろししあえ 2)	納豆	40	2）小口切りねぎ，しょうゆ，納豆を混ぜ，大根おろし，もみのりをのせる
	ねぎ	5	
	しょうゆ	2	
	焼きのり	1/4枚	
	だいこん	30	
煮浸し 3)	こまつな	50	3）沸騰した調味液にこまつなを加え，さっと煮て，盛りつけるとき花ふと花かつおをのせる
	だし汁	10	
	みりん	1	
	しょうゆ	2	
	花かつお	0.5	
	花ふ	2	
フルーツ	グレープフルーツ	60	
昼食 パン	レーズンパン	70	
魚のソテー 4)	さば	70	4）小麦粉とカレー粉を混ぜたものを魚にまぶして焼く
	塩	0.3	
	こしょう	少々	
	小麦粉	4	
	カレー粉	0.6	
	植物油	3	
ラタトゥイユ 5)	ベーコン	10	5）ベーコンは1cm角に切る．かぼちゃも1cm角に切り，かためにゆでる 　そのほかの野菜は1.5cm角に切って，ベーコンとともにオリーブ油で炒め，水，コンソメの素，かぼちゃを入れて，煮汁がなくなるまで煮込む 　仕上げにチーズをふる
	たまねぎ	20	
	にんじん	7	
	ズッキーニ	10	
	かぼちゃ	15	
	トマト	20	
	赤ピーマン	6	
	オリーブ油	1	
	コンソメの素（角）	1/5個	
	水	20	
	おろしチーズ	2	
ミルクココア	牛乳	150	
	砂糖	5	
	ピュアココア	2	
フルーツ	キウイフルーツ（1/2個）	50	

献 立	材 料	1人分 分 量 (g)	調理上の ポイント
間食 フルーツヨーグルト	ヨーグルト（全脂無糖）	90	
	いちご	20	
夕食 ごはん 6)	発芽玄米	90	6）水加減：米の重量の1.5倍（玄米は1.7倍）
	水	135	
吸いもの	だし汁	150	7）卵とひき肉をよく混ぜ，戻したしいたけのせん切りと豆腐（水はしぼらない）を砕いて，ごま油，調味料を加え，滑らかさが出るまでよく混ぜ，茶碗に入れて，弱火で12分蒸す 　さやえんどうはゆでてせん切りにして飾る
	かまぼこ	20	
	しめじ	7	
	みつば	3	
	塩	0.1	
	しょうゆ	0.5	
中華風茶碗蒸し 7)	卵	20	
	豆腐（絹ごし）	30	
	鶏ひき肉	10	
	しいたけ（乾）	1	
	しいたけの戻し汁	5	
	さやえんどう	3	
	ごま油	3	
	塩	0.5	
	みりん	4	
なすと豚肉のごま酢あえ 8)	なす	30	8）なすは皮つきのまま約5cmの拍子木に切ってゆで，豚肉もゆでる　ひじきは戻してゆでる
	豚肉	20	
	ひじき	1	
ごま酢	ねりごま（白）	5	
	砂糖	2	
	しょうゆ	2	
	酢	2	

	エネルギー (kcal)	たんぱく質 (g)	脂 質 (g)	食塩相当量 (g)
朝 食	431	14.6	5.4	2.0
昼 食	607	25.8	25.5	2.1
間 食	57	3.1	2.5	0.1
夕 食	536	17.6	16.8	1.8
合 計	1,631	61.1	50.2	6.0

脂質エネルギー比　27.7%

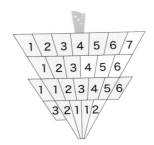

表 2-A-7　妊娠後期の献立例（身体活動レベルⅠ）

献　立	材　料	1人分分量(g)	調理上のポイント
トースト	食パン	80	
	バター	7	
オムレツ [1]	にら	10	1) にらは植物油で炒め，チーズとともに卵で包むようにして焼く
	チーズ	10	
	卵	50	
	植物油	2	
付合せ {	キャベツ	30	せん切りキャベツとせん切り赤ピーマンを混ぜて付合せる
	ピーマン(赤)	15	
	ケチャップ	10	
牛乳	牛乳	200	
フルーツ	りんご	100	
ヨーグルト	ヨーグルト(加糖)	90	
ごはん	精白米	100	
スープ	鶏がらスープ	150	
	塩	0.5	
	こしょう	少々	
	カットわかめ(乾)	0.5	
	はくさい	10	
	パセリ	1	
豚肉のしょうが焼き [2]	豚もも肉	60	2) 豚肉は厚めの平切りにして下味をつけ，植物油でこんがりと焼く
	しょうゆ	5	
	酒	3	
	しょうが(生)	5	
	植物油	5	
付合せ {	ほうれんそう	60	
	トマト	50	
サラダ [3]	ブロッコリー	50	3) 野菜は下処理をし，水分をきってマヨネーズであえる
	にんじん	10	
	たまねぎ	10	
	きゅうり	20	
	さけ(缶)	20	
	マヨネーズ	10	
	レタス	30	
	プルーン	5	
大学いも [4]	さつまいも	70	4) さつまいもは，皮つきのまま乱切りにして揚げる
	植物油	3	
	砂糖	5	
	水	5	
	ごま	1	
牛乳	牛乳	200	

（左列の食区分：朝食／間食／昼食／間食）

献　立	材　料	1人分分量(g)	調理上のポイント
ごはん	精白米	100	
かじきの照り焼き	かじき	70	
	しょうゆ	4	
	みりん	2	
付合せ	甘酢しょうが	15	
豆腐あんかけ [5]	豆腐(木綿)	40	5) 豆腐は，すが立たないようにゆでる
	鶏ひき肉	10	
	さやいんげん	10	
	にんじん	20	
	だし汁	50	
	砂糖	4	
	しょうゆ	5	
	かたくり粉	2	
酢のもの [6]	キャベツ	40	6) キャベツ，だいこんは，せん切りにして塩水につけ，水分をきり，わかめと甘酢であえる
	だいこん	20	
	しそ	3	
	塩	0.7	
	わかめ(乾)	2	
	砂糖	5	
	酢	10	

（食区分：夕食）

	エネルギー(kcal)	たんぱく質(g)	脂　質(g)	食塩相当量(g)
朝　食	565	20.5	24.3	2.1
間　食	59	3.6	0.2	0.2
昼　食	694	23.7	24.0	1.9
間　食	262	6.9	10.5	0.2
夕　食	573	21.7	8.4	2.9
合　計	2,153	76.4	67.4	7.3

脂質エネルギー比　28.2%

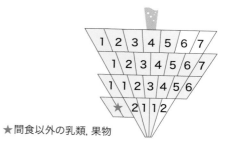

1	2	3	4	5	6	7
1	2	3	4	5	6	7
1	1	2	3	4	5	6
★	2	1	1	2		

★間食以外の乳類，果物

→野菜類，果実類，藻類，牛乳・乳製品

妊娠後期（身体活動レベルⅠ）の献立例を**表2-A-7**に示した．

産褥期・授乳期

(1) 産 褥 期

産褥期は，分娩中の出血や悪露（おろ）のため，相当量のたんぱく質が失われる．また，尿量が増え，発汗するため，水分の喪失も多くなる．さらに，分娩時労作による疲労の回復も必要である．

このためにも，大量の栄養素を補給することが考えられるが，分娩時の消耗に備えて，すでに妊娠中にたんぱく質や水分を大量に体内に貯えているので，正常の場合よりも多量に出血したとき以外は，分娩時に失われたものを補う必要はないとされている．また，褥婦が妊娠後期と同じ食事をとっていると，血液所見は非妊娠時の正常状態に回復するといわれるが，過剰栄養摂取は分娩後の肥満の原因になるので注意する．

分娩後2日目くらいには食欲も正常に戻り，消化・吸収も正常の人と同じであるといわれているので，何を食べてもよい．

(2) 授 乳 期

分娩後，母乳栄養児の場合は哺乳がはじまるので，早く母体の体力回復を早めるためにも，たんぱく質と鉄分を多く含む食品，およびビタミン源である野菜，果物を十分にとるように心がける．

また，乳児の栄養として母乳に勝るものはなく，母乳のたんぱく質，脂質は，消化・吸収がよく，ビタミン，ミネラルも十分に含まれている完全栄養食品である．さらに，乳児に抵抗力をつける．とくに，初乳には免疫を高める効果があるといわれている（p.52参照）．

乳児の死亡率は，人工栄養児，混合栄養児に比べて母乳栄養児は著しく低い．乳児に多い皮膚アレルギー（湿疹）も母乳栄養児には少ない．

母乳の88%は水分で，その水分が不足すると母乳の出が悪くなる．また，母乳の分泌によって水分を多く必要とする．牛乳，果物，果汁，野菜，汁物などで水分を十分に補うようにする．

授乳期（身体活動レベルⅡ）の食品構成案および献立例を**表2-A-8, 9**に示した．

4 　栄養関連疾患とケア

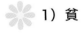

1) 貧　　血

(1) 栄養管理

妊娠中は，母体だけでなく，胎児の発育のための栄養素が必要である．近年，若い女性の貧血の増加に伴い，妊婦の貧血も多くみられる．妊婦の貧血の頻度は，妊娠前期5〜10%，妊娠後期17〜25%と，妊娠月数が進むにつれて多くなっている．

妊娠によって，造血機能が活発になり，妊婦の血漿量は初期より徐々に増加し，後

表 2-A-8 授乳期の食品構成案

食品群		身体活動レベルⅡ
穀 類	(g)	320
いも類	(g)	70
砂糖類	(g)	15
油脂類	(g)	20
豆 類	(g)	60
魚介類	(g)	60
肉 類	(g)	70
卵 類	(g)	50
乳 類	(g)	400
緑黄色野菜類	(g)	120
その他の野菜類	(g)	250
果実類	(g)	200
藻 類	(g)	15
栄養価計算値	エネルギー (kcal)	2,323
	たんぱく質 (g)	79.1
	脂 質 (g)	61.4
	脂質エネルギー比 (%)	23.8
	動物性たんぱく質比 (%)	57.9
	たんぱく質エネルギー比 (%)	13.6

半期に著しく，25～50％の増加となる．それに対して，赤血球は15～25％の増加にとどまるため，単位体積あたりの水分量が多くなり，赤血球，血色素が少ない．このような見かけ上の貧血状態が，妊婦後期には20～30％増えるといわれている．しかし，赤血球容積に著しい変化がないものでも赤血球内色素濃度は顕著に低下していることから，単なる見かけ上の貧血ではなく，鉄の需要が高まるために起こる鉄欠乏性貧血であることが多い．

妊娠貧血の判定基準は，血中ヘモグロビン濃度11 g/dL未満，ヘマトクリット値33％未満である．さらに，ヘモグロビン濃度9 g/dL未満は重症貧血とされる．妊娠貧血の75～80％は，鉄欠乏性貧血（小球性低色素性貧血）といわれている．

妊娠時は，体重増加，胎児・胎盤への鉄の補給，さらに，分娩時の失血，産後の授乳などにより鉄の需要が増すため，十分な栄養補給がなされないと貧血となり，母体の貯蔵鉄が消費され，胎児にも悪影響を及ぼす．

(2) 食事の方針

規則正しい食習慣のもと，全身の栄養状態の改善を目的とし，たんぱく質，脂質，糖質の3大栄養素が適正に配分され，造血作用に有効な各種ビタミン（B_2，B_6，B_{12}，C，E，葉酸），ミネラル（とくに，鉄，銅）などもバランスよく取り入れた食事とする．

食品中の鉄は，ヘム鉄と非ヘム鉄に分類される．ヘム鉄は，肉類，レバー，鶏肉，魚（血合い肉）などの動物性食品に含まれ，非ヘム鉄は，野菜，穀類などに含まれる．

表 2-A-9　授乳期の献立例（身体活動レベルⅡ）

献立	材料	1人分分量 (g)	調理上のポイント
トーストサンド [1]	食パン	100	1）食パンはトーストして，ハムとスライスきゅうりをはさみ，食べやすいように切る
	ロースハム	25	
	きゅうり	30	
野菜スープ [2]	たまねぎ	20	2）スライスたまねぎと小麦粉を混ぜ，なべで乾煎りし，ブイヨンでうす切り野菜を煮てやわらかくなったら牛乳，しめじを加えて，塩・こしょうで調味する
	小麦粉	3	
	じゃがいも	30	
	にんじん	10	
	しめじ	10	
	ブイヨン	80	
	牛乳	100	
	塩	0.4	
	こしょう	0.01	
フルーツ	グレープフルーツ	100	

朝食

献立	材料	1人分分量 (g)	
牛乳	牛乳	200	
フルーツ	バナナ	100	

間食

献立	材料	1人分分量 (g)	調理上のポイント
にぎりずし [3]	精白米	90	3）すし飯は小さくにぎり，残りのすし飯でかっぱ巻をつくる
合わせ酢	酢	10	
	砂糖	8	
	塩	0.2	
	まぐろ	30	
	いか	30	
	のり	1	
	きゅうり	10	
	酢しょうが	10	
	しょうゆ	3	
豚汁	豚肉	10	
	さつまいも	20	
	だいこん	30	
	もやし	20	
	みそ（赤）	15	
	だし汁	180	

昼食

献立	材料	1人分分量 (g)	調理上のポイント
牛乳	牛乳	200	
アップルパイ [4]	アップルパイ	60	4）手づくりが好ましいが，既製品でもよい

間食

献立	材料	1人分分量 (g)	調理上のポイント
ごはん	精白米	80	
かき玉汁 [5]	だし汁	140	5）卵は，前後に流し入れる
	ねぎ	15	
	しいたけ（乾）	8	
	水菜	10	
	塩	0.5	
	しょうゆ（薄口）	3	
	かたくり粉	1.2	
	卵	30	
レバー串揚げ [6]	豚レバー	20	6）レバーを平切りの豚肉で巻き，野菜とともに2本の竹串に刺す　溶き卵に小麦粉を混ぜてつけ，パン粉をまぶして油で揚げる
	豚もも肉	40	
	たまねぎ	20	
	ピーマン	30	
	小麦粉	10	
	卵	10	
	パン粉	15	
	油（吸油分）	10	
	ウスターソース	10	
	ケチャップ	10	
付合せ [7]	れんこん	30	7）野菜は，うす切りにして蒸す（電子レンジ）
	かぼちゃ	40	
	ブロッコリー	50	

夕食

	エネルギー (kcal)	たんぱく質 (g)	脂質 (g)	食塩相当量 (g)
朝食	451	16.6	10.7	2.7
間食	215	6.7	7.1	0.2
昼食	512	19.8	5.9	3.2
間食	298	8.2	16.6	0.4
夕食	757	26.5	21.6	2.7
合計	2,233	77.8	61.9	9.2

脂質エネルギー比　　24.9%
たんぱく質エネルギー比　13.9%

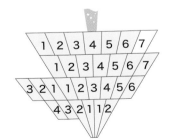

ヘム鉄のほうが吸収率が高い．非ヘム鉄の吸収促進因子として，ビタミンC，葉酸，銅などが関与する．

ビタミン（とくに，ビタミンB_6・B_{12}・C，葉酸）の不足は，胎児の発育に悪影響を及ぼし，分娩後の止血作用が遅れるので，通常よりも20〜30%多く摂取する．レバーは造血成分のほとんどを豊富に含むため，献立に上手に取り入れるとよい．

妊娠期貧血の食品構成案および献立例を**表2-A-10, 11**に示した．

 ## 2) 肥満とやせ

（1）栄養管理

通常，妊娠10か月間の体重の増加は，胎児の発育，乳房・羊水・血液・子宮の増大などによって約11 kg（9〜12 kg）が標準といわれているが，妊娠中期以降の体重管理が大切である．妊娠期の肥満は，皮下脂肪の過剰蓄積（単純肥満）と，浮腫を伴う体内水分量の蓄積が考えられる．とくに，妊娠後半では，1週間の体重増加が200〜300 gが好ましいとされ，500 g以上の場合は妊娠高血圧症候群の疑いもある．妊娠による成長ホルモンやほかのホルモンの分泌により新陳代謝は亢進し，摂食調節中枢を介した過摂取となり，肥満を招きやすい．したがって，非妊娠時，BMI 25.0以上の場合（肥満者）は，とくに注意を要する．

正常妊婦の生理的変化（抗インスリン作用，脂質異常症）に加え，肥満妊婦ではインスリン抵抗性が亢進するうえ，血糖レベルを維持するためには正常妊婦の2〜3倍のインスリンが必要となる．妊娠による変化に肥満が影響し，糖代謝と脂質代謝異

表2-A-10　妊娠期貧血の食品構成案

食　品　群		身体活動レベルⅠ	身体活動レベルⅡ
穀　類	(g)	300	360
種実類	(g)	3	3
いも類	(g)	60	70
砂糖類	(g)	10	10
油脂類	(g)	20	20
豆　類	(g)	100	100
果実類	(g)	150	150
緑黄色野菜類	(g)	150	150
その他の野菜類	(g)	200	200
藻　類	(g)	10	10
魚介類（小魚）	(g)	75	75
肉・レバー類	(g)	65	70
卵　類	(g)	50	50
乳　類	(g)	400	400
栄養価計算値	エネルギー（kcal）	2,158	2,364
	たんぱく質　（g）	84.7	91.8
	脂　　質　（g）	67.1	72.7
	鉄　　　（mg）	22.2	23.3

表 2-A-11　妊娠期貧血の献立例

献立	材料	身体活動レベルⅠ 1人分(g)	身体活動レベルⅡ 1人分(g)
朝食 ごはん	精白米	90	80
みそ汁	しじみ	20	30
	みつば	5	5
	だし汁	150	150
	みそ(ミックス)	10	10
鶏肉のくず煮	鶏むね肉	60	70
	しょうゆ	2	3
	みりん	2	3
	かたくり粉	5	6
	こまつな	20	30
ごま入りなます	だいこん	40	40
	にんじん	10	10
	もやし	20	20
	ごま	3	3
	酢	12	12
	砂糖	4	4
昼食 おにぎり	精白米	100	110
	のり	2	2
	かつお節	2	2
	梅干し	10	10
	昆布佃煮	–	5
つけ焼き	豚ヒレ肉	50	50
	牛レバー	30	30
	酒	10	10
	しょうゆ	5	5
野菜炒め	たまねぎ	30	30
	ピーマン	20	20
	植物油	10	10
あえもの	ほうれんそう	60	60
	ゆかり	0.5	0.5
デザート	いちご	60	60
	ヨーグルト(無糖)	90	90
	レーズン	–	10
間食 蒸しいも	さつまいも	60	70
豆乳	調製豆乳	200	200

献立	材料	身体活動レベルⅠ 1人分(g)	身体活動レベルⅡ 1人分(g)
夕食 炊き込みごはん	精白米	90	100
	にんじん	15	15
	しいたけ(乾)	2	2
	ひじき(乾)	3	5
	油揚げ	5	5
	しょうゆ	3	3
	砂糖	1	1
茶碗蒸し	卵	30	30
	だし汁	90	90
	しょうゆ(薄口)	4	4
	みりん	2	2
	えび	10	10
	かまぼこ	15	15
	わかめ(乾)	1	1
	菜の花	10	10
魚のあんかけ風	かつお(生)	60	70
	植物油	3	3
	だし汁	30	30
	しょうゆ	3	3
	砂糖	1	1
	かたくり粉	7	7
	ほうれんそう	60	70
フルーツ	りんご	90	90
	プルーンジャム	10	10

身体活動レベルⅠの場合

	エネルギー (kcal)	たんぱく質 (g)	脂質 (g)	鉄 (mg)
朝　食	495	19.2	6.3	4.1
昼　食	642	26.8	14.7	4.7
間　食	202	6.8	6.9	2.8
夕　食	653	28.1	11.3	4.8
合　計	1,992	80.9	39.2	16.4

脂質エネルギー比　　　17.7%
たんぱく質エネルギー比　16.2%

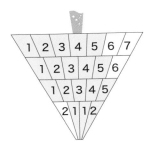

常が顕著になり，妊娠高血圧症候群の発症頻度が上昇するほか，糖尿病も発症しやすいので，妊婦の体重管理は重要である．このように，妊婦の肥満は，妊娠高血圧症候群，妊娠糖尿病などの合併症を招きやすいほか，巨大児分娩，帝王切開分娩など母体の負荷が大きくなる．

一方，妊婦の体重が低体重や体重増加が少ない場合は，胎児発育不良の可能性が高く，低出生体重児や子宮内胎児発育遅延のほか，切迫流産や早産，貧血のリスクが高まる．

(2) 食事方針

肥満妊婦の場合は低エネルギー食とし，余分な皮下脂肪を減らし，体重増加を抑える必要がある．しかし，胎児の発育のため，たんぱく質は重要であり，食事の内容には十分な栄養的配慮が必要である．

肥満の状態が皮下脂肪の余分な蓄積の場合は，推定エネルギー必要量を段階的に減らす．

推定エネルギー必要量を20%減らした場合は，次のようになる．

妊娠中期（20歳，身体活動レベルⅡ）
・推定エネルギー必要量　2,000 kcal × 0.8 = 1,600 kcal
・脂質量（エネルギー比 25%）　1,600 × 0.25 = 400 kcal ÷ 9 = 44.5 g
・たんぱく質エネルギー（たんぱく質推奨量　50 g）　50 × 4 kcal = 200 kcal
・炭水化物エネルギー量　1,600 − (400+200) kcal = 1,000 kcal
・炭水化物推奨量　1,000 kcal ÷ 4 = 250.0 g　→エネルギー比　62.5%

エネルギー差400 kcal分を，脂肪や炭水化物性食品（穀類，とくに砂糖，菓子類）で減らすとよい．しかし，胎児の発育や母体の低栄養予防のためには，たんぱく質は重要であり，食事の内容には十分な栄養的配慮が必要である．ビタミン，ミネラルについては，胎児の骨の形成や母体の貧血防止のために，推奨量を上回るくらい十分に摂取する．食物繊維は，便秘予防のために20〜25 gを目安にする．生野菜の多量摂取は胃腸障害を招くこともあるので，加熱調理が望ましい．

妊娠期肥満の食品構成案および献立例を**表2-A-12, 13**に示した．

3) 妊娠高血圧症候群

妊娠高血圧症候群の発症時期による分類は，妊娠34週未満を早発型（early onset type：EO），34週以降を遅発型（late onset type：LO）とされ，定義は「妊娠時に高血圧を認めた場合」とされた．

妊娠高血圧症候群は，妊産婦死亡原因の上位を占める恐ろしい病気である認識が必要で，健康診断や食事内容に注意し，予防に努めることが重要である．

症状別分類を**表2-A-14**に示した．

糖尿病，高血圧，腎臓病などの既往歴や家族歴があり，肥満，初産，高齢出産，多胎妊娠などの妊婦がなりやすいとされ，いずれも体重増加（肥満予防）には十分注意

表 2-A-12 妊娠期肥満の食品構成案

食 品 群		身体活動レベルⅡ（中期）およびレベルⅠ（後期）	身体活動レベルⅢ
穀 類	(g)	230	300
種実類	(g)	3	3
いも類	(g)	50	70
砂糖類	(g)	10	10
油脂類	(g)	10	15
豆 類	(g)	70	100
果実類	(g)	150	150
緑黄色野菜類	(g)	150	150
その他の野菜類	(g)	200	200
藻 類	(g)	10	10
魚介類	(g)	70	75
肉 類	(g)	60	70
卵 類	(g)	50	50
乳 類（低脂肪）	(g)	400	400
栄養価計算値 エネルギー	(kcal)	1,630	2,076
たんぱく質	(g)	75.2	88.5
脂 質	(g)	42.1	54.0
炭水化物	(g)	237.6	278.4
脂質エネルギー比（%）		23.2	23.4

し，過労の防止，ストレスの軽減など心身の安静が大切である．とくに，重症の場合は，入院加療が必要であり，早期の妊娠中止が最適の治療法とされている．妊娠前の高血圧や腎臓疾患がある場合は，医師の検診や指示に従うなど注意が必要である．

食事療法は，**表 2-A-15** に示した栄養管理指針により実施する．

食事の方針は，減塩，比較的高たんぱく質，エネルギー制限食が基本となる．

食事の注意点を以下に示す．

① エネルギーは，過食をさけて制限し，たんぱく質は，動物性，植物性の割合をおよそ半々とする．良質で消化のよいたんぱく質をとるようにする．牛乳，白身魚，鶏肉，卵，スキムミルク，豆腐などが望ましい．

② 脂質は制限し，とくに，飽和脂肪酸を制限する．

③ 野菜，果物は，新鮮なものをできるだけ多くとり，十分なカリウム摂取を心がける．

④ 刺激性食品（とうがらし，こしょう，わさび）は控える．

⑤ ナトリウムの排泄を高めるためや便秘予防のために，食物繊維を積極的にとる．

⑥ 極端な塩分制限はすすめられないが，1週間程度の期間をめやすに，トータルで1日7～8 g程度になるよう，減塩を心がける．

⑦ 尿量が減少するときは，水分量も制限する．この際，食物に含まれている水分を，およそ 1,000 mL として計算する．しかし，尿量の減少がないときは，水分は制

表 2-A-13　妊娠期肥満の献立例（身体活動レベルⅡ）

献　立	材　料	1人分分量 (g)	調理上のポイント
朝食 ごはん	精白米	70	
みそ汁	だいこん	30	
	わかめ（乾）	2	
	みそ（ミックス）	10	
	だし汁	150	
うの花の炒り煮 1)	うの花	20	1) うの花の炒り煮にきざみのりをかける
	ひじき（乾）	3	
	若鶏ささ身	20	
	にんじん	30	
	ねぎ	10	
	植物油	5	
	だし汁	30	
	砂糖	5	
	しょうゆ	6	
焼きのり	焼きのり	1	
酢のもの	きゅうり	30	
	しらす干し	10	
	砂糖	3	
	酢	5	
間食 牛乳	牛乳（低脂肪）	100	
フルーツ 2)	いちご	80	2) 季節の果物
昼食 焼きうどん 3)	うどん（ゆで）	220	3) 卵は，かたゆでか目玉焼きにする
	豚もも肉	30	
	かまぼこ	20	
	キャベツ	50	
	にんじん	15	
	しいたけ（乾）	3	
	ピーマン	15	
	ねぎ	10	
	植物油	5	
	卵	50	
	しょうゆ	8	
けんちん汁 4)	豆腐	30	4) こんにゃくは，切って熱湯を通す 豆腐をごま油で炒め，だし汁に材料を加えて味つけし，牛乳を加える
	ごま油	1	
	こんにゃく	20	
	たけのこ（ゆで）	20	
	しめじ	10	
	さやいんげん	8	
	だし汁	100	
	牛乳	50	
	しょうゆ	2	
	酒	2	
フルーツサラダ	りんご	100	
	レーズン	10	
	みかん	30	
	ヨーグルト（脱脂）	90	
	サラダな	10	

献　立	材　料	1人分分量 (g)	調理上のポイント
夕食 パン	ロールパン	60	
	スライスチーズ	10	
スープ	ロースハム	10	
	キャベツ	20	
	にんじん	10	
	さやえんどう	5	
	牛乳	150	
	固型ブイヨン	1	
	塩	0.3	
蒸し魚のタルタルソース 5)	さけ（生）	70	5) さけは，下味をつけて蒸す マヨネーズに，らっきょうとパセリのみじん切りをまぜてソースをつくる じゃがいもは，粉ふきいもにし，ほうれんそうは，ソテーする
	酒	3	
	塩	0.5	
	マヨネーズ	10	
	らっきょう	10	
	パセリ	1	
付合せ	じゃがいも	50	
	ほうれんそう	60	
	植物油	2	
	トマト	30	

	エネルギー (kcal)	たんぱく質 (g)	脂　質 (g)	食塩相当量 (g)
朝　食	424	13.9	7.0	3.3
間　食	67	4.0	1.1	0.2
昼　食	680	28.1	19.0	3.2
夕　食	574	29.1	26.2	3.1
合　計	1,745	75.1	53.3	9.8

脂質エネルギー比　　27.5%
たんぱく質エネルギー比　17.2%

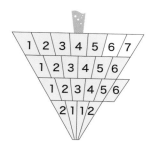

表 2-A-14	妊娠高血圧症候群の分類

（病型分類）	妊娠高血圧腎症	①妊娠 20 週以降にはじめて高血圧を発症し，かつ蛋白尿を伴うもので，分娩後 12 週までに正常に回復する場合 ②妊娠 20 週以降にはじめて発症した高血圧で，蛋白尿を認めなくても以下のいずれかを認める場合で，分娩後 12 週までに正常に回復する場合 　・基礎疾患のない肝機能障害 　・進行性の腎障害 　・脳卒中，神経障害 　・血液凝固障害 ③妊娠 20 週以降にはじめて発症した高血圧で，蛋白尿を認めなくても子宮胎盤機能不全を伴う場合
	妊娠高血圧	妊娠 20 週以降にはじめて高血圧を発症し，分娩後 12 週までに正常に回復する場合で，かつ妊娠高血圧腎症の定義に当てはまらないものをいう．
	加重型妊娠高血圧腎症	①高血圧が妊娠前あるいは妊娠 20 週までに存在し，妊娠 20 週以降に蛋白尿，もしくは基礎疾患のない肝腎機能障害，脳卒中，神経障害，血液凝固障害のいずれかを伴う場合 ②高血圧と蛋白尿が妊娠前あるいは妊娠 20 週までに存在し，妊娠 20 週以降にいずれかまたは両症状が増悪する場合 ③蛋白尿のみを呈する腎疾患が妊娠前あるいは妊娠 20 週までに存在し，妊娠 20 週以降に高血圧が発症する場合 ④高血圧が妊娠前あるいは妊娠 20 週までに存在し，妊娠 20 週以降に子宮胎盤機能不全を伴う場合
	高血圧合併妊娠	高血圧が妊娠前あるいは妊娠 20 週までに存在し，加重型妊娠高血圧腎症を発症していない場合をいう．
（症例による亜分類）		重症については，次のいずれかに該当するものを重症と規定している．なお，軽症という用語は高リスクではない妊娠高血圧症候群と誤解されるため，原則用いない，としている． ①妊娠高血圧腎症・妊娠高血圧・加重型妊娠高血圧腎症・高血圧合併妊娠において，血圧が次のいずれかに該当する場合 　　収縮期血圧 ≧ 160 mmHg　　　拡張期血圧 ≧ 110 mmHg ②妊娠高血圧腎症・加重型妊娠高血圧腎症において，母体の臓器障害または子宮胎盤機能不全を認める場合（蛋白尿の多寡による重症分類は行わない）
（関連疾患）		①子癇：妊娠 20 週以降にはじめてけいれん発作を起こし，てんかんや二次性けいれんが否定されるものをいう．けいれん発作の起こった時期によって，妊娠子癇，分娩子癇，産褥子癇とする． ②中枢神経障害 ③HELLP 症候群 ④肺水腫 ⑤周産期心筋症

（日本妊娠高血圧学会，日本産科婦人科学会，2018）

限しなくてもよい．

妊娠高血圧症候群の食品構成案および献立例を**表 2-A-16, 17** に示した．

 ## 4）妊娠糖尿病

　　妊娠することで胎盤から分泌されるヒト胎盤性ラクトゲンやステロイドホルモン，および下垂体から分泌されるプロラクチンは，インスリン抵抗性をもたらす．正常な妊婦でもみられるが，肥満妊婦ではさらに亢進して，同じ血糖レベルを維持するのに 2 ～ 3 倍のインスリンを必要とするため，糖尿病の発生頻度が高くなる．

　　日本糖尿病・妊娠学会と日本糖尿病学会との合同委員会による「妊娠中の糖代謝異

表 2-A-15 妊娠高血圧症候群の栄養管理指針

エネルギー　（kcal）	・非妊娠時 BMI　24 以下の妊婦 　　30 kcal × 理想体重（kg）＋ 200 kcal/日 ・非妊娠時 BMI　24 以上の妊婦 　　30 kcal × 理想体重（kg）/日 　※予防には妊娠中の適切な体重増加がすすめられる
たんぱく質　（g）	・理想体重 × 1.0 g/日 　※予防には理想体重 × 1.2 ～ 1.4 g/日が望ましい
食　塩　（g）	・7 ～ 8 g/日に制限する（極端な塩分制限はすすめられない） 　※予防には 10 g/日以下がすすめられる
水　分　（mL）	・1 日尿量 500 mL 以下や肺水腫では前日尿量に 500 mL を加える程度に制限するが，それ以外は制限しない ・口渇を感じない程度の摂取が望ましい
その他	・生活指導…安静を保ち，ストレスをさける ・予防には軽度の運動，規則正しい生活がすすめられる ・動物性脂肪と糖質は制限し，高ビタミン食とすることが望ましい

（日本産科婦人科学会，1998 より一部改変）

表 2-A-16 妊娠高血圧症候群の食品構成案

食　品　群		軽　症	重　症
穀　類	（g）	240	180
種実類	（g）	3	3
いも類	（g）	50	50
砂糖類	（g）	10	10
油脂類	（g）	15	10
豆　類	（g）	100	100
果実類	（g）	150	150
緑黄色野菜類	（g）	100	100
その他の野菜類	（g）	200	200
藻　類	（g）	10	10
魚介類	（g）	70	60
肉　類	（g）	60	60
卵　類	（g）	50	40
乳　類（低脂肪）	（g）	400	400
栄養価計算値	エネルギー（kcal）	1,800	1,560
	たんぱく質（g）	80	75
	脂　質（g）	48	43

表 2-A-17　妊娠高血圧症候群の献立例

献立	材料	1人分分量 (g)	調理上のポイント
ごはん	精白米	70	
みそ汁	さといも	30	
	えのきたけ	10	
	にら	7	
	だし汁	150	
	みそ（ミックス）	10	
煮もの[1]	焼き豆腐	40	1) 煮浸し風に仕上げる
	切干しだいこん	7	
	こまつな	40	
	だし汁	25	
	しょうゆ	5	
	（またはしょうゆ（減塩）	10）	
	砂糖	3	
ごま酢あえ[2]	キャベツ	80	2) ゆでたキャベツと青じそはせん切りにし，ごま酢しょうゆであえる
	しそ（葉）	1	
	ごま	3	
	しょうゆ（減塩）	3	
	酢	4	
のり	焼きのり	0.5	
フルーツ	グレープフルーツ	100	
フィッシュバーガー[3]	丸型パン（2個）	60	3) ひらめは2枚にそぎ，衣をつけて焼く．レタス，チーズ，ケチャップとともにパンにはさんで焼く
	たら	70	
	小麦粉（薄力）	4	
	卵	5	
	パン粉	7	
	植物油	3	
	レタス	10	
	スライスチーズ	15	
	ケチャップ	12	
野菜スープ	にんじん	10	
	たまねぎ	20	
	トマト	20	
	セロリ	10	
	じゃがいも	30	
	コンソメスープ	150	
牛乳[4]	牛乳	200	4) 無脂肪あるいは低脂肪

（朝食／昼食）

献立	材料	1人分分量 (g)	調理上のポイント
ごはん	精白米	70	
香り焼き[5]	鶏もも肉（皮なし）	40	5) 鶏肉，血抜きしたレバーを，しょうゆに浸し，かたくり粉をつけてこんがり焼いたあと，残りの油でもやしを炒める
	豚レバー	20	
	しょうゆ（減塩）	4	
	かたくり粉	4	
	植物油	4	
付合せ	もやし	60	
豆腐の甘酢あんかけ[6]	豆腐	80	6) 豆腐はゆでる　しいたけの戻し汁で野菜を煮て調味し，かけあんをつくる　ゆでたうずら卵を縦半分に切り，天盛りにする
	しいたけ（乾）	3	
	ピーマン（赤あるいは黄）	20	
	ほうれんそう	15	
	うずら卵	5(1/2)	
	しいたけの戻し汁	50	
	しょうゆ	5	
	砂糖	4	
	酢	3	
	かたくり粉	3	
フルーツ	キウイフルーツ	50	

（夕食）

	エネルギー (kcal)	たんぱく質 (g)	脂質 (g)	食塩相当量 (g)
朝食	435	12.4	5.1	2.4
昼食	533	27.8	19.8	2.8
夕食	508	22.1	11.0	1.2
合計	1,476	62.3	35.9	6.4

脂質エネルギー比　　　21.9%
たんぱく質エネルギー比　16.9%
動物性たんぱく質比　　　48.6%

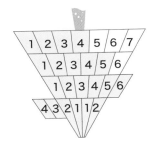

表 2-A-18 妊娠中の糖代謝異常と診断基準

1) **妊娠糖尿病 gestational diabetes mellitus（GDM）**
   75 gOGTT において次の基準の 1 点以上を満たした場合に診断する.
   ① 空腹時血糖値≧ 92 mg/dL（5.1 mmol/L）
   ② 1 時間値≧ 180 mg/dL（10.0 mmol/L）
   ③ 2 時間値≧ 153 mg/dL（8.5 mmol/L）

2) **妊娠中の明らかな糖尿病 overt diabetes in pregnancy**[注1]
   以下のいずれかを満たした場合に診断する.
   ① 空腹時血糖値≧ 126 mg/dL
   ② HbA1c 値≧ 6.5%
   ＊随時血糖値≧ 200 mg/dL あるいは 75 gOGTT で 2 時間値≧ 200 mg/dL の場合は, 妊娠中の明らかな糖尿病の
   存在を念頭に置き, ①または②の基準を満たすかどうか確認する[注2].

3) **糖尿病合併妊娠 pregestational diabetes mellitus**
   ① 妊娠前にすでに診断されている糖尿病
   ② 確実な糖尿病網膜症があるもの

[注1] 妊娠中の明らかな糖尿病には, 妊娠前に見逃されていた糖尿病と, 妊娠中の糖代謝の変化の影響を受けた糖代謝異常, および妊娠中に発症した 1 型糖尿病が含まれる. いずれも分娩後は診断の再確認が必要である.
[注2] 妊娠中, とくに妊娠後期は妊娠による生理的なインスリン抵抗性の増大を反映して糖負荷後血糖値は非妊時よりも高値を示す. そのため, 随時血糖値や 75 gOGTT 負荷後血糖値は非妊時の糖尿病診断基準をそのまま当てはめることはできない.
これらは妊娠中の基準であり, 出産後は改めて非妊娠時の「糖尿病の診断基準」に基づき再評価することが必要である.
（日本糖尿病・妊娠学会と日本糖尿病病学会との合同委員会：妊娠中の糖代謝異常と診断基準の統一化について, 糖尿病 58：802, 2015 より引用）
（日本糖尿病学会編・著：糖尿病治療ガイド 2020-2021, p.102, 文光堂, 2020）

常と診断基準の統一化について」による基準をふまえて, 妊娠糖尿病の診断基準を**表2-A-18**に示した.

妊娠中の糖代謝異常には, 糖尿病が妊娠前から存在している糖尿病合併妊娠と, 妊娠中に発見される糖代謝異常に分けられている. 後者には, 妊娠糖尿病（GDM）と妊娠中の明らかな糖尿病の 2 つがある.

GDM は「妊娠中に初めて発見または発症した糖尿病に至っていない糖代謝異常」で, 妊娠中の明らかな糖尿病および糖尿病合併妊娠は含めない. GDM 診断の意義は, 糖尿病に至らない軽い糖代謝異常でも, 児の過剰発育が起こりやすく周産期のリスクが高くなること, ならびに母体の糖代謝異常が出産後いったん改善しても, 一定期間後に糖尿病を発症するリスクが高いことにある. そのため, 定期的な経過観察が重要である. GDM の危険因子には, 尿糖陽性, 糖尿病家族歴, 肥満, 過度の体重増加, 巨大児出産の既往, 加齢などがある.

初診時およびインスリン抵抗性の高まる妊娠中期に随時血糖値検査を行い, 随時血糖値が 100 mg/dL 以上の陽性者や糖代謝異常の危険因子をもつ場合は, 75 gOGTT を施行して診断する（**表2-A-18**）. 妊娠中の血糖コントロールは, 母体や児の合併症を予防するために厳格に行う. 空腹時血糖値 95 mg/dL 未満, 食後 1 時間値 140 mg/dL 未満または食後 2 時間値 120 mg/dL 未満, HbA1c 6.0 ～ 6.5% 未満を目標とする. 糖尿病に罹患して妊娠した場合は, 胎児に異常を認めることが多い. 妊娠初期は流産や酸血症を招きやすく, 妊娠中期以降は妊娠高血圧症候群の合併や, 軽い高血糖状況でも巨大児分娩となることが多い. この巨大児は「大きい未熟児」ともいわれ, 抵抗力が弱く, 死産や, 新生児期に死亡する率が高い. また, 出産後の母親にも糖尿病がそのまま持続して進行しやすいため, 特別な配慮が必要とされる.

母体の肥満や経過中の過度の体重増加は巨大児の原因となるため，肥満を改善するとともに，過度に体重が増加しないように適正な栄養管理を行う必要がある．

(1) 妊娠糖尿病の食事療法

妊娠糖尿病に対する栄養管理の目標は，健全な児の発育と母体の良好な血糖コントロールを維持し，過度な体重増加をきたさないようにすることである．そのため，推奨体重増加量（**表2-A-2**参照）を参考に，食事は適切なエネルギー摂取と栄養バランスを心がける．食事エネルギー量の目安としては，標準体重×30 kcalを基本とし，妊娠中に増大するエネルギー需要量に対しては，妊娠期（初期・中期・後期）に応じた付加量を加える．

- 妊娠初期（〜13週）　　：標準体重×30 kcal ＋ 50 kcal
- 妊娠中期（14〜27週）：標準体重×30 kcal ＋ 250 kcal
- 妊娠後期（28週〜）　　：標準体重×30 kcal ＋ 450 kcal

　ただし，BMI25以上の肥満妊婦の場合は，摂取エネルギーを制限する必要があるため，週数に関係なく付加量は必要ない．そのため標準体重×30 kcalとする．

胎児の発育のため，たんぱく質やビタミン，ミネラルは十分に摂取し，適正なエネルギー，栄養素の配分によっても食後血糖値が抑制できない場合は，1回あたりの食事量を減らし，食事回数を増やす分割食も有用である．食事回数を1日5〜6回に分けて，朝食，10時（おやつ），昼食，15時（おやつ），夕食，夜食にするなど，総エネルギー数のなかで，少量ずつ食べる工夫をする．間食はヨーグルトやフルーツなど，軽食でもよい．食事療法で良好な血糖コントロールが得られない場合は，必要に応じてインスリン療法を併用する．

演 習 問 題

1　次の条件をみたす妊娠期の献立を，1日分作成しなさい．

① 28歳，中学校教員，健康的に異常はない．

② 32歳，妊娠後期，貧血がみとめられ，血圧がやや高め（収縮期血圧155 mmHg）の事務員

2　授乳期の食事に取り入れたい料理（主菜）を，3種類考えなさい．

B 乳児期栄養

1 生理的特性

　乳児期とは，出生後満1年までの期間をいい，とくに，出生後4週間（28日）までを新生児期，出生後1週間（7日）以内を早期新生児期と区別している.

　新生児期は，呼吸の自立（肺呼吸の開始），血液循環の変化，体温の維持，経口摂取による消化・吸収・排泄などを自力で行うための適応期間である.

　ヒトの一生の成長に伴う発育速度は，胎生期が最も著しいが，出生後（胎外生活）は乳児期の発育が最も顕著である. そのなかでも1〜2か月齢の身体発育が一生のあいだで最高であり，その後はゆるやかな発育が継続する（**図2-B-1**）. 出生時の体

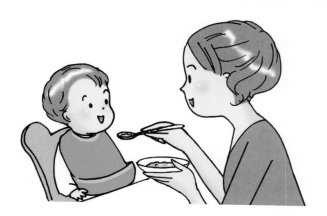
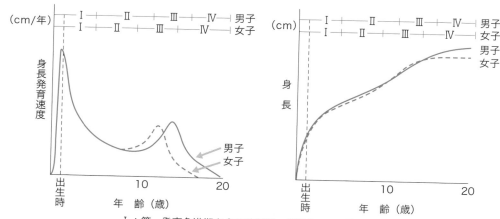

Ⅰ：第一発育急進期を含む胎児期，乳児期，幼児期前半
Ⅱ：比較的安定を示す時期で幼児期の後半から学齢期の前半
Ⅲ：思春期急増を示す第二発育急進期
Ⅳ：第二発育急進期以後成人に達するまでの時期

図2-B-1　身長の発育曲線（高石昌弘による）

重（約3 kg）は，3 か月齢で約2倍に，1年で約3倍になる．身長（出生時約50 cm）は，生後1年で約1.5倍になる．

乳児期は，乳汁や離乳食の摂取量，運動量，あるいは疾患の有無などによって身体発育が左右されるので，次に示す乳児の生理的特性を十分に理解する必要がある．

① 生理的体重減少（出生後3〜4日間に約10%体重が減少する）がみられるが，通常，生後7〜14日で回復する．
② 新生児生理的黄疸（4日ころがピーク）がみられるが，通常，1週間程度で回復する．
③ 抵抗力が弱いので，衛生面での注意が必要となる．とくに，人工栄養における哺乳びんの扱いなどには十分注意する．
④ 乳児の身体は小さいが，発育（成長）には多量の栄養素を必要とする．
⑤ 生体内の消化・吸収を含む代謝調整作用が未発達なため，多くの栄養素を摂取するためには，生体内の機能に応じた工夫が必要になる．
⑥ 同一性・年齢・体格でも，乳汁哺乳量，食物摂取量が異なる場合が多い．一人ひとりに応じた食物や調理形態，1回の哺乳量，食事量を考慮する．
⑦ 同一児でも，日や時間によって食物に対する要求が異なるので，状況に合わせて配慮する．
⑧ 精神発達の出発点であり，正しい食習慣の形成に対する配慮も欠かせない．さらに，授乳・離乳の乳児期から幼児期〜思春期への発育・発達過程に応じて，食への対応が変化する．とくに，乳児期は，食べる意欲の基礎づくりと健康生活に大切な時期となる（図2-B-2）．

2　栄養上の特徴

乳児期の栄養法は，発育月齢により前半と後半の2つに大別される．前半は，乳汁の吸引・吸啜を主にした乳汁栄養が行われ，後半は，乳汁栄養から幼児栄養に移行するための離乳栄養が行われる．

 ### 1）乳汁栄養（哺乳栄養，授乳栄養）

乳汁によって生育に必要な栄養素を摂取する方法で，生後5か月齢前後まで行われる．母乳（人乳）を用いる母乳栄養，母乳以外の乳を用いる人工栄養，母乳栄養と人工栄養を併用する混合栄養がある．

通常，出生後8〜12時間後に第1回目の授乳が開始される．乳汁の基本は母乳であり，最も自然で最適な栄養法（自律授乳：乳児が欲しがるときに与えること）であるといえる．何らかの理由により母乳を与えることができない場合は，調製粉乳を用いて人工栄養を行う．

(1) 母乳栄養
出生後4〜5日の母乳を，初乳という．初乳から移行乳を経て，出生後10日ころには成乳（成熟乳）になる．初乳は黄色味を帯び（β-カロテンの色），成乳に比べて

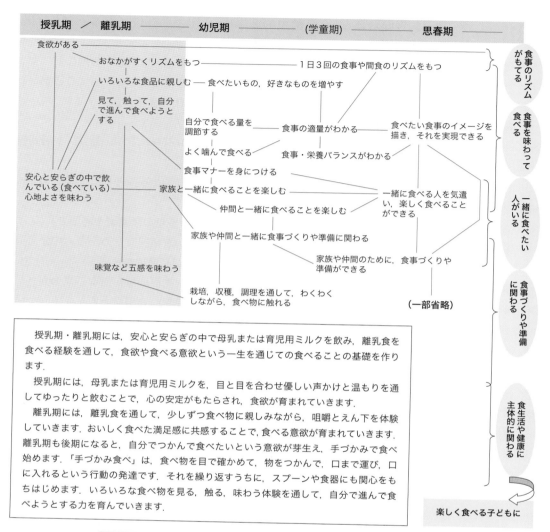

| 授乳期 ／ 離乳期 ——— 幼児期 ——— （学童期） ——— 思春期 ——— | |

食欲がある

おなかがすくリズムをもつ ——— 1日3回の食事や間食のリズムをもつ　　食事のリズムがもてる

いろいろな食品に親しむ — 食べたいもの，好きなものを増やす

見て，触って，自分で進んで食べようとする

自分で食べる量を調節する ——— 食事の適量がわかる ——— 食べたい食事のイメージを描き，それを実現できる　　食事を味わって食べる

よく噛んで食べる　　食事・栄養バランスがわかる

安心と安らぎの中で飲んでいる（食べている）心地よさを味わう

食事マナーを身につける

家族と一緒に食べることを楽しむ ——— 一緒に食べる人を気遣い，楽しく食べることができる　　一緒に食べたい人がいる

仲間と一緒に食べることを楽しむ

家族や仲間と一緒に食事づくりや準備に関わる

家族や仲間のために，食事づくりや準備ができる　　食事づくりや準備に関わる

味覚など五感を味わう

栽培，収穫，調理を通して，わくわくしながら，食べ物に触れる　　（一部省略）

食生活や健康に主体的に関わる

　授乳期・離乳期には，安心と安らぎの中で母乳または育児用ミルクを飲み，離乳食を食べる経験を通して，食欲や食べる意欲という一生を通じての食べることの基礎を作ります．

　授乳期には，母乳または育児用ミルクを，目と目を合わせ優しい声かけと温もりを通してゆったりと飲むことで，心の安定がもたらされ，食欲が育まれていきます．

　離乳期には，離乳食を通して，少しずつ食べ物に親しみながら，咀嚼とえん下を体験していきます．おいしく食べた満足感に共感することで，食べる意欲が育まれていきます．離乳期も後期になると，自分でつかんで食べたいという意欲が芽生え，手づかみで食べ始めます．「手づかみ食べ」は，食べ物を目で確かめて，物をつかんで，口まで運び，口に入れるという行動の発達です．それを繰り返すうちに，スプーンや食器にも関心をもちはじめます．いろいろな食べ物を見る，触る，味わう体験を通して，自分で進んで食べようとする力を育んでいきます．

楽しく食べる子どもに

図 2-B-2　**発育・発達過程に応じて育てたい「食べる力」について**
　子どもは，発育・発達過程にあり，授乳期から毎日「食」に関わっている．授乳期・離乳期は，「安心と安らぎ」の中で「食べる意欲」の基礎づくりにあたる．
（厚生労働省：食からはじまる健やかガイド，2004）

感染を予防するたんぱく質（ラクトアルブミンや免疫グロブリンA）が多い．成乳は淡黄白色で，甘味があり，ほのかな芳香が感じられる．

a　初乳の利点

① 初乳には，免疫グロブリンA（IgA：細菌やウイルスに対する抗体）が高濃度に含まれ，感染などを予防する．分泌型のため，消化管でたんぱく質分解酵素の作用を受けにくく，腸管壁に作用して感染性の下痢を予防する．加熱によって作用を失うので，直接授乳する．

② ラクトフェリンは，鉄と結合する性質をもったたんぱく質で，制菌的に作用する．

③ 補体やリゾチームは，大腸菌やサルモネラに対して溶菌作用がある．

b 成乳の利点

① 健康で，食生活の良好な母親からの母乳には，生後 5 か月齢までの発育に要する栄養素が含まれ，消化・吸収に優れている．

② 母子間の心理的満足感や親近感があり，情緒の安定が得られる場合が多い．

③ 無菌状態で授乳できるため，安全である．調乳に要する煩雑さがない．

c 母乳を与えるうえでの注意点

母親の食生活は，直接乳児の栄養状態（発育）を左右する．したがって，毎日過不足のない食物摂取を心がける．とくに，喫煙の影響は大きいので，禁煙が望ましい．また，多量の飲酒は乳児に好ましくない影響を与えるので，注意する．

d 母乳不足の対応

妊娠中，胎盤・卵巣から分泌されるエストロゲンは，乳腺の発達を促し，下垂体の働きを抑える．分娩（胎盤の排出）によりエストロゲンの血中濃度が下がると，プロラクチンの働きにより母乳が分泌される．分娩後数日間はエストロゲンが血中にあるため，母乳量は少ない．

出生後 2 ～ 3 日は，母乳の分泌が不十分でも安易に人工栄養（ミルク）に頼らず，母乳を吸わせて乳頭に刺激を与える．乳房のマッサージや温湿布などの物理的刺激は血液の循環をよくし，母乳の分泌を促進する（図 2-B-3）．

母親に精神的なストレスや不安があると，射乳反射（泌乳反射）が抑制され，母乳の分泌が悪くなる．

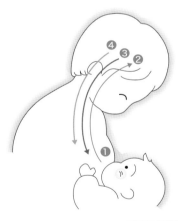

❶ 乳児の吸啜刺激
❷ 脳の視床下部に伝わる
❸ 下垂体前葉：プロラクチン
　（乳腺を刺激して乳汁を分泌）
❹ 下垂体後葉：オキシトシン
　（乳汁を乳管へ排出）

図 2-B-3　母乳分泌のしくみ

e 母乳量と乳児の哺乳量

母乳量は，出産後 7 ～ 10 日ころから増加傾向にある．1 ～ 2 か月後には十分な量を確保できる．哺乳量の目安を表 2-B-1 に示したが，毎日一定した量ではない．

哺乳時間は 10 ～ 15 分だが，はじめの 5 分で全哺乳量の 50 ～ 60％を飲む．乳児が満足しない場合，あるいは発育が思わしくない場合は，母乳不足を疑い，乳児の体重測定を行う．授乳前と授乳後，着衣のまま乳児の体重を測定し，その差が哺乳量となる．

表 2-B-1 母乳の哺乳量

月　齢	1回量（g）	1日量（g）	1日の授乳回数（授乳間隔）
1週ころ	50〜70	400〜500	8　（2時間おき）
1か月ころ	100〜120	600〜700	7〜9（2〜3時間おき）
2か月ころ	150〜160	700〜800	6〜7（3時間おき）
3か月ころ	160〜180	800〜900	6〜7（3時間おき）
4か月ころ	180〜200	900〜1,000	5　（4時間おき）
5か月ころ	180〜200	900〜1,000	5　（4時間おき）

（今村栄一：育児栄養学，日本小児医事出版社，1997 より一部改変）

（2）人工栄養

次の理由により母乳を与えることができない場合は，人工栄養により栄養素を補う．
① 陥没乳頭や扁平乳頭など，乳頭に異常がある場合
② 乳腺炎などのため，母親が抗生物質を服用している場合
③ 母体を衰弱させる心臓病，腎臓病，高度の貧血がみられる場合
④ 母親に精神的疾患，あるいは麻薬・アルコール中毒がみられる場合
⑤ 乳児の哺乳障害により吸啜・吸引ができない場合

人工栄養に用いる育児用粉乳は，「調製粉乳」とよばれている．『乳および乳製品の成分規格等に関する省令（乳等省令）』で規格が定められており，栄養成分などを母乳に近づけるように工夫されている．調製粉乳は，各乳製品メーカーが改良をかさね一定の成果をおさめているが，母乳のように完全なものではなく，精神発達や性格に及ぼす影響など，明らかにされていない部分も多い．また，乳児の生体内での消化・吸収の過程が母乳と異なるため，安易に考えず，使用にあたっては十分な配慮が必要となる．なお，乳児用調製液状乳（乳児用液体ミルク）については，2018年8月，特別用途食品の範囲に位置づけられた（消費者庁告示）．

（3）混合栄養

母乳のほかに，調製乳を加えて，乳児に必要な1日の栄養素を摂取する栄養法をいう．混合栄養は次の場合に用いる．

a　母乳不足

出生後2〜3日は十分な母乳が分泌されない場合が多いが（p.53参照），7〜10日後には母乳量は多くなり，乳児が必要とする1日分の栄養素を確保できるようになる．しかし，①長時間乳首をはなさない，②便の回数が減ってくる，③機嫌が悪い，④体重が増加しない，などの症状がみられた場合は，哺乳量を測定し（p.53，母乳量と乳児の哺乳量の項参照），不足分を調製乳で補う．その場合，まず母乳を与えてから，哺乳びんで調製乳を与える．しかし，乳児が哺乳びんを嫌がるときは，先に一定量の調製乳を与えてから母乳を与える方法もある．いずれにしても強制しないようにする．

b　母親の就業

母親の就業状況によって，勤務時間中に母乳を与えることができない場合は，調製乳を使用する．出勤前と勤務後は母乳を与えることができるので，人工栄養のみの場合と比べて，乳児にとって好ましい．

また，母親の就業中，保育所以外の家族間（祖母など）で育児を行う場合は，搾乳した母乳（人乳）を冷蔵保存（5℃以下で24時間以内）し，温めてから乳児に与えることも可能である．

（4）育児用ミルク

a　育児用ミルクの種類

育児用ミルクは，特別用途食品（付表7）のなかの乳児用調製乳に位置づけられる．ここでいう育児用ミルクには，フォローアップミルクは含まれない．

① 乳児用調製粉乳

出生直後から用いる一般的な乳児用の粉ミルクをいい，母乳の代替品として考えられている．次の用法で行う．

単品調乳：砂糖や穀粉を添加することなく，調製粉乳のみで調乳する．

単一処方：月齢に関係なく，同一の濃度（13〜14％）で調乳する．

② 乳児用調製液状乳

液体の人工乳を容器に密封したものであり，常温での保存が可能である．調乳の手間がなく，消毒した哺乳びんに移し替えて，すぐに飲むことができる．製品により容器や賞味期限，使用方法が異なる．製品に記載されている使用方法などの表示を必ず確認することが必要である．

b　母乳と調製粉乳の比較

調製粉乳は，母乳と比べて，たんぱく質（とくにカゼイン）と灰分が多く，乳糖が少なく，脂質はほぼ等しい（**表2-B-2**）．

① たんぱく質

両方ともカゼイン，アルブミン，グロブリンで構成されているが，含量は調製粉乳のほうが3倍多く，とくに，カゼインが5倍程度を占めている．しかし，哺乳用に調乳した場合，その比率は母乳と同じ値に近づくよう工夫されている．調製粉乳は，胃内で多量の胃酸を必要とし，塊（凝乳＝カード）はハードカードを形成して消化が劣る．母乳は，非たんぱく態窒素化合物が多く，カゼインが少ないため，胃内でなめらかなソフトカードとなり，消化・吸収の面で優れている．また，母乳にはタウリンが多く，脳の発育に重要な役割をはたす．近年，タウリンが添加された調製粉乳もある．

② 脂質

総脂質量は大差ないが，母乳には，脂肪酸組成のうちリノール酸，リノレン酸など，吸収のよい多価不飽和脂肪酸が多い．

③ 炭水化物（糖質）

母乳の大部分は，乳児にとって良好な乳糖で占められている．窒素を含むムコ多糖類やオリゴ糖も含まれ，これらが腸内のビフィズス菌の増殖を有利にする．オリゴ糖を添加して母乳に近づけている調製粉乳も多くみられる．

④ 灰分

母乳の灰分は，牛乳の約1/3である．調製粉乳では減量し，腎臓の浸透圧負担を軽くする．

表 2-B-2　調製粉乳および母乳の標準組成表

品　名 / 標準組成	ビーンスターク すこやか M1（雪印ビーンスターク）製品 100g 中	13%液 100mL 中	明治 ほほえみ（明治）製品 100g 中	13.5%液 100mL 中	和光堂レーベンスミルク はいはい（アサヒグループ食品）製品 100g 中	13%液 100mL 中	森永 はぐくみ（森永乳業）製品 100g 中	13%液 100mL 中	森永 E赤ちゃん（森永乳業）製品 100g 中	13%液 100mL 中	◆母乳（人乳）100g 中
たんぱく質 (g)	11.1**	1.4**	11.1**	1.50**	11.4***	1.5***	10.5***	1.37***	10.5***	1.37***	1.1
脂　質 (g)	27.8	3.6	26.1	3.52	27.8	3.6	27.0	3.51	27.0	3.51	3.5
炭水化物 (g)	56.1	7.3	57.7	7.79	56.0	7.3	57.5	7.48	57.5	7.48	7.2
食塩相当量 (g)							0.36	0.046	0.36	0.046	
灰　分 (g)	2.2	0.29	2.3	0.31	2.4	0.3	2.3	0.3	2.3	0.3	0.2
水　分 (g)	2.8		2.8		2.4		2.7		2.7		88.0
エネルギー (kcal)	514	66.8	506	68	518	67	512	67	512	67	65
フェニルアラニン (mg)	430*	56*	468*	63*	440	57*	463*	60*	406*	53*	43
イソロイシン (mg)	620	81	625	84	630	82	668	87	639	83	53
ロイシン (mg)	1,100	143	1,088	147	1,090	142	1,160	151	1,110	144	100
バリン (mg)	650	85	690	93	680	88	675	88	641	83	58
メチオニン (mg)	230	30	241	33	240	31	263	34	202	26	15
スレオニン (mg)	620	81	660	89	630	82	622	81	640	83	15
トリプトファン (mg)	170	22	185	25	160	21	160	21	157	20	26
リジン (mg)	880	114	916	124	890	116	926	120	901	117	67
ヒスチジン (mg)	280	36	300	41	280	36	268	35	222	29	26
アルギニン (mg)	310	40	302	41	310	40	333	43	308	40	32
アスパラギン酸 (mg)	1,000	130	1,046	141	1,020	133	1,010	131	996	129	87
シスチン (mg)	190	25	203	27	190	25	197	26	175	23	24
グルタミン酸 (mg)	2,060	268	2,026	274	2,150	280	2,130	277	2,020	263	170
グリシン (mg)	200	26	226	31	200	26	214	28	199	26	22
プロリン (mg)	840	109	878	119	870	113	895	116	797	104	93
セリン (mg)	570	74	610	82	560	73	574	75	557	72	46
チロシン (mg)	370	48	405	55	380	49	419	54	267	35	41
アラニン (mg)	450	59	449	61	450	59	458	60	463	60	37
ビタミンA (µg)	450	58.5	390	53	423	55	410	53	410	53	46[1]
ビタミンB$_1$ (mg)	0.4	0.05	0.4	0.054	0.4	0.05	0.35	0.046	0.35	0.046	0.01
ビタミンB$_2$ (mg)	0.8	0.10	0.6	0.081	0.6	0.08	0.7	0.091	0.7	0.091	0.03
ビタミンB$_6$ (mg)	0.4	0.05	0.3	0.041	0.3	0.04	0.3	0.039	0.3	0.039	Tr
ビタミンB$_{12}$ (µg)	1.5	0.20	2.0	0.27	1.5	0.2	1.5	0.20	1.5	0.20	Tr
ビタミンC (mg)	60	7.8	70	9.5	60	8	60	7.8	60	7.8	5
ビタミンD (µg)	9.3	1.2	6.5	0.88	7.0	0.9	6.5	0.85	6.5	0.85	0.3
ビタミンE (mg)	4.5	0.59	6.2	0.84	4.5	0.6	10.0	1.3	10.0	1.3	0.4
α-トコフェロールとして											（α-トコフェロールとして）
ビタミンK (µg)	26	3.4	25	3.4	25	3.3	25	3.3	25	3.3	1
パントテン酸 (mg)	4.0	0.52	4.3	0.58	4.0	0.5	4.0	0.52	4.0	0.52	0.50
ナイアシン (mg)	5.0	0.65	3	0.41	6.2	0.8	3.5	0.46	3.5	0.46	0.2
葉　酸 (µg)	100	13.0	100	14	100	13	100	13	100	13	Tr
カルシウム (mg)	350	45.5	380	51	380	49	380	49	380	49	27
マグネシウム (mg)	37	4.8	40	5.4	40	5	45	5.9	45	5.9	3
ナトリウム (mg)	150	19.5	140	19	140	18	140****	18****	140****	18****	15
カリウム (mg)	500	65.0	490	66	480	62	495	64	495	64	48
リン (mg)	200	26.0	210	28	210	27	210	27	210	27	14
塩　素 (mg)	310	40.3	310	42	320	42	310	40	310	40	
鉄 (mg)	6.2	0.81	6.0	0.81	6.0	0.8	6.0	0.78	6.0	0.78	0.04
銅 (mg)	0.31	0.04	0.32	0.043	0.32	0.042	0.32	0.042	0.32	0.042	0.03
亜　鉛 (mg)	3.0	0.39	3.0	0.41	3.0	0.4	3.0	0.39	3.0	0.39	0.3
ビオチン (µg)	●15	2.0	12	1.6	10	1.3	15	2.0	15	2.0	0.5
カルニチン (mg)	●15	2.0	10	1.4	15	2.0	12	1.6	12	1.6	-
セレン (µg)	●7.5	0.98	10.4	1.4	7	0.9	7	0.91	7	0.91	2
ヨウ素 (µg)	○18.9	2.5	○50	7	60	8	55	7.2	○20	2.6	-

◆『日本食品標準成分表 2020 年版（八訂）』より引用

（特殊ミルク情報, 第 57 号, 2022）

1) レチノール 45 µg, β-カロテン当量 12 µg の合計でレチノール当量 46 µg となる.
*アミノ酸値は実測値より算出　**窒素–たんぱく質換算係数 6.25　***窒素–たんぱく質換算係数 6.38　****参考値
◎微量栄養素量（○印実測値, ●印規格値）

⑤ ビタミン，ミネラル

　母乳中のビタミン，ミネラルは少なく，調製粉乳には多く含まれている．しかし，消化器系の未熟な乳児は，これらを吸収できずに排泄される場合が多い．それに比べて，母乳に含まれるビタミン，ミネラルの吸収率は良好である．

調製粉乳は改良され，母乳の栄養成分に近づけるとともに，不足しがちな栄養素を強化している．

c 調　乳

　調乳とは，調製粉乳などを，栄養や消化，衛生上から乳児に適するように，一定の処方に従って配合調製することをいう．

■調乳上の注意と調乳器具

　調乳中，細菌に汚染されないように，事前に調乳器具や粉乳を用意して手順を整え，すべて衛生的に処理する．家庭，病院などの施設内での調乳は，明るく，清潔で，虫やごみが入りにくい場所を清掃・消毒して行う．調乳者は，身支度，手洗いをきちんと行ってから，調乳材料を正しく計量する．

　調乳器具は，洗浄しやすく，清潔を保ちやすい形態で，加熱殺菌に耐える品質が望ましい．哺乳びんは無色透明で，滅菌操作に耐えて変形しないものがよい．角や凹凸の少ないものが洗いやすく，文字があまり入っていないものを選ぶ．材質はガラス製とプラスチック製（合成樹脂類）がある．

ガラス製：破損しやすく重いが，汚れが落ちやすく，煮沸消毒に耐え，傷がつきにくい．

プラスチック製：落としても割れず，軽いが，熱によって変形しやすく，傷がつきやすい．

　容量は，大（200～240 mL），小（100～150 mL）がある．乳首は，天然ゴム，イソプレンゴム，シリコンゴムが用いられ，おのおのかたさや弾力が異なる．乳首の穴は，丸（S，M，L）と，十字（クロスカット），Y字（スリーカット）に切られたものがある（図2-B-4）．授乳してみて，乳児が吸引本能を満足させ，しかも疲労しないうちに必要な量が飲めるもの（10～15分程度）を選ぶ．直つけ式ではなく，ねじ込み式哺乳びんの場合は，乳首と哺乳びんの間に補助器具を用いるが，締めすぎると，穴がLサイズであっても乳が出にくい．プラスチック製の哺乳びんは傷がつきやすいのでスポンジのブラシを用いるが，ガラス製の哺乳びんはナイロン製ブラシなどでもよい（図2-B-5）．

■調乳方法

　無菌操作法および終末殺菌法がある．調乳する場所（家庭，特定給食施設）や調乳後の授乳までの時間と，その保存方法によって選択する．

無菌操作法：家庭などで行われる一般的な方法で，授乳のたびに1回分ずつ調乳する場合に用いられる．あらかじめ調乳に用いる器具を消毒しておき，できるだけ細菌汚染をさけるように無菌的に取り扱って調合し，最終的に殺菌を行わない方法である．

終末殺菌法：病院や乳児院など集団の施設で用いられる方法で，一度に調合した乳

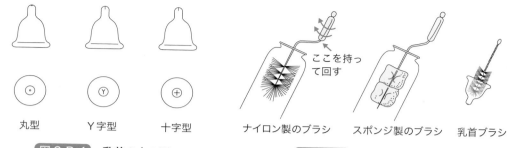

| 丸型 | Y字型 | 十字型 | ナイロン製のブラシ | スポンジ製のブラシ | 乳首ブラシ |

ここを持って回す

図 2-B-4　乳首の穴の形　　　　　図 2-B-5　びんブラシの種類

汁を必要量ずつ哺乳びんに入れ（分注），最終的に加熱殺菌し，放冷後冷蔵庫などに保存し，授乳時に温めて供する．安全性が高く，省力化にも役立つ方法である．

■調乳手順

1　無菌操作法による手順

・**手指の消毒**：石ケン，ブラシを用いて指先，指の間，とくに，爪に注意し，腕まで洗う．その後，ペーパータオルで拭く．アルコール系消毒薬を手につけ，乾燥するまで手指をよくこする．

・**器具の消毒**：煮沸消毒，蒸気消毒，薬剤消毒のいずれかを用いる．生後まもない乳児には，薬品を使用しない煮沸消毒あるいは蒸気消毒が適する．

　煮沸消毒：消毒用のなべ（哺乳びんを横にできる大きさ）に哺乳びん，哺乳びんばさみ，計量スプーン（ステンレス製）など熱に強い器具を入れ，かぶる程度の水を入れて加熱する．沸騰後，乳首，キャップ，補助器具など熱に弱いものを入れて，さらに 3 〜 4 分煮沸消毒する．なべのふたで中の器具を押さえて湯を捨て，消毒済みの哺乳びんばさみで器具を取り出す（図 2-B-6）．

　蒸気消毒：消毒用のなべ（蒸し器など）に水を入れて用意する．哺乳びんを逆さにして立て，哺乳びんばさみ，計量スプーンも入れて加熱する．沸騰後 10 〜 15 分消毒し，乳首，キャップ，補助器具など熱に弱いものを入れて，さらに 3 〜 4 分蒸気消毒する（図 2-B-7）．

　薬剤消毒：消毒用の専用容器を決めて，市販の薬剤を説明書に従って調合する．次亜塩素酸ナトリウムを主成分としている薬剤が多く，液体と錠剤タイプがある．その中に哺乳びん内部の空気を抜くようにして沈め，乳首などの付属器具すべても液剤に浸かるようにして（落としぶたをするとよい），1 時間以上消毒する．調乳の直前に取り出し，付着している溶液をきり，調乳する．すすぐ場合は，熱湯を使用する（図 2-B-8）．

・**調乳法**：一度沸騰させた 70℃以上の湯（沸騰後 30 分以内）を用意する．乳児専用のポットなどを利用すると便利である（図 2-B-9）．

① 哺乳びんに，規定量の 1/2 程度の湯を入れる．

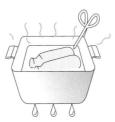 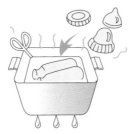 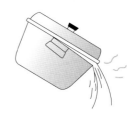

哺乳びんなどを入れて　　　乳首，キャップなどを入れる　　なべぶたで押さえ，湯をこぼす
火にかける

図 2-B-6　煮沸消毒

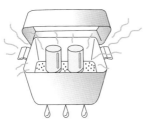 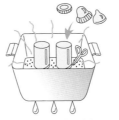 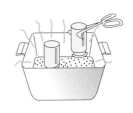

哺乳びんを入れて　　　　　乳首，キャップなどを入れる　　哺乳びんばさみでとり出す
火にかける

図 2-B-7　蒸気消毒

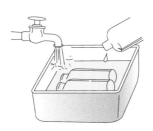 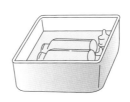 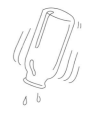

水を入れ，消毒剤を入れたら　　1 時間以上浸けておく　　　よく振って液をきる
哺乳びんを浸ける

図 2-B-8　薬剤消毒

② 粉乳を計量スプーンですくってから，すりきって哺乳びんに入れる．その場合，哺乳びんの中でスプーンが湯気で湿ったり，湯に浸ったりしないように注意する．

③ 哺乳びんのふたをして軽く振り，粉乳を溶かす（粉が残ったままの状態で飲用すると下痢の原因になる）．やけどに注意する．

④ 再度，湯を規定量まで加え，再び振って全体によく溶かす．
　乳首は，乳児の口に入る部分なので，指が触れないようにして取りつける．

⑤ 体温程度（36 〜 37℃）まで冷まし，授乳温度を確かめてから，抱いて与える．

⑥ 調乳後 2 時間以内に使用しなかったミルクは，廃棄する．

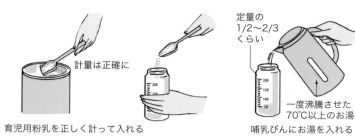

定量の
1/2〜2/3
くらい

計量は正確に

育児用粉乳を正しく計って入れる

一度沸騰させた
70℃以上のお湯

哺乳びんにお湯を入れる

均等に溶ける
までよく振る

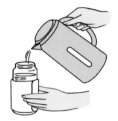

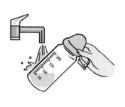
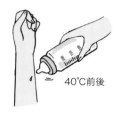

40℃前後

定量までお湯を入れる　　よく振って混ぜる　ただちに流水や氷水で冷やす　適温であることを確認する

図 2-B-9 調乳法（無菌操作法）

（飯塚美和子 ほか編著：最新子どもの食と栄養, p.110, 学建書院, 2020）

2　終末殺菌法による手順

- **着衣などの確認**：調乳室には，白衣（または決められた着衣）を身につけ，髪の毛が出ないように頭を包み，マスクを用意し，はきものを変えて出入りする．
- **手指の消毒**：無菌操作法と同様に行う．また，ボタン1つで自動的に手洗い，消毒，乾燥までを行う自動手洗い機が設置されていることが望ましい．
- **調乳操作**：あらかじめ必要な器具や粉乳を用意する．大量に調乳する場合は，湯と粉乳の割合を計算しておく（早見表を用意するとよい，**表2-B-3**）．哺乳びんには名札をつけておく．

① 容器（なべやボウル）に規定量の湯と粉乳を入れて，よく混ぜる．
② 各哺乳びんに1回量を分注する．
③ 哺乳びんの口にキャップをゆるめにつける．
④ 哺乳びんを滅菌機の中に並べて消毒する（滅菌機はメーカーによって異なるので，消毒時間などは説明書をよく読む）．

表 2-B-3 調乳早見表（例）

（濃度13%）

調合乳量 (mL)	水の量 (mL)	粉　乳 (g)	調合乳量 (mL)	水の量 (mL)	粉　乳 (g)
100	91	13	600	546	78
200	182	26	700	637	91
300	273	39	800	728	104
400	364	52	900	819	117
500	455	65	1,000	910	130

⑤ 終了後, 哺乳びんを取り出し, キャップを閉めて20℃以下に急冷し, 冷蔵庫 (5℃以下) に保管する.

⑥ 授乳するときは, 湯せんして, 体温程度 (36 ～ 37℃) に温めてから与える.

d 授乳後の後始末

授乳終了後は, 使用した器具, 哺乳びんや乳首を水洗いする. 洗剤を使用し, 大小のブラシを用いてよく洗う. 乳首はカスが残りやすいので, 裏返して洗う. 乳首の穴も注意して洗い, 流水で何回かすすぐ. 集団調乳の場合は, とくに, 1つひとつをていねいに洗い, 消毒後保管する. 家庭では, 洗剤で洗う時間のないときでも, 水洗いだけはしておく. その後, 上記の方法に従って洗浄する.

2) 離乳栄養

乳汁栄養から幼児栄養に移行する過程で, 生後5か月齢前後から18か月齢前後まで行われる. このあいだ, 乳歯が十分に発達していないため, 歯ぐきを使って咀嚼することが多い.

(1) 『授乳・離乳の支援ガイド』策定のねらい

離乳食の開始・進行については, 1995年に出された『改定 離乳の基本』にもとづき情報提供が行われてきたが, 2007年, 最新の知見をふまえて『授乳・離乳の支援ガイド』が策定された. 本ガイドの策定から約10年が経過するなかで, 科学的知見の集積, 育児環境や就業状況の変化, 母子保健施策の充実など, 授乳および離乳を取りまく社会環境などの変化がみられたことから, ガイドの内容を検証し, 2019年『授乳・離乳の支援ガイド』が改定された. これは, 妊産婦や子どもにかかわる保健医療従事者がこのガイドをとおして, 基本的事項を共有し, 支援を進めていくことができるよう, 保健医療従事者向けに作成されたものである.

a 離乳の支援に関する基本的考え方

離乳とは, 成長に伴い母乳または育児用ミルクなどの乳汁だけでは不足してくるエネルギーや栄養素を補完するために, 乳汁から幼児食に移行する過程をいう.

このあいだに乳児の摂食機能は, 乳汁を吸うことから, 食物をかみつぶして飲み込むことへと発達し, 摂取する食品は量や種類が多くなり, 献立や調理の形態も変化していく. また, 摂食行動は次第に自立へと向かっていく.

b 離乳の開始

離乳の開始とは, なめらかにすりつぶした状態の食物をはじめて与えたときをいう. その時期は生後5, 6か月ころが適当である.

発達状況の目安としては, 首のすわりがしっかりして寝返りができ, 5秒以上座れる, スプーンなどを口に入れても舌で押し出すことが少なくなる (哺乳反射の減弱), 食べ物に興味を示すなどがあげられる. ただし, 子どもの発育および発達には個人差があるので, 月齢はあくまでも目安であり, 子どもの様子をよく観察しながら, 親が子どもの「食べたがっているサイン」に気がつくように進められる支援が重要である.

なお, 離乳の開始前の子どもにとって, 最適な栄養源は乳汁 (母乳または育児用ミルク) であり, 離乳の開始前に果汁やイオン飲料を与えることの栄養学的な意義は認

められていない．また，はちみつは，乳児ボツリヌス症を引き起こすリスクがあるため，1歳を過ぎるまでは与えない．

c　離乳の進行

離乳の進行を，**図 2-B-10** に示した．

① 離乳初期（生後5〜6か月ころ），離乳食は1日1回与える．おもな栄養源は，母乳または育児用ミルクで，乳児の欲するままに与える．この時期は，離乳食を飲み込むこと，その舌ざわりや味に慣れることが主目的である．

② 離乳中期（生後7〜8か月ころ）から，舌でつぶせるかたさのものを与える．離乳食は1日2回にして生活リズムを確立していく．母乳または育児用ミルクは，離乳食のあとに与え，離乳食とは別に，授乳のリズムに沿って母乳は子どもの欲するままに，育児用ミルクは1日に3回程度与える．

③ 離乳後期（生後9〜11か月ころ）から，離乳食は1日3回，歯ぐきでつぶせるかたさのものを与える．食欲に応じて，離乳食の量を増やし，離乳食のあとに，母乳または育児用ミルクを与える．このほかに，授乳のリズムに沿って母乳は子どもが欲するままに与え，育児用ミルクは1日2回程度与える．鉄の不足には十分配慮する．

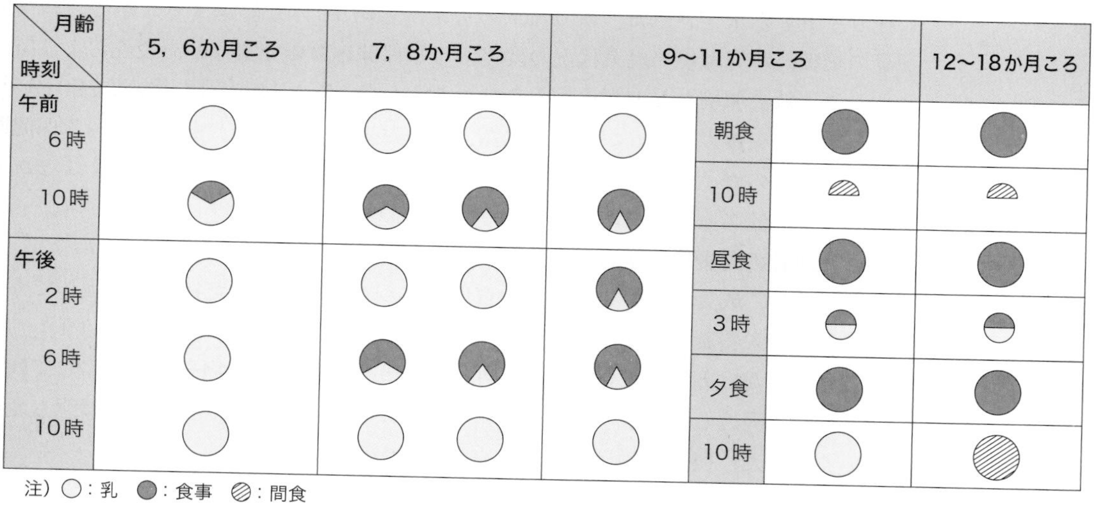

月齢 時刻	5, 6か月ころ	7, 8か月ころ		9〜11か月ころ				12〜18か月ころ
午前 6時	○	○	○	○	朝食	●		●
10時	◑	◓	◓	◓	10時	◪		◪
午後 2時	○	○		◓	昼食	●		●
6時	○	◓	◓	◓	3時	◒		◒
10時	○	○	○	○	夕食	●		●
					10時	○		◍

注）○：乳　●：食事　◎：間食

図 2-B-10　離乳の進行形式

（厚生労働省：授乳・離乳の支援ガイド，2019より作成）

d　離乳の完了

離乳の完了とは，形のある食物をかみつぶすことができるようになり，エネルギーや栄養素の大部分が，母乳または育児用ミルク以外の食物から摂取できるようになった状態をいう．その時期は，生後12〜18か月ころである．食事は1日3回となり，そのほかに1日1〜2回の補食を目安とする．母乳または育児用ミルクは，一人ひとりの子どもの離乳の進行および完了の状況に応じて与える．なお，離乳の完了は，

母乳または育児用ミルクを飲んでいない状態を意味するものではない.

奥歯が生えるのに伴い,乳歯の生えそろう3歳ころまでに完成される.なお,咀嚼機能は,18か月が臨界期とされるので,生歯と歯ぐきでかめるかたさにする.

(2) 離乳食の進め方の目安

a　食べ方の目安

食欲を育み,規則的な食事のリズムで生活リズムを整え,食べる楽しさを体験していくことを目標とする(図2-B-11).

離乳の開始では,乳児の様子をみながら,1さじずつからはじめ,母乳やミルクは飲みたいだけ与える.

		離乳の開始 ⟶ 離乳の完了 あくまでも目安であり,子どもの食欲や成長・発達の状況に応じて調整する			
		離乳初期 生後5〜6か月ころ	離乳中期 7〜8か月ころ	離乳後期 9〜11か月ころ	離乳完了期 12〜18か月ころ
食べ方の目安		○子どもの様子をみながら,1日1回1さじずつ始める ○母乳や育児用ミルクは飲みたいだけ与える	○1日2回食で,食事のリズムをつけていく ○いろいろな味や舌ざわりを楽しめるように食品の種類を増やしていく	○食事のリズムを大切に,1日3回食に進めていく ○共食を通じて食の楽しい体験を積み重ねる	○1日3回の食事のリズムを大切に,生活リズムを整える ○手づかみ食べにより,自分で食べる楽しみを増やす
調理形態		なめらかにすりつぶした状態	舌でつぶせるかたさ	歯ぐきでつぶせるかたさ	歯ぐきでかめるかたさ
1回あたりの目安量	Ⅰ 穀類 (g)	つぶしがゆから始める	全がゆ 50〜80	全がゆ90 〜軟飯80	軟飯80 〜ご飯80
	Ⅱ 野菜・果物 (g)	すりつぶした野菜なども試してみる	20〜30	30〜40	40〜50
	Ⅲ 魚 (g) または肉 (g) または豆腐 (g) または卵 (個) または乳製品(g)	慣れてきたら,つぶした豆腐・白身魚,卵黄などを試してみる	10〜15 10〜15 30〜40 卵黄1〜全卵1/3 50〜70	15 15 45 全卵1/2 80	15〜20 15〜20 50〜55 全卵1/2〜2/3 100
歯の萌出の目安			乳歯が生え始める		1歳前後で前歯が8本生えそろう 離乳完了期の後半ころに奥歯(第一乳臼歯)が生え始める
摂食機能の目安		口を閉じて取り込みや飲み込みができるようになる 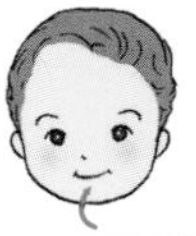	舌と上あごでつぶしていくことができるようになる 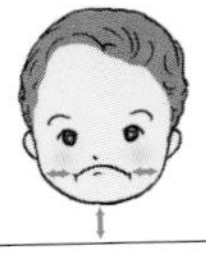	歯ぐきでつぶすことができるようになる 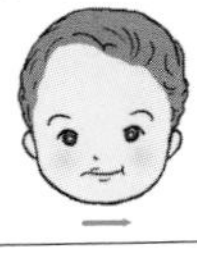	歯を使うようになる

※衛生面に十分に配慮して食べやすく調理したものを与える

図2-B-11　離乳の進め方の目安
(厚生労働省:授乳・離乳の支援ガイド, 2019)

離乳が進むにつれ，1日2回食，3回食へと食事のリズムをつけ，生活リズムを整えていく．また，いろいろな食品の味や舌ざわりを楽しむ，家族と一緒の食卓を楽しむ，手づかみ食べで自分で食べることを楽しむなど，食べる楽しさの体験を増やしていく．

b　食事の目安

■食品の種類と組み合わせ

離乳の進行に応じて，与える食品の種類および量を増やしていく．

① 離乳の開始は，アレルギーの心配の少ないおかゆ（米）からはじめる．新しい食品をはじめるときは，離乳食用のスプーンで1さじずつ与え，乳児の様子をみながら量を増やしていく．慣れてきたら，じゃがいもやにんじんなどの野菜，果物，さらに慣れたら，豆腐や白身魚，固ゆでした卵黄など，種類を増やしていく．

② 離乳が進むにつれ，魚は白身魚から赤身魚，青皮魚，卵は卵黄から全卵へと進めていく．食べやすく調理した脂肪の少ない肉類，豆類，各種野菜，藻類と種類を増やしていく．脂肪の多い肉類は少し遅らせる．緑黄色野菜も用いる．ヨーグルト，塩分や脂肪の少ないチーズも用いてよい．

③ 離乳食に慣れ，1日2回食に進むころには，穀類（主食），野菜（副菜），果物，たんぱく質性食品（主菜）を組み合わせた食事とする．また，家族の食事から調味する前のものを取り分けたり，うす味のものを適宜取り入れたりして，食品の種類や調理方法が多様な食事内容とする．

④ 母乳育児の場合，生後6か月の時点で，ヘモグロビン濃度が低く，鉄欠乏を生じやすいとの報告がある．また，ビタミンD欠乏の指摘もあることから，母乳育児を行っている場合は，適切な時期に離乳を開始し，鉄やビタミンDの供給源となる食品を積極的に摂取するなど，進行をふまえてそれらの食品を意識的に取り入れることが重要である．

⑤ フォローアップミルクは母乳代替食品ではなく，鉄やビタミンD，カルシウムなどの栄養素を含む食品である．離乳が順調に進んでいる場合は，摂取する必要はない．離乳が順調に進まず鉄欠乏のリスクが高い場合や，適当な体重増加がみられない場合には，医師に相談したうえで，必要に応じてフォローアップミルクを活用することなどを検討する．

■調理形態・調理方法

離乳の進行に応じて，大きさ，かたさに注意し，食べやすく調理したものを与える．子どもは細菌への抵抗力が弱いので，調理する際は，衛生面に十分に配慮する．

食品は，子どもが口の中で押しつぶせるように十分なかたさになるよう加熱調理をする．

① 米がゆは，はじめは「つぶしがゆ」とし，慣れてきたら粗つぶし，つぶさないままへと進め，軟飯へと移行する．

② 野菜類やたんぱく質性食品などは，はじめはマッシュ，つぶすなど，なめらかに調理し，次第に粗くしていく．離乳中期ころになると，つぶした食べ物をひと

まとめにする動きを覚えはじめるので，飲み込みやすいようにとろみをつける工夫も必要になる．

③ 調味について，離乳開始ころは調味料は必要ない．離乳の進行に応じて，食塩，砂糖など調味料を使用する場合は，それぞれの食品のもつ味を生かしながら，うす味でおいしく調理する．油脂類も少量の使用とする．

c 成長の目安

食事の量は，成長の経過で評価する．具体的には，成長曲線のグラフに体重や身長を記入して，成長曲線のカーブに沿っているかを確認する．体の大きさや発育には個人差があり，一人ひとり特有のパターンを描きながら大きくなっていく．身長や体重を記入して，その変化をみることによって，成長の経過を確認することができる．

体重増加がみられず成長曲線からはずれていく場合や，成長曲線から大きくはずれるような急速な体重増加がみられる場合は，医師に相談して，その後の変化を観察しながら適切に対応する．

(3) 離乳食食品について

a 果汁

よく熟した季節の果実は，ほとんど利用できる．りんご，かんきつ類，すいか，もも，なし，ぶどう，メロンなどのほか，にんじんやトマトのしぼり汁を混ぜてもよい．手指や器具は消毒し（p.58参照），果実の洗浄は十分に行い，衛生的に行う．

① 生の果実の場合

果肉のかたいもの（りんご，なしなど）は，皮をむき，おろし金でおろす．果肉のやわらかいもの（すいか，ぶどうなど）は，皮と種を除いてきざむ．かんきつ類は横半分に切って，スクイーザーでしぼる．その後，すべての果肉をガーゼあるいは，こし器（茶こしなど）でこす（**図2-B-12**）．強い甘味は乳児の味覚を阻害するので，湯冷ましで2〜3倍にうすめてもよい．

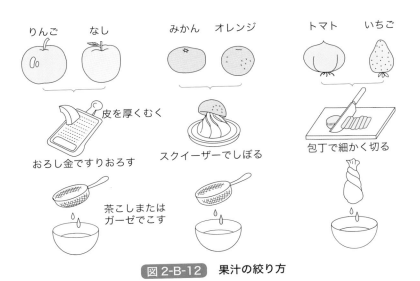

図2-B-12 果汁の絞り方

② インスタント製品（ベビーフード）の果汁の場合

市販の粉末果汁や，びん・缶詰果汁を利用する．粉末果汁は，規定の湯冷まし
で溶かす．びん・缶詰果汁は，湯冷ましで2倍程度にうすめて与える．

■果汁の与え方

① 授乳と授乳のあいだ，また，日光浴や散歩，入浴後に与える．

② 最初は，スプーン1さじから与え，5〜6さじ以上欲しがるようであれば哺乳
びんで与えてもよい．30〜50 mL くらいが適量である．

b　野菜スープ

キャベツ，だいこん，にんじん，たまねぎ，はくさい，じゃがいも，かぼちゃなど
アクのない野菜を使用する．2〜3種類を組み合わせると，まろやかな味になる．

野菜を洗って皮をむき，小さめに切ってなべに入れ，最終的に必要なスープ量の倍
の水を加えて30分以上加熱する．野菜がやわらかくなると，エキスがスープの中に
溶け出るので，こし器でこす．十分に煮込むと，塩味がなくても野菜のうま味で乳児
の味覚を満足させることができる（図2-B-13）．

一度にたくさんつくり，小さく割ることのできる製氷皿に入れて冷凍しておくと便
利である．また，野菜スープだけでなく，みそ汁の上澄み（上層部）をスプーンです
くって与えてもよい．

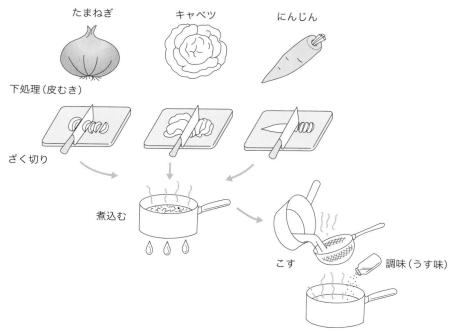

たまねぎ　　キャベツ　　にんじん

下処理（皮むき）

ざく切り

煮込む

こす

調味（うす味）

図 2-B-13　野菜スープのつくり方

c　市販の離乳食食品（ベビーフード）

現在，わが国で市販されている離乳食には，乾燥食品，びん詰，レトルト食品（高
温高圧殺菌），ペットボトルなどがあり，FAO/WHO の勧告国際規格と日本ベビーフー

ド協議会の自主規格にもとづいて製造されている.

　離乳食は，手づくりが好ましいが，ベビーフードなどの加工食品を上手に使用することにより，離乳食をつくることに対する保護者の負担が少しでも軽減するのであれば，それも一つの方法である.

　ベビーフードは，各月齢の子どもに適する多様な製品が市販されている．手軽に使用ができる反面,そればかりに頼ることの課題も指摘されていることから,ベビーフードを利用する際の留意点をふまえ，適切に活用する.

(4) 手づかみ食べの重要性

　手づかみ食べは，食べ物を目で確かめて，手指でつかんで，口まで運び口に入れるという目と手と口の協調運動であり，摂食機能の発達のうえで重要な役割を担う.
　① 目で，食べ物の位置や，食べ物の大きさ・形などを確かめる.
　② 手でつかむことによって，食べ物のかたさや温度などを確かめるとともに，どの程度の力で握れば適当であるかという感覚の体験を積み重ねる.
　③ 口まで運ぶ段階では，指しゃぶりや，おもちゃをなめたりして，口と手を協調させてきた経験が生かされる.
　また，この時期は，「自分でやりたい」という欲求が出てくるので，「自分で食べる」機能の発達を促す観点からも，「手づかみ食べ」が重要である.

3　食事摂取基準と食品選択

　乳児期と成人で異なる大きな特徴は，一生のあいだで最も盛んに発育（成長と発達）することである(第一次成長期).発育には毎日,過不足のない栄養素が必要であるが,個人差も大きい．また，一般的に，人工栄養児は母乳栄養児に比べて総エネルギー消費量が多い．FAO/WHO/UNUは,人工栄養児については,次の回帰式で総エネルギー消費量を推定できるとしている（『日本人の食事摂取基準（2020年版）』より）.

$$総エネルギー消費量（kcal/日）= 82.6 × 体重（kg）- 29.0$$

　また，乳児期は，ほかのいずれの時期よりも成長が速いため，多くのたんぱく質を必要とする．乳児の体を構成するたんぱく質については，母乳栄養での欠乏はほとんどみられない．目安量として，生後5か月齢までは10g/日とされている．離乳期に入ると栄養状態は大きく変化するため，6〜8か月齢15g/日，9〜11か月齢25g/日が示されている.

　脂質については，とくに，新生児期では肝臓内に蓄積されるグリコーゲン量が少ないため，生後早期より脂質が重要なエネルギー源として利用される．したがって，脂質エネルギー比は，生後5か月齢までは50%を占め，その後も40%と，ほかのいずれの時期よりも高い食事摂取基準が示されている.

　また，ビタミン，ミネラルは，生後5か月齢までは母乳や胎児期に保有した体内蓄積量で十分対応できるが，6か月齢以降は成長に伴って不足するため，食事摂取基準が増加している（表2-B-4）.

乳児期の食品構成案と各月齢の献立例を**表2-B-5〜9**に示した.

表2-B-4　乳児の食事摂取基準

月齢 （月）	エネルギー （kcal）		たんぱく質 （g）	脂質エネルギー比 （％）	n-6系脂肪酸 （g）	n-3系脂肪酸 （g）	ビタミンA （μgRAE）	ビタミンD （μg）	ビタミンK （μg）	カルシウム （mg）	鉄 （mg）		亜鉛 （mg）
	推定エネルギー必要量		目安量	目安量	目安量	目安量	目安量	目安量	目安量	目安量	目安量（0〜5か月） 推奨量（6〜11か月）		目安量
	男児	女児									男児	女児	
0〜5	550	500	10	50	4	0.9	300	5.0	4	200	0.5	0.5	2
6〜8	650	600	15	40	4	0.8	400	5.0	7	250	5.0	4.5	3
9〜11	700	650	25	40	4	0.8	400	5.0	7	250	5.0	4.5	3

（日本人の食事摂取基準（2020年版）より作成）

表2-B-5　食品構成案（1回に使用する量の目安）

食品群		5, 6か月ころ	7, 8か月ころ	9〜11か月ころ	12〜18か月ころ
穀類					
米	いずれか1品（g）	30〜40 つぶしがゆ	50〜80 全がゆ	全がゆ90〜 軟飯80	軟飯90〜 ごはん80
パン うどん					
いも類		0〜10	適宜	適宜	適宜
砂糖類	調味料として合わせて使用				
油脂類		バター	バター，マーガリン，植物油		
大豆製品					
豆腐	いずれか1品（g）	25	30〜40	45	50〜55
納豆			15〜20	20〜25	30
煮豆（煮つぶし）		使用不可	使用不可	5	5
果実類		果汁	適宜	適宜	適宜
緑黄色野菜類	合わせて（g）	10〜20	20〜30	30〜40	40〜50
その他の野菜類					
藻類		こんぶでだしをとる			わかめのやわらか煮
魚介類	（g）	5〜10	10〜15	15	15〜20
肉類	（g）	使用不可	レバーペースト 10〜15	鶏，牛，レバー 15	鶏，牛，豚，レバー 15〜20
卵類		離乳の進行に応じて，卵黄，ヨーグルトを少量	卵黄1→全卵1/3	全卵1/2	全卵1/2〜2/3
乳類	（g）		50〜70	80 チーズ含む	100

表 2-B-6　5，6 か月ころの献立例（1 回食）　　　表 2-B-7　7，8 か月ころの献立例（2 回食）

表 2-B-6　5，6 か月ころの献立例（1 回食）

	献　立	材　料	1人分分量 (g)	調理上のポイント
6時	乳汁 1)	母乳あるいは調製粉乳	200	1) 調製粉乳（育児用ミルク）は 13% 濃度
10時	つぶしがゆ 2)	五分がゆ	30	2) 米 3g を水 40g に 50〜60 分間つけ，弱火で 40 分くらい炊き，10 分程度蒸らす
	卵黄ペースト 3)	卵黄	5	
		野菜スープ	10	3) 固ゆでにした卵黄をつぶし，野菜スープでのばす（スープの材料はアクのない野菜なら何でもよい）．必要量の倍の水で 30 分以上加熱する
		にんじん じゃがいも たまねぎ など		
	かぼちゃの煮つぶし 4)	かぼちゃ	10	
		バター	1	
	乳汁	母乳あるいは調製粉乳	200	4) ゆでたかぼちゃの汁を少量残して，かぼちゃをつぶし，バターを加えてからめる
12時	果汁 5) 湯ざまし	りんご果汁	20	
14時	乳汁	母乳あるいは調製粉乳	200	5) りんごは 80〜90g 使用
18時	乳汁	同上		
22時	乳汁	同上		

	エネルギー (kcal)	たんぱく質 (g)	脂質 (g)	炭水化物 (g)	食塩相当量 (g)
6時	122 (133)	2.2 (2.8)	7.0 (6.8)	14.4 (15.1)	0.0 (0.1)
10時	163 (174)	3.1 (3.7)	9.2 (9.0)	18.9 (19.6)	0.0 (0.1)
12時	9.0	0.0	0.0	2.3	0.0
14時	122 (133)	2.2 (2.8)	7.0 (6.8)	14.4 (15.1)	0.0 (0.1)
18時	122 (133)	2.2 (2.8)	7.0 (6.8)	14.4 (15.1)	0.0 (0.1)
22時	122 (133)	2.2 (2.8)	7.0 (6.8)	14.4 (15.1)	0.0 (0.1)
合計	660 (715)	11.9 (14.9)	37.2 (36.2)	78.8 (82.3)	0.0 (0.5)

たんぱく質エネルギー比　7.2%（8.3%）
脂質エネルギー比　　　50.7%（45.6%）
炭水化物エネルギー比　47.8%（46.0%）
※（　）内は調製粉乳の場合の数値

表 2-B-7　7，8 か月ころの献立例（2 回食）

	献　立	材　料	1人分分量 (g)	調理上のポイント
6時	乳汁 1)	母乳あるいは調製粉乳	200	1) 調製粉乳（育児用ミルク）は 13% 濃度
10時	パンがゆ 2)	食パン	5	2) なべに，さいの目切りにした食パン，牛乳，砂糖を入れて，弱火で煮る
		牛乳	50	
		砂糖	1	
	スープ煮 3)	白身魚	15	3) 白身魚は，ゆでてからほぐす．バターでおろしたにんじんを炒め，ゆでて刻んだほうれんそう，魚，野菜スープを加えて煮込む
		にんじん	10	
		ほうれんそう	5	
		バター	1	
		野菜スープ	50	
	フルーツ	りんご（おろし）	30	
	乳汁	母乳あるいは調製粉乳	140	
12時	果汁 4)	みかん果汁	70	4) みかん 110〜120g 使用
14時	乳汁	母乳あるいは調製粉乳	200	5) しらたまふは水で戻したあと，小さく刻む
18時	くたくたうどん 5)	うどん（ゆで）	50	
		うずら卵	15	
		こねぎ	2	
		しらたまふ	0.5	
		だし汁	100	6) 鶏レバーは砂肝ではなく，やわらかい血肝を使用する．血抜きしたレバーをゆでてペースト状にし，皮と種をとって刻んだトマトと炒める
		うすくちしょうゆ	1	
	レバーのトマト煮 6)	鶏レバー	15	
		トマト（完熟）	20	
		植物油	1	
	マッシュポテト 7)	じゃがいも	30	
		あおのり	0.1	
		野菜スープ	5	7) 野菜スープは必要に応じて加減する
	乳汁	母乳あるいは調製粉乳	140	
22時	乳汁	母乳あるいは調製粉乳	200	

	エネルギー (kcal)	たんぱく質 (g)	脂質 (g)	炭水化物 (g)	食塩相当量 (g)
6時	122 (133)	2.2 (2.8)	7.0 (6.8)	14.4 (15.1)	0.0 (0.1)
10時	170 (177)	5.7 (6.1)	7.6 (7.4)	21.1 (21.5)	0.2 (0.3)
12時	32	0.2	0.0	7.6	0.0
14時	122 (133)	2.2 (2.8)	7.0 (6.8)	14.4 (15.1)	0.0 (0.1)
18時	209 (215)	7.6 (8.2)	8.0 (7.8)	26.0 (26.3)	0.5 (0.6)
22時	122 (133)	2.2 (2.8)	7.0 (6.8)	14.4 (15.1)	0.0 (0.1)
合計	777 (823)	20.1 (22.9)	36.6 (35.6)	97.9 (100.7)	0.7 (1.2)

たんぱく質エネルギー比　10.3%（11.1%）
脂質エネルギー比　　　42.4%（38.9%）
炭水化物エネルギー比　50.4%（48.9%）
※（　）内は調製粉乳の場合の数値

表 2-B-8　9〜11 か月ころの献立例（3 回食）

	献立	材料	1人分分量(g)	調理上のポイント
6時	乳汁 [1]	母乳あるいは調製粉乳	200	1) 調製粉乳（フォローアップミルク）あるいは牛乳でも可
朝食	ジャムサンド [2]	食パン	20	2) 食パンは，みみを切りおとし，バターとジャムをぬってサンドイッチにする．食べやすい大きさに切る
		バター	4	
		いちごジャム	5	
	ツナサラダ [3]	まぐろ（缶）	10	3) キャベツは，ゆでる．トマトは，皮と種を除いて細かく刻む
		キャベツ	20	
		トマト	20	
		植物油	2	
		酢	0.5	
	フォローアップミルク		120	
昼食	小田巻き蒸し [4]	うどん（ゆで）	40	4) にんじん，ほうれんそうは，ゆでてから使用する
		卵	20	
		だし汁	60	
		しょうゆ	0.5	
		みりん	0.5	
		鶏ひき肉	5	
		にんじん	5	
		ほうれんそう	10	
	さつまいも煮 [5]	さつまいも	40	5) しょうゆ，砂糖は使用しなくてもよい
		だし汁	30	
		しょうゆ	1	
		砂糖	0.5	
	牛乳	牛乳	50	
16時	フルーツ [6]	ぶどう	50	6) 季節の果物
	歯がためビスケット		1枚	
夕食	しらすがゆ [7]	全がゆ	90	7) 米 18 g を水 120 g に 50〜60 分浸け，弱火で 30 分くらい炊き，10 分蒸らす しらす干しの塩分で味がつく
		しらす干し	3	
	みそ汁	かぼちゃ	30	
		わかめ（乾）	0.3	
		だし汁	70	
		みそ（ミックス）	3	
	豆腐の野菜あんかけ [8]	豆腐（絹ごし）	40	8) にんじんは，すりおろして使用するとよい
		だいこん	10	
		にんじん	5	
		ほうれんそう	5	
		だし汁	30	
		しょうゆ	1	
		砂糖	0.5	
		かたくり粉	1	
	フルーツ	おろしりんご	30	
	牛乳	牛乳	50	
22時	乳汁	母乳あるいは調製粉乳	200	

	エネルギー(kcal)	たんぱく質(g)	脂質(g)	炭水化物(g)	食塩相当量(g)
6時	122 (133)	2.2 (2.8)	7.0 (6.8)	14.4 (15.1)	0.0 (0.1)
朝食	219	4.9	11.9	22.4	0.5
昼食	165	6.3	4.3	25.2	0.6
16時	71	0.7	0.9	15.2	0.1
夕食	172	6.2	3.4	29.7	0.8
22時	122 (133)	2.2 (2.8)	7.0 (6.8)	14.4 (15.1)	0.0 (0.1)
合計	871 (893)	22.5 (23.7)	34.5 (34.1)	121.3 (122.7)	2.0 (2.2)

たんぱく質エネルギー比　10.3%（10.6%）
脂質エネルギー比　　　35.6%（34.4%）
炭水化物エネルギー比　55.7%（55.0%）

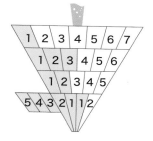

表 2-B-9　12〜18 か月ころの献立例（朝・昼・夕）

	献　立	材　料	1人分分量 (g)	調理上のポイント
朝食	軟飯 1)	軟飯	80	1) 米 25 g に対して水 57 g（重量比 2.25 倍）を加えて 40〜50 分浸け，炊く
	みそ汁	さといも	15	
		たまねぎ	10	
		わかめ（乾）	0.1	
		だし汁	80	2) 小さめに切ったかぼちゃに，かぶる程度のだし汁（水）とみりんを加えて煮る
		みそ	2	
	卵とじ	卵	20	
		ほうれんそう	30	
		植物油	2	
	かぼちゃの茶巾絞り 2)	かぼちゃ	30	3) みかんは，皮をむき，袋を取り除く
		みりん	5	
	フルーツ 3)	みかん	30	
10時	ビスケット 4)	レバー入りビスケット	20	4) 市販品を使用
	ヨーグルト	ヨーグルト（無糖）	50	
昼食	マカロニグラタン 5)	マカロニ（乾）	25	5) たまねぎ，ブロッコリーは，ゆでておく
		白身魚	15	
		たまねぎ	15	
		ブロッコリー	10	
		植物油	4	
		小麦粉	6	
		牛乳	50	
		粉チーズ	3	
	スープ煮 6)	にんじん	15	6) コンソメスープを使用する場合は，塩は必要ない
		じゃがいも	20	
		スープ	100	
		塩	0.1	
	フルーツ	バナナ	40	7) なべに牛乳，コーンスターチ，砂糖を入れてよく混ぜたあと，加熱しながら十分練りあげる
15時	ブラマンジェ 7)	牛乳	60	
		コーンスターチ	6	
		砂糖	3	

	献　立	材　料	1人分分量 (g)	調理上のポイント
夕食	軟飯	軟飯	80	
	肉団子スープ	豚ひき肉	20	
		しらたまふ	2	
		かたくり粉	2	
		キャベツ	10	
		こまつな	5	
		にんじん	5	
		野菜スープ	80	
		しょうゆ	2	
		かたくり粉	2	8) しらす干しは熱湯でゆでる
	ごまあえ 8)	はくさい	25	
		しらす干し	5	9) 欲しがらなければ与えなくてもよい．その場合の乳汁は，朝・昼・夕食，あるいは間食で補う
		白ごま	2	
		しょうゆ	0.5	
22時	乳汁 9)	母乳あるいは調製粉乳	180	

	エネルギー (kcal)	たんぱく質 (g)	脂　質 (g)	炭水化物 (g)	食塩相当量 (g)
朝食	209	3.9	4.1	34.7	0.4
10時	112	2.9	3.2	17.9	0.2
昼食	266	10.0	7.0	38.6	0.8
15時	70	1.8	2.1	11.3	0.1
夕食	180	5.6	4.4	26.9	0.6
22時	110 (119)	2.0 (2.5)	6.3 (6.1)	13.0 (13.5)	0.0 (0.1)
合計	947 (956)	26.2 (26.7)	27.1 (26.9)	142.4 (142.9)	2.1 (2.2)

たんぱく質エネルギー比　11.1%（11.2%）
脂質エネルギー比　　　　25.8%（25.3%）
炭水化物エネルギー比　　60.1%（59.8%）

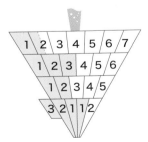

4 　栄養関連疾患とケア

 1) 新生児の乳児期栄養の問題点

　　さまざまな疾病など，発育上のリスクがある乳児には，疾病内容に応じた配合のミルクが特別用途食品として用いられる．

(1) 治療乳

　　特別用途食品のなかの病者用（許可基準型）に位置づけられる．低出生体重児用調製粉乳，ミルクアレルギーなどのアレルギー用ミルク，無乳糖ミルクなどが含まれる．

(2) 特殊ミルク

　　先天性代謝異常症の治療用として開発された．現在，「医薬品目」「登録品目」「登録外品目」「市販品の特殊ミルク」の4種類に分類されている．先天性代謝異常症は，早期に発見し，適切な治療と食事療法を行うことにより，症状の軽減と知能障害などの発現が抑制される．

　① **医薬品目**
　　　医薬品として許可され，公費によって負担される．
　　　メープルシロップ尿症，ホモシスチン尿症，フェニルケトン尿症など．

　② **登録品目**
　　　特殊ミルク共同安全開発委員会が，品質，成分などを検討し，有効性，安全性を保証したもので，医薬品に準じた扱いがされる．
　　　ガラクトース血症など．

　③ **登録外品目**
　　　医師の希望に応じて乳業会社が製造するもので，効果と安全性については両者が責任を有する．

　④ **市販品の特殊ミルク**
　　　公費では負担されず，使用者の負担となる．
　　　乳糖不耐症，ミルクアレルギーなど．
　　　明治ミルフィーHP，森永ノンラクト，和光堂ボンラクトｉなど．

 2) 離乳期の栄養の問題点

　　乳児期は，乳汁栄養から離乳栄養へ移行して，正しい食習慣を確立する重要な時期である．出生後，栄養の主体であった母乳はやがて減少し，同時に乳児の発達に伴うエネルギーおよび栄養素の要求量が増大するため，離乳食が開始される．離乳食は食物に対する第一印象を形成する重要な時期であり，与え方によっては将来の食嗜好を決定する基礎となり，生涯をとおして生活習慣病を予防し，健康を維持することも可能となる．また，離乳食は，味覚，嗅覚，視覚，触覚を刺激して，精神的に豊かな人間性や情緒の安定にも大きな役割をはたす．

　　乳児期の栄養が順調に推移するためには次の問題点に留意する．

(1) 発育不足と発育過剰

体重曲線，身長曲線（母子健康手帳による）から判定する．体重曲線が急に上昇あるいは下降するときは，身長との比較を行い，その原因を確認する．海外における研究データからは，乳児期における過体重（例：85パーセンタイル以上）は，その後の肥満につながりやすく，完全母乳栄養は成人期の肥満のリスクを下げることなどが示唆されている．ただし，一人ひとりにとって過度な心配は無用である．

(2) 食欲不振

乳児は，発育に伴い味覚なども発達してくる．しかし，離乳食の献立や調理方法が単調であり，変化に乏しい内容であると食欲不振を招く原因になる．また，食欲は感情や感覚にも関係し，感情と食物の選択（嗜好）は，大脳皮質が関与している．したがって，家庭の暖かい雰囲気や母子間のコミュニケーションは情緒の安定を促す．逆に，食べることを強制すると精神的な負担となり，食欲不振を招く．

(3) 下痢，便秘など

乳児期の下痢は全身への影響が大きいため，医師の判断に委ねる．下痢がつづく場合は，脱水症予防のため水分を十分与える．乳児期は等張性脱水症（水分とナトリウムの喪失が等しい）が多い．症状の回復をみながら，乳汁あるいは離乳食へ移行していく．また，乳児期の便秘は，乳汁の量や濃度，離乳食の内容や摂取量などに起因することが多い．1日の食事内容を記録することによって原因をつかむことができる．

(4) 食物アレルギー

食物アレルギーとは，特定の食物を摂取したあとにアレルギー反応を介して皮膚・呼吸器・消化器あるいは全身性に生じる症状のことをいう．有病者は乳児期が最も多く，加齢とともに漸減する．離乳食の開始時期については，栄養学的な観点からも，従来どおり，子どもの発達状況に合わせて，生後5〜6か月ころから離乳をはじめることが推奨される．

離乳を進めるに当たり，食物アレルギーが疑われる症状がみられた場合，自己判断で対応せずに，必ず医師の診断に基づいて進めることが必要である．なお，食物アレルギーの診断がされている子どもについては，必要な栄養素などを過不足なく摂取できるよう，具体的な離乳食の提案が必要である．（**表2-B-10**）.

(5) 乳幼児突然死症候群（SIDS）

それまで元気だった乳児（おもに1歳未満）が，睡眠中に何の前ぶれもなく死亡する病気である．原因は不明であるが，母乳栄養児の死亡率は，人工栄養児に比べて低い傾向にある．

表2-B-10　特定原材料等

名　称	表示の義務
えび，かに，小麦，そば，卵，乳，落花生（ピーナッツ）	表示義務
アーモンド，あわび，いか，いくら，オレンジ，カシューナッツ，キウイフルーツ，牛肉，くるみ*，ごま，さけ，さば，大豆，鶏肉，バナナ，豚肉，まつたけ，もも，やまいも，りんご，ゼラチン	表示を推奨

*くるみは，「表示を推奨」から「表示義務」に移行することが検討されている（2022年11月現在）.

（消費者庁ホームページより）

演 習 問 題

1 次の食品を用いて，5，6か月ころ，7，8か月ころ，9〜11か月ころ，12〜18か月ころの，各期に適する調理形態（調理方法）を示しなさい.

りんご，みかん，じゃがいも，かぼちゃ，魚，各種野菜

例：りんごの場合

5，6か月ころ　→果汁「液体のみ供する」

7，8か月ころ　→すりおろし「液体の中にパルプ（固形物）を含む」

9〜11か月ころ　→コンポート「形を保った状態で仕上げるために，やわらかく煮る方法をとる」

12〜18か月ころ　→うす切り「生で食べることができるようになるが，歯が十分に機能していないので，うすくスライスする」

2 本文中の献立（あるいは実際に実習を行った献立）を栄養価計算し，食品構成案と比較検討しなさい.『日本人の食事摂取基準（2020年版）』を参考にして，計算上過不足のある場合は，食品を増減しながら，適切な献立を作成しなさい.

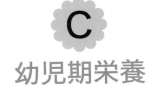

C

幼児期栄養

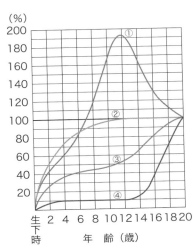

1 生理的特性

　幼児期とは，満1歳から6歳の小学校就学前までをいう．

　身体の発育は乳児期ほどではないが，発育・発達の著しい時期である．発育の速度には個人差があるが，平均的な発育は，乳幼児身体発育調査（2010）によると次のとおりである．

　身長は，1歳で出生時の約1.5倍（男74.8 cm，女73.4 cm），4歳で約2倍，5歳で約2.2倍になる．体重は，1歳で約3倍（男9.24 kg，女8.68 kg），4歳で約5倍，5歳で約6倍になる．頭囲は，1歳で男46.2 cm，女45.1 cmになり，50 cmになるのは男3歳半，女4歳半である．胸囲は，出生時頭囲よりも小さいが，1歳で男

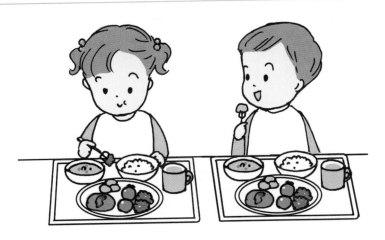

①リンパ系型：胸腺，リンパ腺
②神 経 系 型：脳髄およびその各部，硬脳膜，脊髄，視覚器その他頭部に関する測度
③一　般　型：頭部を除く外面的な身体的測度，呼吸器および消化器官，腎臓，大動脈，脾臓，全体的にみて筋肉，骨格，血液量
④生殖器系型：睾丸，卵巣，前立腺，副睾丸，卵管，精嚢

図2-C-1　出生後における身体各部ならびに器官の発育（Scammonによる）

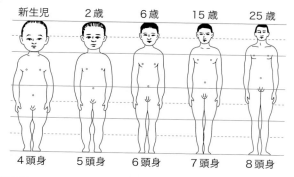

新生児　　　2歳　　　6歳　　　15歳　　　25歳

4頭身　　　5頭身　　　6頭身　　　7頭身　　　8頭身

図 2-C-2 年齢による身体各部の釣り合いの変化（Stratz による）

表 2-C-1 幼児の発達状況

年 齢	生活・運動	食 事
1 歳半	・目的のある行動をするようになり，じっとしていない ・手すりにつかまって階段を昇るようになる	・スプーンで食べようとするが，うまくいかず，手づかみが多い ・スプーンなどは，わしづかみが多い
2 歳	・排泄の予告ができる ・歩くこと中心から，走ることができるようになる ・反抗期がはじまり，自己中心的になる	・器に水を注ぎ，片手でコップを持って飲める
3 歳	・食事，洗面，入浴，排泄など，基本的には自分で行い，援助を受け入れる ・三輪車をこぎ，シーソーなど，バランスをとる遊びもできる	・スプーン，フォークの使用がひととおりできる ・はしを使って食べはじめる
4 歳	・興味があることに集中でき，左右の手の交互開閉が巧みになり，速さ，強さの調節がきく	・姿勢など行儀はまだきちんとできない
5〜6 歳	・起床，着脱，洗面，排泄など，ひととおりできる ・家庭生活から集団生活に移り，友だち同士のチーム遊び，逆上がり，ジグザグ走り，竹馬，前転などが可能となり，就学を迎える	・はしを使って食べることが中心になる ・はしで，かたいもの（豆など）をつまむことができる

46.1 cm，女 44.8 cm になり，50 cm になるのは男 2 歳半，女 3 歳半である．

　臓器の発育は，神経系，リンパ系の伸びが著しい．とくに，大脳は満 1 歳で 800 g を超え，5 歳で 1,100 〜 1,200 g と，成人の 1,300 g に近づく（**図 2-C-1**）．

　体型は，新生児の 4 頭身から 6 頭身に変化する（**図 2-C-2**）．

　乳歯の生える時期は，個人差が大きいが，生後 7 〜 8 か月ころから生えはじめ，満 1 歳ころ上下 4 本ずつ，2 歳 6 か月〜 3 歳 6 か月ころ上下 10 本ずつ生えそろう．

　小児の体温は，36.5 〜 37℃が多いが，測る方法や時間でも異なり，食事，運動，入浴などで上昇する．1 分間の呼吸数は 20 〜 30，脈拍数は 100 〜 110 である．1 日の尿量は，600 〜 800 mL，排尿回数は 2 〜 3 歳で 10 回前後である．

　睡眠時間は，個人差があるが，昼寝を含めて 12 〜 14 時間である．昼寝は 1 〜 2 歳は 1 〜 2 時間，2 〜 3 歳は 1 時間くらいで，4 〜 5 歳になると昼寝をしなくなる．

運動機能の発達の程度も，個人差が大きいことを考慮し，一時点ではなく経過を追って観察することが必要である．また，子どもの社会性の発達は，家庭環境や親の養育態度が大きく影響を与える．幼児の発達状況を**表2-C-1**に示した．

2 栄養上の特徴

幼児期の栄養上の特徴を次に示した．
① 幼児期は，発育の盛んな時期である．体の大きさに比べて運動量も多く，必要栄養量は，体重1kgあたりでみると，成人より多い．また，消化機能は未熟で，一度に多量の食物を摂取することはできない．そのため，間食の必要性もふまえ，1日の食事回数を，朝食，昼食，夕食のほかに，間食を加えた4〜5回とする．
② 食事は，主食・主菜・副菜を組み合わせて栄養バランスをとるとともに，規則的にし，朝食の欠食，間食のとりすぎ，遅い夕食にならないよう注意する．
③ 発育の経過に応じて，食事の内容や方法が変化していくことが望ましい．発育に応じた食品の選択，食物のかたさや大きさ，調理法，量，与え方を考慮する．また，かむことを習慣づけることも大切である．
④ 食欲のムラや食物の好き嫌いが出てくる．無理強いはせずに，数多くの食品を用いて，調理法を工夫し，楽しく食べられるようにする．また，生活習慣病予防の基礎づくりとして，味つけはうす味にする．
⑤ 幼児期，とくに，幼児期後半からは社会性も身につき，生活習慣や食習慣を確立する時期となるので，望ましい習慣を身につけられるように配慮する．

 ### 1）生活習慣・食習慣のあり方

幼児が順調に発育・発達していくためには，栄養素の摂取量だけでなく，体内代謝を活性化し，毎日適度な運動をすることが大切である．しかし最近は，室内遊びや塾通いなど，子どもたちが戸外で遊ぶことが少なくなった．昼間十分遊んでいれば夜は早く休むことができるが，不十分であれば夜の遅い親たちと一緒になり，就寝時刻が遅くなる．

厚生労働省「平成27年度乳幼児栄養調査」によると，0〜6歳児で平日の就寝時刻が午後10時台の子どもは17.4%，午後11時台2.5%，深夜12時以降0.6%であった．また，朝食習慣と就寝時刻との関連をみると，朝食を必ず食べる子どもの割合は，就寝時刻が平日は「午後8時前」（97.8%），休日は「午後8時台」（97.7%）で最も高かった．一方，就寝時刻が「午後11時以降」の場合は，平日68.8%，休日75.8%であった．したがって，朝食欠食を防ぐためにも，まずは昼間体を動かして，早寝早起きの生活リズムがもてるよう工夫することが大切である．

3〜6歳の小学校就学前の子どもに対して，文部科学省が2012年3月に策定した『幼児期運動指針』には，「幼児がさまざまな遊びを中心に毎日，合計60分以上楽しく体を動かすことが望ましい」と示されている．

幼児期は，適切な食習慣を形成する時期であり，将来の健康づくりのうえからも重

表2-C-2	幼児期─食べる意欲を大切に，食の体験を広げよう

- おなかがすくリズムがもてる
- 食べたいもの，好きなものが増える
- 家族や仲間と一緒に食べる楽しさを味わう
- 栽培，収穫，調理を通して，食べ物に触れはじめる
- 食べ物や身体のことを話題にする

（厚生労働省雇用均等・児童家庭局母子保健課，「食を通じた子どもの健全育成（―いわゆる「食育」の視点から―）のあり方に関する検討会」報告書について）

要である．家族が同じ場所にいても別々のものを食べる個食や，1人で食べる孤食が増えてきたといわれている．家族が同じ食物を一緒にとり，楽しい雰囲気のなかで，子どもたちは望ましい食事のとり方や，食事のマナー，日本の食文化などを学んでいく．食文化の面からも行事食や伝統料理などを取り入れ，コミュニケーションをとりながら食事を楽しむことを心がけたい（**表2-C-2**）．

3 栄養アセスメント

 1）臨床診査

　子どもの表情，顔色，機嫌，活動度，食欲，便通，発疹や発熱の有無などについて観察する．

 2）臨床検査

　（1）血清たんぱく質
　たんぱく質摂取量と栄養状態の指標となる．血清アルブミン（Alb，ALB）は，比較的長期のたんぱく質の栄養状態の指標となり，3.0 g/dL以上が許容範囲内である．
　（2）血清脂質
　エネルギーや脂質の過不足の指標となる．コレステロールは，脂質の摂取量と質に影響され，中性脂肪は，摂取エネルギー，甘味食品の摂取などの影響を受けやすい．小児（2〜19歳）の総コレステロール値の評価は，170 mg/dL未満が許容範囲内で，200 mg/dL以上が高値である．
　（3）ヘモグロビン（Hb）
　ヘモグロビンの低下は，貧血の指標となる．WHOによる幼児の貧血判定基準は，11 g/dL以下である．

 3）身体計測

　身体計測法を次に，乳幼児身体発育値（中央値）を**表2-C-3**に示した．
　身長：1歳児は，乳児用身長計を用いて，寝かせて測定する．頭を固定板に当てて大腿部を押さえ，移動板をかかとに当て，あごを軽く引き上げるようにする．2歳になったら成人用の身長計で，立位で測定する．

表 2-C-3	乳幼児身体発育値	（中央値）						

年・月齢	体　重（kg）		身　長（cm）		胸　囲（cm）		頭　囲（cm）	
	男子	女子	男子	女子	男子	女子	男子	女子
出生時	3.00	2.94	49.0	48.5	32.0	31.6	33.5	33.0
30 日	4.13	3.89	53.5	52.7	35.8	35.1	36.7	35.9
0 年 1～2 月未満	4.79	4.47	55.6	54.6	37.5	36.6	38.0	37.0
2～3	5.84	5.42	59.1	57.9	40.1	38.9	39.9	38.9
3～4	6.63	6.15	62.0	60.7	41.8	40.5	41.4	40.2
4～5	7.22	6.71	64.3	63.0	42.9	41.6	42.3	41.2
5～6	7.66	7.14	66.2	64.9	43.6	42.4	43.0	41.9
6～7	8.00	7.47	67.9	66.5	44.1	42.9	43.6	42.4
7～8	8.27	7.75	69.3	67.9	44.6	43.4	44.2	43.0
8～9	8.50	7.97	70.6	69.2	44.9	43.7	44.6	43.5
9～10	8.70	8.17	71.8	70.4	45.3	44.0	45.1	43.9
10～11	8.88	8.34	72.8	71.4	45.5	44.3	45.5	44.3
11～12	9.06	8.51	73.8	72.4	45.8	44.5	45.9	44.7
1 年 0～1 月未満	9.24	8.68	74.8	73.4	46.1	44.8	46.2	45.1
1～2	9.42	8.85	75.8	74.4	46.3	45.0	46.5	45.4
2～3	9.60	9.03	76.8	75.3	46.5	45.2	46.8	45.6
3～4	9.79	9.20	77.7	76.3	46.8	45.5	47.0	45.9
4～5	9.97	9.38	78.7	77.3	47.0	45.7	47.2	46.1
5～6	10.16	9.55	79.7	78.2	47.2	45.9	47.4	46.3
6～7	10.35	9.73	80.6	79.2	47.5	46.2	47.6	46.5
7～8	10.53	9.91	81.5	80.1	47.7	46.4	47.8	46.6
8～9	10.72	10.09	82.4	81.1	47.9	46.6	47.9	46.8
9～10	10.91	10.27	83.3	82.0	48.1	46.8	48.1	46.9
10～11	11.09	10.46	84.2	82.9	48.3	47.0	48.2	47.0
11～12	11.28	10.64	85.1	83.8	48.6	47.2	48.3	47.2
2 年 0～6 月未満	11.93	11.29	86.7	85.3	49.2	47.9	48.7	47.5
6～12	12.99	12.43	91.1	89.8	50.3	48.9	49.2	48.2
3 年 0～6 月未満	13.99	13.53	95.1	93.8	51.2	49.8	49.7	48.7
6～12	14.90	14.56	98.6	97.4	52.0	50.7	50.1	49.2
4 年 0～6 月未満	15.76	15.51	101.8	100.8	52.9	51.6	50.5	49.6
6～12	16.62	16.41	104.9	104.1	53.8	52.6	50.8	50.0
5 年 0～6 月未満	17.56	17.32	108.0	107.3	54.8	53.6	51.0	50.4
6～12	18.63	18.27	111.3	110.6	55.7	54.5	51.3	50.7
6 年 0～6 月未満	19.91	19.31	114.9	114.0	56.7	55.1	51.6	50.9

（厚生労働省：乳幼児身体発育調査，2010）

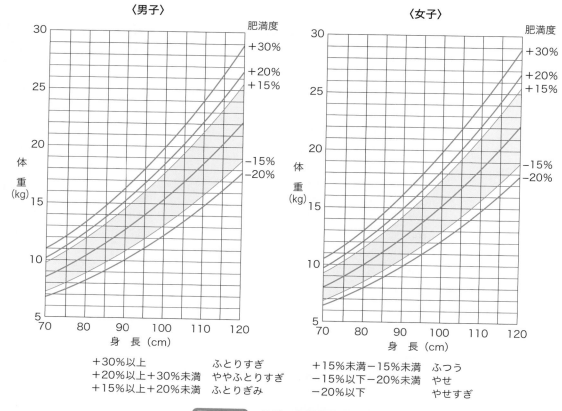

〈男子〉　　　　　　　　　　　　　　　〈女子〉

+30%以上		ふとりすぎ
+20%以上	+30%未満	ややふとりすぎ
+15%以上	+20%未満	ふとりぎみ

+15%未満	−15%未満	ふつう
−15%以下	−20%未満	やせ
−20%以下		やせすぎ

図 2-C-3 幼児の身長体重曲線

　体重：体重計を用いるが，衣服などの風袋の重さを差し引く．
　頭囲：一般に後頭部にある突起と眉間をとおして，巻尺で測定する．
　胸囲：静かに空気を吐いたときに，乳首の高さで巻尺を回して測定する．
　幼児期の体型のバランスをみるものとして，成長曲線やカウプ（Kaup）指数，肥満とやせの目安に使用される幼児の身長体重曲線（**図 2-C-3**）などがある．
　身体発育パーセンタイル曲線は，母子健康手帳にも 97 パーセンタイル値と 3 パーセンタイル値が図示されており，その年齢の身長と体重をプロットすることにより，成長経過を身長と体重を合わせて判断する．成長過程には個人差があり，一時点のみで判断せず，経過を追って判断することが大切である．
　乳幼児期の体格指数としてカウプ指数（p.7 参照）が用いられる．

4 食事摂取基準と食品選択

1) 食事摂取基準

　幼児の成長・発育，および健康増進のために1日にとりたい栄養素等摂取量は，『日本人の食事摂取基準（2020年版）』（以下，食事摂取基準）を目安にする（**表2-C-4，巻末付表2-②**）．成長期である幼児期のエネルギーは，身体活動に必要なエネルギーだけでなく，成長に伴う組織増加分のエネルギー（エネルギー蓄積量）を加えて摂取する必要がある．参考資料として示されている推定エネルギー必要量（kcal/日）は，参照体重（1～2歳男子11.5 kg，女子11.0 kg，3～5歳男子16.5 kg，女子16.1 kg）をもとに，以下の式で算出される．

　　　　推定エネルギー必要量（kcal/日）
　　　　　＝基礎代謝量（kcal/日）×身体活動レベル＋エネルギー蓄積量（kcal/日）

　1～2歳と3～5歳では身体活動レベルの区分はなく，Ⅱ（ふつう）で示され，1～2歳は1.35，3～5歳は1.45である．また，エネルギー摂取量過不足のアセスメントには，成長曲線（身体発育曲線）を用いて，成長の経過を縦断的に観察するとしている．たんぱく質については，推定平均必要量，推奨量のほかに，目標量が設定され，％エネルギーで13～20％という範囲で示された．

2) 食品構成と食品選択

　1～2歳児と3～5歳児の食事計画における食事摂取基準（参照体重として年齢区分別摂取目標量）と食品構成の例を**表2-C-5, 6**に示した．

　この時期にさまざまな食品を取り入れて味わうことで，子どもの食に関する嗜好を広げることにつながる．多様な食品や料理の組み合わせに配慮する．

　卵類，魚類，肉類，牛乳・乳製品，大豆および大豆製品などのたんぱく質性食品は，たんぱく質の摂取だけでなく，ビタミン，ミネラルの給源としても重要であり，必要量を摂取できるようにする．とくに肉類は，かたくて食べにくい場合は，切り方や調理法を工夫し，食べやすくする．また，牛乳は，カルシウムの給源として重要であるが，水代わりに飲むと，エネルギーや脂肪のとりすぎになるため，毎日コップ1杯程度を目安にする．牛乳をヨーグルトなどの乳製品に変えてもよい．

　野菜類は，おもに，ビタミン，ミネラル，食物繊維の給源として重要であるが，かたさや香りなどで食べにくいこともある．旬をいかし，食べやすくなるよう，野菜の種類や切り方などに配慮する．また，生野菜だけでなく，加熱した野菜料理も取り入れる．

　穀類は，おもに，炭水化物とエネルギーの供給源であり，穀類の摂取量により日々のエネルギー量の調節をすることになる．活動量により摂取量を加減するが，適度の運動を行い，一定量を摂取することが望ましい．

表 2-C-4 幼児の食事摂取基準

年齢 (歳)	エネルギー (kcal/日)		たんぱく質 (g/日)			脂 質 (%エネルギー)	炭水化物 (%エネルギー)
	男子	女子	男女共通				
	推定エネルギー必要量		推定平均必要量	推奨量	目標量*1,2	目標量*1,2	目標量*1,2
1〜2	950	900	15	20	13〜20	20〜30	50〜65
3〜5	1,300	1,250	20	25	13〜20	20〜30	50〜65

年齢 (歳)	ビタミンA (μgRAE/日) *3						ビタミンB₁ (mg/日)			
	男子			女子			男子		女子	
	推定平均 必要量	推奨量	耐容上限量	推定平均 必要量	推奨量	耐容上限量	推定平均 必要量	推奨量	推定平均 必要量	推奨量
1〜2	300	400	600	250	350	600	0.4	0.5	0.4	0.5
3〜5	350	450	700	350	500	850	0.6	0.7	0.6	0.7

年齢 (歳)	ビタミンB₂ (mg/日)				ビタミンC (mg/日)		ナトリウム (食塩相当量) (g/日)
	男子		女子		男女共通		男女共通
	推定平均必要量	推奨量	推定平均必要量	推奨量	推定平均必要量	推奨量	目標量
1〜2	0.5	0.6	0.5	0.5	35	40	(3.0 未満)
3〜5	0.7	0.8	0.6	0.8	40	50	(3.5 未満)

年齢 (歳)	カルシウム (mg/日)				鉄 (mg/日)					
	男子		女子		男子			女子		
	推定平均 必要量	推奨量	推定平均 必要量	推奨量	推定平均 必要量	推奨量	耐容上限量	推定平均 必要量	推奨量	耐容上限量
1〜2	350	450	350	400	3.0	4.5	25	3.0	4.5	20
3〜5	500	600	450	550	4.0	5.5	25	4.0	5.5	25

*1 必要なエネルギー量を確保したうえでのバランスとすること.
*2 範囲に関しては，おおむねの値を示したものであり，弾力的に運用すること.
*3 推定平均必要量，推奨量は，プロビタミンAカロテノイドを含む．耐容上限量は，プロビタミンAカロテノイドを含まない.
注1) 活用にあたっては，食事摂取状況のアセスメント，体重およびBMIの把握を行い，エネルギーの過不足は，体重の変化また
　　は BMI を用いて評価する.

（厚生労働省：日本人の食事摂取基準 2020 年版）

表2-C-5	年齢区分別栄養摂取目標量		
栄養素等		1～2歳児	3～5歳児
エネルギー	(kcal)	950	1,300
たんぱく質*1	(g)	20	25
たんぱく質*2	(g)	35	50
カルシウム	(mg)	450	600
鉄	(mg)	4.5	5.5
ビタミンA（レチノール活性当量）	(μgRAE)	400	500
ビタミンB₁	(mg)	0.5	0.7
ビタミンB₂	(mg)	0.6	0.8
ビタミンC	(mg)	40	50
ナトリウム（食塩相当量）	(g)	3未満	3.5未満
脂質エネルギー比	(%)	20～30	20～30
炭水化物エネルギー比	(%)	50～65	50～65

注）栄養摂取目標量は年齢別，性別食事摂取基準（推奨量）の最大値を，ナトリウム（食塩相当量）は目標値を目安にした．
*1 推奨量
*2 たんぱく質エネルギー比を15%程度とする場合

表2-C-6	幼児期の栄養摂取目標量と食品構成例		
区　分		1～2歳児	3～5歳児
栄養摂取目標量	エネルギー (kcal)	950	1,300
	たんぱく質 (g)	35	50
	（たんぱく質エネルギー比15%程度として）		
	脂質エネルギー比 (%)	20～30	20～30
食品構成	穀類 (g)	110	160
	いも類 (g)	40	60
	砂糖類 (g)	5	10
	菓子類 (g)	10	15
	油脂類 (g)	8	10
	豆類 (g)	30	60
	果実類 (g)	120	150
	緑黄色野菜類 (g)	70	90
	その他の野菜類 (g)	100	120
	藻類 (g)	5	5
	魚介類 (g)	30	40
	肉類 (g)	30	40
	卵類 (g)	25	30
	乳類 (g)	200	200
栄養価計算値	エネルギー (kcal)	976	1,329
	たんぱく質 (g)	36.1	48.0
	脂質エネルギー比 (%)	25.9	24.1

注1）栄養摂取目標量は年齢別，性別食事摂取基準の最大値を目安に算出
2）食品構成の栄養価は付表4の食品類別荷重平均成分表による．なお，以下を各食品群の代表として用いた
米，じゃがいも類，植物性油脂，豆・大豆製品，魚介類（生物），肉類（生物），牛乳

（1）間　食

　間食は，食事の一部として位置づけるが，楽しみの要素のあるものにする．1日の推定エネルギー必要量の10～20%程度を目安とし，その日の子どもの活動量に合わせて規則的に与える．3度の食事でとりにくいビタミンやミネラルの補給も考え，果物，牛乳・乳製品，いも類，豆類，穀類などを使用し，手づくりや市販品に手を加えるなど，工夫するとよい．

　市販品は，甘味料や着色料などの添加物のないものを選び，与える量を決めて，衛生的に劣るものは与えないようにする．チョコレート，あめ類，刺激性の菓子，味つけのこいもの，香辛料を使ったスナック菓子，清涼飲料などはさける．

　間食の献立例を表2-C-7に示した．

表2-C-7 間食の献立例

フランスパンラスク風

材　料（g）		調理上のポイント
フランスパン　20		①斜めに切ったフランスパンにa, b, cを塗り, オーブントースターで焼く（トッピングはマヨネーズ, 粉チーズ, 水溶き粉砂糖など工夫するとよい）
a	白ごま　　0.5	
	バター　　0.5	
b	あおのり　0.1	
	バター　　0.5	
c	じゃこ　　1	
	バター　　0.5	

エネルギー（kcal）	たんぱく質（g）	脂　質（g）	カルシウム（mg）
73	2.0	1.6	13

ヨーグルトゼリー

材　料（g）	調理上のポイント
ヨーグルト（無糖）30 牛乳　　　　　　　30 砂糖　　　　　　　6 　ゼラチン　　　　2 　水　　　　　　　10 黄桃（缶）　　　　10 （飾り用）	①ゼラチンは, 水でふやかし, 温めた牛乳, 砂糖の中に入れ, 弱火にかけ, 溶かす ②粗熱がとれたあとヨーグルトを入れ, 冷やし固める

エネルギー（kcal）	たんぱく質（g）	脂　質（g）	カルシウム（mg）
74	3.7	1.9	70

お好み焼き

材　料（g）	調理上のポイント
キャベツ　　　　15 にんじん　　　　5 にら　　　　　　5 さくらえび　　　1 竹輪　　　　　　5 小麦粉　　　　　15 牛乳　　　　　　20 植物油　　　　　2 中濃ソース　　　3	①材料は, さくらえび以外みじん切り ②小麦粉をふるい, 牛乳を加え, 具を入れ, 混ぜる ③フライパンよりホットプレートのほうがきれいに仕上がる

エネルギー（kcal）	たんぱく質（g）	脂　質（g）	カルシウム（mg）
101	3.0	3.0	58

大学いも

材　料（g）	調理上のポイント
さつまいも　　　60 　三温糖　　　　5 　水　　　　　　5 黒ごま　　　　　0.5 植物油　　　　　3	①さつまいもは, 小さめの乱切りにし, 水に十分さらす ②油の温度はやや低めにし（140〜150℃）, じっくり揚げる 砂糖は, 黒砂糖を使用すると風味がよい

エネルギー（kcal）	たんぱく質（g）	脂　質（g）	カルシウム（mg）
125	0.7	3.2	28

野菜蒸しパン

材　料（g）	調理上のポイント
小麦粉　　　　　15 ベーキングパウダー　0.8 卵　　　　　　　15 牛乳　　　　　　5 砂糖　　　　　　5 バター　　　　　10 ほうれんそう　　5 にんじん　　　　8 さつまいも　　　10	①小麦粉とベーキングパウダーを合わせてふるう ②ほうれんそうは, ゆでて, みじん切り, にんじんもみじん切り, さつまいもは, 5mm角に切り, サッとゆでる ③バターは, 溶かす ④①に卵, 牛乳, 砂糖を入れ, ②と③を加えて混ぜ, アルミカップ七分目まで流し入れ, 10〜12分蒸す

エネルギー（kcal）	たんぱく質（g）	脂　質（g）	カルシウム（mg）
183	3.3	9.2	44

焼きりんご

材　料（g）	調理上のポイント
りんご（紅玉）　100 バター　　　　　6 三温糖　　　　　8	①りんごは, 横半分に切り, 芯の部分をくり抜く ②バター, 砂糖を入れ, 耐熱皿に入れ, 180℃で30分焼く ③途中で汁をかけるとよい

エネルギー（kcal）	たんぱく質（g）	脂　質（g）	カルシウム（mg）
129	0.1	4.6	5

(2) 献立例

　幼児期の献立は，子どもの成長段階に合わせてつくることが大切である．考慮する点を次に示した．

　　① 子どもの発育，消化・吸収機能に合わせて，食品の選び方，切り方，煮加減，調味方法，分量，盛りつけなどに配慮する．

　　② 食品を幅広く使用し，調理法にも変化をつける．

　　③ 子どもの嗜好を尊重するが，嫌いな食品も取り入れるようにする．

　　④ 刺激性のある食品やカフェインを含む食品（コーヒー，紅茶，緑茶）はさける．

　　⑤ 発育段階に合わせた食事摂取基準を過不足なく摂取できるよう，食品構成を目安に，色彩豊かで食欲を増すような献立を考える．

　　⑥ ただし，1日のエネルギー必要量は個人差が大きく，日により変動が大きいので，エネルギーの要求量に応じて主食を調節するとよい．

　　⑦ 味つけは，うす味とし，汁物の塩分濃度は 0.4 〜 0.5% 程度にする．

　　1〜2 歳児と 3〜5 歳児献立例を**表 2-C-8, 9** に示した．

(3)『食事バランスガイド』

　厚生労働省と農林水産省が策定した『食事バランスガイド』の幼児向けにあたる，3〜5 歳の幼児を対象に東京都が作成した『東京都幼児向け食事バランスガイド』を**図 2-C-4** に示した．幼児の基準は 1,250 〜 1,400 kcal である．

　幼児の1日分の目安量として，主食 3〜4 つ，副菜 4 つ，主菜 3 つ，牛乳・乳製品 2 つ，果物 1〜2 つとし，1 つ分の目安量は大人と同じ量を用いている．ただし，幼児の場合，副菜で量の少ない野菜は合計して 70 g を 1 つとし，大人で 3 つ分の主菜の 1/3 量であれば 1 つになる．また，幼児は 1 度に食べられる食事量が少なく，幼児食を「つ〈SV〉」換算した場合，最小単位が 1 つ〈SV〉では計算できない料理が数多く発生することが考えられる．複合料理など，通常の単位で表すことが困難な場合は，0.5 つ〈SV〉で表記する．

　表 2-C-9 の献立例を『食事バランスガイド』で示すと，1日分で主食 3 つ，副菜 4 つ，主菜 3 つ，牛乳・乳製品 2 つ，果物 1.5 つとなる．

3) 保育所給食

　児童福祉施設における給食の役割として，次のことがあげられる．

　　① 適正な栄養量の給与により入所児童の健全な発育，健康の維持・増進をはかる．

　　② 食育により正しい食習慣を形成する．

　　③ 給食を媒体として，食事を楽しむなどの情操教育など．

　保育所は，保護者が労働または病気などのため，保育を必要とする乳幼児を，原則として 1 日 8 時間，日々保育する通園施設である．給食は，乳幼児の発育段階に応じて区分される．幼児期は 1〜2 歳児と 3〜5 歳児に分かれる．

　『児童福祉施設における「食事摂取基準」を活用した食事計画について』（令和 2 年 3 月 31 日厚生労働省子ども家庭局母子保健課長通知）より，留意点を次に示す．

表 2-C-8 1〜2歳児献立例

献立	材料	1人分分量(g)	調理上のポイント
朝食 トースト	食パン	30	
	ソフトタイプマーガリン	2	
ポテトスクランブルエッグ1)	卵	30	1) じゃがいもはいちょう切りにし、ゆでる。ハムは1cm角に切る(a) 卵を溶き、牛乳、aを加え、バターを熱したフライパンで、かき混ぜながら炒める
	牛乳	5	
	じゃがいも	15	
	ロースハム	5	
	バター	2	
ほうれん草ソテー	ほうれんそう	30	
	植物油	1	
	塩	0.1	
トマト	トマト	30	
フルーツ	オレンジ	40	
牛乳	牛乳	100	
間食(10時) ヨーグルトゼリー2)	ヨーグルト(全脂無糖)	30	2) なべに牛乳と砂糖を入れ、沸騰直前まで熱し火を止め、吸水させたゼラチンを加え、溶かす。粗熱が取れたらヨーグルトを加えて混ぜ、器に入れて冷やし固める 型からはずし、ジャムを水でのばし、ゼリーの上にかける
	牛乳	30	
	砂糖	6	
	ゼラチン	1.5	
	水	10	
	ブルーベリージャム	5	
	水	2	
昼食 ごはん	精白米	30	
豆腐のスープ	豆腐(木綿)	20	
	こまつな	10	
	鶏がらだし	100	
	塩	0.2	
	しょうゆ	0.5	
肉団子のあんかけ3)	鶏ひき肉	25	3) ひき肉、卵、かたくり粉、塩を混ぜてこね、3個に丸め、熱湯でゆでる ※の野菜は、2cmくらいのせん切り、さやえんどうはゆでてせん切りにする フライパンに油を入れ、※の野菜、もやしを炒め、だし汁、塩、しょうゆを加える 水溶きかたくり粉でとろみをつけ、さやえんどう、ごま油を加え、肉団子の上にかける
	卵	1	
	塩	0.1	
	かたくり粉	2	
	もやし	20	
※	にんじん	5	
	しいたけ(生)	3	
	長ねぎ	5	
	さやえんどう	2	
	植物油	1	
	鶏がらだし	30	
	塩	0.2	
	しょうゆ	1	
	ごま油	0.5	
	かたくり粉	1	
かぼちゃの茶巾絞り	かぼちゃ(西洋)	30	
	牛乳	10	
	砂糖	2	

献立	材料	1人分分量(g)	調理上のポイント
間食(3時) ミルクくずもち4)	牛乳	50	4) なべに牛乳、かたくり粉、砂糖を入れ、よく混ぜて火にかけ沸騰したら弱火にし、糊状になるまでよく練る 水でぬらした型に入れ冷やし固め、食べやすい大きさにちぎる(a) きな粉と砂糖を混ぜ、aにまぶす
	かたくり粉	8	
	砂糖	1	
	きな粉	2	
	砂糖	1	
フルーツ	キウイフルーツ	40	
夕食 ごはん	精白米	40	5) さけに塩をふる じゃがいもは、かためにゆでる。野菜は2cmのせん切りにし、バターで炒める ホイルの上にじゃがいも、さけ、ほかの野菜をのせて、チーズを置き、ホイルで包んで、200℃のオーブンで約15分焼く
大根のみそ汁	だいこん	15	
	だいこん(葉)	5	
	だし汁	100	
	みそ(淡色)	3	
鮭のホイル焼き5)	さけ(生)	25	
	塩	0.1	
	じゃがいも	20	
	たまねぎ	10	
	にんじん	5	
	ピーマン	5	
	バター	2	
	チーズ	5	
ごま酢あえ6)	きゅうり	20	6) きゅうりはうす切りにし、塩をふってもみ、絞る(a) 戻したわかめは、熱湯をとおし、粗みじん切りにする(b) ごまをいってすり、調味料を合わせ、aとbをあえる
	塩	0.1	
	わかめ(塩抜き)	5	
	ごま	1	
	酢	1.5	
	砂糖	0.5	
	塩	0.1	
フルーツ	メロン	40	

	エネルギー(kcal)	たんぱく質(g)	脂質(g)	炭水化物(g)	食塩相当量(g)
朝食	263	10.7	12.1	26.5	0.9
間食	72	3.2	1.9	10.9	0.1
昼食	241	8.6	6.4	36.5	0.9
間食	95	2.5	2.3	15.1	0.1
夕食	254	9.7	4.7	42.0	1.1
合計	925	34.7	27.4	131.0	3.1

たんぱく質エネルギー比　15.0%
脂質エネルギー比　26.7%
炭水化物エネルギー比　56.6%

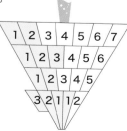

表 2-C-9　3～5歳児献立例

	献　立	材　料	1人分分量 (g)	調理上のポイント
朝食	ごはん	精白米	50	1) 漬け汁にさわらを漬ける 汁を切り，焼く．漬け汁を煮立て，さわらの表面に塗る
	わかめのみそ汁	わかめ（塩抜き）	5	
		たまねぎ	15	
		だし汁	100	
		みそ（淡色）	3.5	
	さわらの照り焼き 1)	さわら	35	2) ほうれんそうは，ゆでて 2～3 cm の長さに切る（a） ピーナッツバター，砂糖，しょうゆを混ぜ合わせ，a をあえる
		しょうゆ	1.5	
		みりん	1.5	
	じゃがいものソテー	じゃがいも	40	
		植物油	2	
		あおのり	0.05	
	トマト	ミニトマト	25	3) 鶏肉は0.5 cm幅，たまねぎはうす切り，ピーマンは種を取ってせん切りにする 材料を炒めて，ケチャップで味をつける 食パンを半分にして，間にはさむ
	ピーナッツあえ 2)	ほうれんそう	40	
		ピーナッツバター（ペースト無塩）	3	
		砂糖	1	
		しょうゆ	1	
昼食	チキンサンド 3)	食パン	50	4) かぼちゃ，たまねぎは，ひと口大に切り，しいたけは，せん切りにする（a） なべに油を熱し，a を入れ，炒める（b） b に水を加え，やわらかくなるまで煮る（c） 別のなべで，バターを溶かし小麦粉をこげないように炒め，牛乳でのばしホワイトソースをつくる（d） c に d とコンソメを入れ，塩で調味する
		鶏むね肉（皮なし）	30	
		たまねぎ	10	
		ピーマン	5	
		植物油	1	
		トマト	3	
		ケチャップ		
	かぼちゃのスープ 4)	かぼちゃ（西洋）	40	
		たまねぎ	10	
		しいたけ（生）	5	
		植物油	2	
		コンソメ	0.5	
		水	40	
		バター	3	
		小麦粉	3	
		牛乳	50	
	フルーツ	グレープフルーツ	100	5) ほうれんそうは，ゆでて細かく刻み，バターは湯せんにかけて溶かす（a） チーズは7～8 mm角に切る ホットケーキミックスに卵，牛乳を入れて混ぜ，さらにaと砂糖，半量のチーズを加えて混ぜる（b） カップにbを流し入れ，残りのチーズを散らす 蒸気の上がった蒸し器に並べ，強火で10～15分蒸す
間食	ほうれん草のカップケーキ 5)	ほうれんそう	10	
		バター	3	
		プロセスチーズ	5	
		ホットケーキミックス	20	
		卵	5	
		牛乳	15	
		砂糖	2	
	牛乳	牛乳	120	

	献　立	材　料	1人分分量 (g)	調理上のポイント
夕食	ごはん	精白米	50	
	卵スープ	卵	10	
		チンゲンサイ	15	
		鶏がらだし	100	
		酒	1	
		塩	0.3	
		かたくり粉	0.6	
	豆腐とひき肉の炒め物 6)	豆腐（木綿）	60	6) 豆腐は，さいの目，にらは 1 cm，きくらげは戻して粗みじん，ねぎは，みじん切りにする ねぎ，ひき肉を炒め，きくらげを加えて炒め，※を合わせ加えて煮る 沸騰したら豆腐を加え，最後に，にらを加えて煮る 水溶きかたくり粉でとろみをつけ，ごま油を加える
		豚ひき肉	15	
		にら	15	
		きくらげ（乾）	0.5	
		ねぎ	10	
		植物油	2	
	※	鶏がらだし	50	
		みそ（赤）	3	
		酒	2	
		ごま油	1	
		かたくり粉	2	
	春雨ともやしの酢の物	はるさめ	3	
		もやし	25	
		きゅうり	10	
		にんじん	5	
		酢	3	
		しょうゆ	2	
		砂糖	0.5	
		ごま油	0.3	
	フルーツ	バナナ	50	

	エネルギー (kcal)	たんぱく質 (g)	脂　質 (g)	炭水化物 (g)	食塩相当量 (g)
朝食	325	11.9	7.0	49.8	1.1
昼食	328	12.5	9.5	46.2	1.0
間食	208	7.3	9.4	24.5	0.6
夕食	394	12.6	10.5	59.6	1.2
合計	1,255	44.3	36.4	180.1	3.9

たんぱく質エネルギー比　14.1%
脂質エネルギー比　26.1%
炭水化物エネルギー比　57.4%

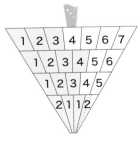

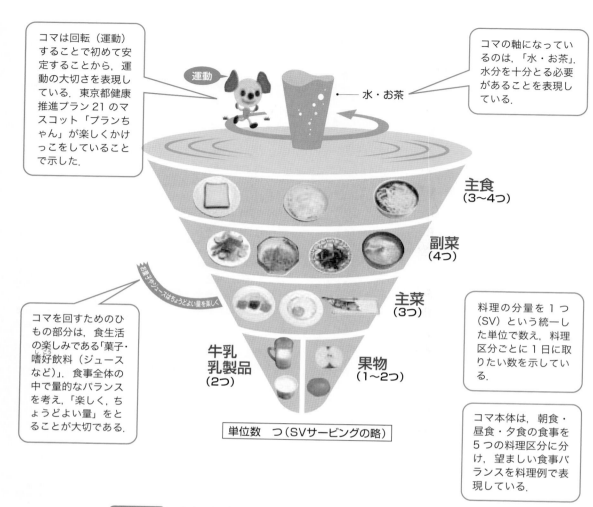

コマは回転（運動）することで初めて安定することから，運動の大切さを表現している．東京都健康推進プラン21のマスコット「プランちゃん」が楽しくかけっこをしていることで示した．

運動

水・お茶

コマの軸になっているのは，「水・お茶」．水分を十分とる必要があることを表現している．

主食
（3～4つ）

副菜
（4つ）

主菜
（3つ）

お菓子やジュースはちょうどよい量を楽しく

コマを回すためのひもの部分は，食生活の楽しみである「菓子・嗜好飲料（ジュースなど）」．食事全体の中で量的なバランスを考え，「楽しく，ちょうどよい量」をとることが大切である．

牛乳
乳製品
（2つ）

果物
（1～2つ）

料理の分量を1つ（SV）という統一した単位で数え，料理区分ごとに1日に取りたい数を示している．

単位数　つ（SVサービングの略）

コマ本体は，朝食・昼食・夕食の食事を5つの料理区分に分け，望ましい食事バランスを料理例で表現している．

図 2-C-4 東京都幼児向け食事バランスガイド（東京都福祉保健局作成）

（1）食事計画

　①「食事摂取基準」は，エネルギーについて，成人においては「ボディ・マス・インデックス（BMI）」，参考として「推定エネルギー必要量」，栄養素については「推定平均必要量」「推奨量」「目安量」「耐容上限量」「目標量」といった複数の設定指標により構成されていることから，各栄養素および指標の特徴を十分理解して活用する．

　②「食事摂取基準」は，健康な個人および集団を対象とし，国民の健康の保持・増進，生活習慣病の予防を目的とし，エネルギーおよび各栄養素の摂取量の基準を示すものである．よって，児童福祉施設において，障害や疾患を有するなど身体状況や生活状況などが個人によって著しく異なる場合には，一律の適用が困難であることから，個々人の発育・発達状況，栄養状態，生活状況などに基づいた食事計画を立てる．

③ 子どもの健康状態および栄養状態に応じて，必要な栄養素について考慮する．子どもの健康状態および栄養状態にとくに問題がないと判断される場合であっても，基本的にエネルギー，たんぱく質，脂質，ビタミンA，ビタミンB₁，ビタミンB₂，ビタミンC，カルシウム，鉄，ナトリウム（食塩），カリウムおよび食物繊維について考慮するのが望ましい．

④ 食事計画を目的として「食事摂取基準」を活用する場合には，集団特性を把握し，それに見合った食事計画を決定したうえで，献立の作成および品質管理を行った食事の提供を行い，一定期間ごとに摂取量調査や対象者特性の再調査を行い，得られた情報などを活かして食事計画の見直しに努める．その際，管理栄養士などによる適切な活用を図る．

⑤ 子どもの性，年齢，発育・発達状況，栄養状態，生活状況などを把握・評価し，提供することが適当なエネルギーおよび栄養素の量（以下，「給与栄養量」という）の目標を設定するよう努める．なお，給与栄養量の目標は，子どもの発育・発達状況，栄養状態などの状況をふまえ，定期的に見直すように努める．

⑥ エネルギー摂取量の計画に当たっては，参考として示される推定エネルギー必要量を用いても差し支えないが，健全な発育・発達を促すために必要なエネルギー量を摂取することが基本となることから，定期的に身長および体重を計測し，成長曲線（p.104，**図2-D-1**参照）に照らし合わせるなど，個々人の成長の程度を観察し，評価する．

⑦ たんぱく質，脂質，炭水化物の総エネルギーに占める割合（エネルギー産生栄養素バランス）については，三大栄養素が適正な割合によって構成されることが求められることから，たんぱく質については13％〜20％，脂質については20％〜30％，炭水化物については50％〜65％の範囲を目安とする．

⑧ 1日のうち特定の食事（たとえば昼食）を提供する場合は，対象となる子どもの生活状況や栄養摂取状況を把握，評価したうえで，1日全体の食事に占める特定の食事から摂取することが適当とされる給与栄養量の割合を勘案し，その目標を設定するよう努める．

(2) 献　立

① 給与栄養量が確保できるように，献立作成を行う．

② 献立作成に当たっては，季節感や地域性などを考慮し，品質がよく，幅広い種類の食品を取り入れるよう努める．

③ 子どもの咀嚼や嚥下機能，食具使用の発達状況などを観察し，その発達を促すことができるよう食品の種類や調理方法に配慮する．

④ 子どもの食に関する嗜好や体験が広がりかつ深まるよう，多様な食品や料理の組み合わせにも配慮する．

保育所給食を組み入れた献立例を**表2-C-10，11**に示した．

(3) 食　育

幼児期における食育は，日常生活のなかで体験的に食習慣などが身につくように食環境を整えることが大切である．保育所における食育は，「食を営む力」の育成に向け，

表 2-C-10　保育所給食を組み入れた献立例（1～2歳児）

献立	材料	1人分分量(g)	調理上のポイント
ごはん	精白米	30	
キャベツのみそ汁	キャベツ	20	
	油揚げ	3	
	だし汁	100	
	みそ（淡色）	3	1）豆腐は，2cm くらいの短冊切りにし，ゆでる（a）
豆腐の卵とじ[1]	豆腐（木綿）	30	長ねぎは細く斜め切り，にんじんは 2cm くらいのせん切りにする（b）
	長ねぎ	10	
	にんじん	5	なべにだし汁，調味料を加え，aとbを加えて煮，溶き卵でとじる
	かつおだし	30	
	砂糖	1.5	
	しょうゆ	2	
	卵	20	
青菜のしらすあえ[2]	ほうれんそう	30	2）ほうれんそうはゆで，2cm くらいに切る（a）
	しらす干し	2	しらす干しは熱湯をかけ，aとだしで割ったしょうゆであえる
	［しょうゆ	0.6	
	［かつおだし	0.6	
フルーツ	いちご	40	
フルーツヨーグルト[3]	ヨーグルト（全脂無糖）	40	3）ヨーグルトに砂糖を加え，混ぜ，器に盛る．その上に食べやすい大きさに切ったパインアップル，みかん，黄桃を飾る
	砂糖	1	
	パインアップル（缶）	10	
	みかん（缶）	10	
	黄桃（缶）	10	
パン	ロールパン	30	
コンソメスープ	たまねぎ	20	
	えのきたけ	5	
	さやいんげん	5	
	水	100	
	コンソメ	0.4	
	塩	0.2	
かじきのコーンマヨネーズ焼き[4]	めかじき	30	4）めかじきに食塩をふり，天板に油をひき，小麦粉をまぶしためかじきを 180～200℃で焼く．焼き上がりにバターを入れる
	塩	0.1	
	小麦粉	2	
	植物油	0.5	
	バター	0.5	マヨネーズ，クリームコーン，粉チーズを混ぜ，めかじきの上にのせ，さらに焼く
	［マヨネーズ	2.5	
	［スイートコーン（缶・クリームスタイル）	3	
	粉チーズ	1	
マッシュポテト	［じゃがいも	30	
	［バター	1	
	［牛乳	5	
人参グラッセ	［にんじん	20	
	［砂糖	1	
	［バター	0.5	
フルーツ	バナナ	40	

朝食（家庭）／間食（保育所10時）／昼食（保育所）

献立	材料	1人分分量(g)	調理上のポイント
ごま団子[5]	白玉粉	15	5）白玉粉と砂糖を混ぜ，少しずつ水を加えてこね，耳たぶ程度のかたさにして，ひと口大に丸め，沸騰した湯でゆで，冷水にとる（a）
	砂糖	1	
	［すりごま	2	ごまと砂糖を混ぜ合わせ，aにまぶす
	［砂糖	1	
牛乳	牛乳	100	
ごはん	精白米	40	6）鶏肉は角切りにして，塩をふり，小麦粉をつけて，フライパンで焼く（a）
鶏肉のトマト煮[6]	若鶏もも肉（皮なし）	30	
	塩	0.1	たまねぎ，トマト（缶）は角切りにする
	小麦粉	1	
	植物油	1	なべでたまねぎを炒め，トマト（缶），水，コンソメを加え煮てからさらにaを加え煮，塩で味をととのえる
	たまねぎ	30	
	トマト（缶）	20	
	植物油	1	
	水	35	盛りつけてから，パセリを散らす
	コンソメ	0.3	
	塩	0.1	
	パセリ（乾）	0.01	
ツナサラダ[7]	ツナフレーク（缶）	10	7）ブロッコリーは小房に分け，ゆでる（a）
	ブロッコリー	15	きゅうりは，うす切りにする（b）
	きゅうり	15	
	酢	2	ツナに酢と塩を加え混ぜ，aとbを和える
	塩	0.1	
フルーツ	キウイフルーツ	40	

間食（保育所3時）／夕食（家庭）

	エネルギー(kcal)	たんぱく質(g)	脂質(g)	炭水化物(g)	食塩相当量(g)
朝食	209	8.8	4.7	31.7	1.0
間食	49	1.4	1.1	8.3	0.0
昼食	262	9.0	8.9	33.7	1.1
間食	133	4.2	4.7	19.5	0.1
夕食	262	9.9	5.9	40.5	0.6
合計	915	33.3	25.3	133.7	2.8

たんぱく質エネルギー比　14.6%
脂質エネルギー比　　　24.9%
炭水化物エネルギー比　58.4%

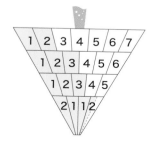

表 2-C-11　保育所給食を組み入れた献立例（3〜5歳児）

献　立	材　料	1人分分量 (g)	調理上のポイント
朝食（家庭）			
卵とジャムサンド[1]	食パン	40	1) 食パン（耳なし）2枚を半分に切る（a） 　ゆで卵ときゅうりをみじん切りにして、マヨネーズであえ、aのパン1枚分にはさむ 　食パン1枚分に、ジャムを塗り、3等分したチーズをはさむ
	卵	20	
	きゅうり	5	
	マヨネーズ	3	
	いちごジャム（低糖度）	6	
	スライスチーズ	6	
いんげんとコーンのソテー	さやいんげん	25	
	スイートコーン（カーネル・冷凍）	15	
	ロースハム	5	
	植物油	2	
	塩	0.1	
フルーツ	パインアップル	50	
牛乳	牛乳	120	
昼食（保育所）			
チキンライス[2]	精白米	50	2) 米を、米の重量の1.5倍の水に浸水させる（a） 　たまねぎ、にんじん、ピーマンはみじん切りにし、鶏肉とバターで炒める（b） 　aに塩とコンソメ、ケチャップを混ぜ、bをのせて炊く
	水	75	
	コンソメ	0.7	
	鶏ひき肉	20	
	たまねぎ	20	
	にんじん	10	
	ピーマン	10	
	バター	4	
	ケチャップ	10	
小松菜のスープ	こまつな	20	
	豆腐（絹ごし）	20	
	ショルダーベーコン	3	
	水	100	
	コンソメ	0.4	
	塩	0.1	
かぼちゃのバター煮	かぼちゃ（西洋）	40	
	バター	1	
	砂糖	2	
フルーツ	オレンジ	40	
間食（保育所）			
お好み焼き[3]	小麦粉	15	3) ひき肉は、炒めておく（a） 　ボールに水と卵を入れてよく溶き、ふるった小麦粉を入れてさっくり混ぜる（b） 　bにa、さくらえび、粗みじん切りにしたキャベツを加え混ぜる（c） 　フライパンに油をひき、cを焼き、ソース、あおのり、かつお節をかける
	卵	5	
	水	20	
	豚ひき肉	10	
	植物油	0.3	
	さくらえび	2	
	キャベツ	20	
	植物油	2	
	濃厚ソース	5	
	あおのり	0.1	
	かつお節	0.1	
牛乳	牛乳	100	

献　立	材　料	1人分分量 (g)	調理上のポイント
夕食（家庭）			
ごはん	精白米	50	
じゃがいものみそ汁	じゃがいも	25	
	わかめ（塩抜き）	2	
	だし汁	100	
	みそ（淡色）	3.5	
あじのごま焼き[4]	あじ	35	4) あじに塩をふり、小麦粉、溶き卵、ごまの順につけ、フライパンで焼く
	塩	0.2	
	小麦粉	2	
	卵	5	
	ごま	3	
	植物油	2	
根菜の煮物[5]	にんじん	10	5) 乾しいたけは戻して、4つに切り、根菜は乱切り、こんにゃくはちぎる（a） 　さやえんどうはゆでて半分に切る 　なべに油を入れaを炒め、だし汁と調味料を加え煮る（b） 　bを器に盛り、煮汁をとおしたさやえんどうを飾る
	れんこん	15	
	たけのこ（ゆで）	15	
	ごぼう	15	
	しいたけ（乾）	1	
	板こんにゃく	10	
	さやえんどう	5	
	植物油	2	
	かつおだし	30	
	砂糖	1	
	しょうゆ	3	
	みりん	2	
フルーツ	キウイフルーツ	50	

	エネルギー (kcal)	たんぱく質 (g)	脂　質 (g)	炭水化物 (g)	食塩相当量 (g)
朝食	327	11.9	14.1	37.3	1.1
昼食	340	8.6	7.5	58.7	1.1
間食	179	7.5	8.1	19.6	0.5
夕食	370	12.4	7.9	57.5	1.4
合計	1,216	40.4	37.6	173.1	4.1

たんぱく質エネルギー比　　13.3%
脂質エネルギー比　　　　　27.8%
炭水化物エネルギー比　　　56.9%

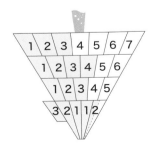

表 2-C-12　食育のねらいと内容

		ねらい	内容
1歳3か月〜2歳未満児		①お腹が空き，食事を喜んで食べ，心地よい生活を味わう ②いろいろな食べ物を見る，触る，噛んで味わう経験を通して，自分で進んで食べようとする	①よく遊び，よく眠り，食事を楽しむ ②いろいろな食べものに関心を持ち，手づかみ，または，スプーン，フォークなどを使って自分から意欲的に食べようとする ③食事の前後や汚れたときは，顔や手を拭き，きれいになった快さを感じる ④楽しい雰囲気の中で，一緒に食べる人に関心を持つ
2歳児		①いろいろな種類の食べものや料理を味わう ②食生活に必要な基本的な習慣や態度に関心を持つ ③保育士を仲立ちとして，友達とともに食事を進め，一緒に食べる楽しさを味わう	①よく遊び，よく眠り，食事を楽しむ ②食べものに関心を持ち，自分で進んでスプーン，フォーク，箸などを使って食べようとする ③いろいろな食べものを進んで食べる ④保育士の手助けによって，うがい，手洗いなど，身の回りを清潔にし，食生活に必要な活動を自分でする ⑤身近な動植物をはじめ，自然事象をよく見たり，触れたりする ⑥保育士を仲立ちとして，友達とともに食事を進めることの喜びを味わう ⑦楽しい雰囲気の中で，一緒に食べる人，調理をする人に関心を持つ
3歳以上児	「食と健康」 食を通じて，健康な心と体を育て，自ら健康で安全な生活をつくり出す力を養う	①できるだけ多くの種類の食べものや料理を味わう ②自分の体に必要な食品の種類や働きに気づき，栄養バランスを考慮した食事をとろうとする ③健康，安全など食生活に必要な基本的な習慣や態度を身につける	①好きな食べものをおいしく食べる ②様々な食べものを進んで食べる ③慣れない食べものや嫌いな食べものにも挑戦する ④自分の健康に関心を持ち，必要な食品を進んでとろうとする ⑤健康と食べものの関係について，関心を持つ ⑥健康な生活リズムを身につける ⑦うがい，手洗いなど，身の回りを清潔にし，食生活に必要な活動を自分でする ⑧保育所生活における食事の仕方を知り，自分たちで場を整える ⑨食事の際には，安全に気をつけて行動する
	「食と人間関係」 食を通じて，他の人々と親しみ支え合うために，自立心を育て，人とかかわる力を養う	①自分で食事ができること，身近な人と一緒に食べる楽しさを味わう ②様々な人々との会食を通して，愛情や信頼感を持つ ③食事に必要な基本的な習慣や態度を身につける	①身近な大人や友達とともに，食事をする喜びを味わう ②同じ料理を食べたり，分け合って食事をすることを喜ぶ ③食生活に必要なことを，友達とともに協力して進める ④食の場を共有する中で，友達とのかかわりを深め，思いやりを持つ ⑤調理をしている人に関心を持ち，感謝の気持ちを持つ ⑥地域のお年寄りや外国の人など様々な人々と食事を共にする中で，親しみを持つ ⑦楽しく食事をするために，必要なきまりに気づき，守ろうとする
	「食と文化」 食を通じて，人々が築き，継承してきた様々な文化を理解し，つくり出す力を養う	①いろいろな料理に出会い，発見を楽しんだり，考えたりし，様々な文化に気づく ②地域で培われた食文化を体験し，郷土への関心を持つ ③食習慣，マナーを身につける	①食材にも旬があることを知り，季節感を感じる ②地域の産物を生かした料理を味わい，郷土への親しみを持つ ③様々な伝統的な日本特有の食事を体験する ④外国の人々など，自分と異なる食文化に興味や関心を持つ ⑤伝統的な食品加工に出会い，味わう ⑥食事にあった食具（スプーンや箸など）の使い方を身につける ⑦挨拶や姿勢など，気持ちよく食事するためのマナーを身につける

表 2-C-12　つづき

		ねらい	内　容
3歳以上児	「いのちの育ちと食」 食を通じて，自らも含めたすべてのいのちを大切にする力を養う	①自然の恵みと働くことの大切さを知り，感謝の気持ちを持って食事を味わう ②栽培，飼育，食事などを通して身近な存在に親しみを持ち，すべてのいのちを大切にする心を持つ ③身近な自然にかかわり，世話をしたりする中で，料理との関係を考え，食材に対する感覚を豊かにする	①身近な動植物に関心を持つ ②動植物に触れ合うことで，いのちの美しさ，不思議さなどに気づく ③自分たちで野菜を育てる ④収穫の時期に気づく ⑤自分たちで育てた野菜を食べる ⑥小動物を飼い，世話をする ⑦卵や乳など，身近な動物からの恵みに，感謝の身持ちを持つ ⑧食べものを皆で分け，食べる喜びを味わう
	「料理と食」 食を通じて，素材に目を向け，素材にかかわり，素材を調理することに関心を持つ力を養う	①身近な食材を使って，調理を楽しむ ②食事の準備から後片付けまでの食事づくりに自らかかわり，味や盛りつけなどを考えたり，それを生活に取り入れようとする ③食事にふさわしい環境を考えて，ゆとりある落ち着いた雰囲気で食事をする	①身近な大人の調理を見る ②食事づくりの過程の中で，大人の援助を受けながら，自分でできることを増やす ③食べたいものを考える ④食材の色，形，香りなどに興味を持つ ⑤調理器具の使い方を学び，安全で衛生的な使用法を身につける ⑥身近な大人や友達と協力し合って，調理することを楽しむ ⑦おいしそうな盛り付けを考える ⑧食事が楽しくなるような雰囲気を考え，おいしく食べる

（保育所における食育に関する指針）

その基礎を培うために，給食も含めて日々の保育のなかで行われることになる．

　また，『楽しく食べる子どもに〜保育所における食育に関する指針〜』（平成16年3月29日雇児保発第0329001号厚生労働省雇用均等・児童家庭局保育課長通知「保育所における食を通じた子どもの健全育成（いわゆる「食育」）に関する取組の推進について」添付資料）を参考にして，施設や子どもの特性に応じた「食育」の実践が求められている．この指針のなかの食育のねらいと内容について**表2-C-12**に示した．

（4）保育所における食物アレルギーへの対応

　保育所における食物アレルギーの対応については，「保育所におけるアレルギー対応ガイドライン（2019年改訂版）」に具体的に示されている．このガイドラインによると，保育所における食事の提供に当たっての原則は次のとおりである．

　① 保育所における食物アレルギー対応に当たっては，給食提供を前提としたうえで，生活管理指導表を活用し，組織的に対応することが重要．

　② 保育所の食物アレルギー対応における原因食品の除去は，完全除去を行うことが基本．

　③ 子どもがはじめて食べる食品は，家庭で安全に食べられることを確認してから，保育所での提供を行うことが重要．

5　栄養関連疾患とケア

幼児期における栄養上の問題点と栄養ケアを次に示す.

1）低体重と過体重・肥満

母子健康手帳に示されている幼児の身長体重曲線（p.80, 図2-C-3 参照）が，肥満とやせの判定に使用される．これは，現在の日本人の小児における性別・身長別の体重分布をもとに，小児の肥満，やせの一次的スクリーニングを目的として策定された．

肥満度（%）＝［（実測体重 － 身長別標準体重）÷ 身長別標準体重］× 100
　　　　　　　　（kg）　　　　　（kg）　　　　　　　（kg）

肥満とやせの判定は6つの区分に分けられ，幼児期の肥満の定義を，肥満度15%以上としている．この図に身長と体重をプロットするだけで肥満とやせの程度がわかり，年齢と発育との関係や，体型の経年的変化もわかる．

(1) 低 体 重

肥満度－15%以下－20%未満をやせ，－20%以下をやせすぎとしている．やせの原因として，消費エネルギーに対して摂取エネルギーが少ないことがあげられるが，一般に，食事の摂取量が少ない場合が多い．心因性食欲不振による心因性やせ，食物を与えないなど，不適切な養育や社会的要因による栄養失調，やせを主症状とする疾病などによる症候性やせなどがある．体質性のやせは，活発な戸外遊びや運動を取り入れ，間食の量を控えて空腹にさせることも必要である．良質なたんぱく質を含むエネルギーの高い食事を基本とするが，無理強いはよくない．

(2) 過体重・肥満

肥満とは，体構成成分のうち脂肪組織が過剰に増加した状態をいう．過体重は，必ずしも脂肪が沈着しているとはかぎらない．

幼児期の肥満は，肥満度が高いほど食事療法による効果も低く，成人期の肥満に移行しやすい．軽度なうちに治療を開始するのが効果的であり，さらに，理想的には肥満は予防すべきものといえる．

小児肥満は，何らかの病的原因により起こる症候性肥満の例は少なく，単に摂取エネルギーが消費エネルギーを上回った結果，皮下脂肪量が増加した単純性肥満が多い.

　　a　単純性肥満の原因
　　① 遺伝的素因
　　　　両親の肥満は素因になり得るので注意が必要である.
　　② 食事環境因子
　　　　間食の摂取などによる糖質の過剰摂取，活発な遊びや運動の減少，ストレスによる過食など.
　　b　対　　策
　　食事と運動の両面から考える．成長期であるから，たんぱく質やビタミン，ミネラ

ルなどの食事摂取基準をみたすようにして，脂質や炭水化物からのエネルギーの摂取を制限し，運動量を増加させる．家族や周囲の協力により規則正しい食事，ストレスの軽減に努める．具体的には次の点に注意する．

① 生活全体を見直し，朝食，昼食，夕食，間食を規則的に与え，だらだらと食物を与えない．
② 良質のたんぱく質と野菜を与え，脂肪の多い食品，揚げ物などの脂っこい料理は控え，うす味とする．
③ 間食の時間，種類，量を考え，菓子類，ジュース類は控える．夜食は与えない．
④ よくかむ習慣をつけさせる．
⑤ 積極的に戸外遊びや運動をさせる．

2) う歯（むし歯）

　口内の細菌（ストレプトコッカス・ミュータンス菌）がショ糖などと出合うと，水に不溶のデキストランをつくり，歯の表面に粘着する．このデキストランに，細菌や食物カスが付着することによりプラーク（歯垢）ができる．プラークが糖質を分解して酸を産生し，酸が歯のエナメル質を脱灰してう歯がはじまる．う歯があると，咀嚼力の低下，食欲不振，偏食などを招くので予防が大切である．

(1) う歯の予防法

　歯質，細菌（プラーク），食物の因子が相互に関与して起こる．したがって，う歯を予防するには，これらの因子をコントロールすることが重要である．

a 歯質の強化

　乳歯のほとんどは胎生期に，永久歯の大部分は乳幼児期に歯胚が形成されるので，歯質の強化には，妊娠期から栄養素をバランスよく摂取することが大切である．とくに，カルシウム，良質なたんぱく質，ビタミンA・C・D摂取のために，魚類，小魚，藻類，牛乳・乳製品，緑黄色野菜などを十分にとる．
　歯を強固にするために，フッ素を活用するのもよい．

b 細菌（プラーク）の除去

　食事の最後に水を飲む習慣をつけるとよい．1歳をすぎたら歯ブラシを使って寝かせ磨きをはじめる．2歳ころには歯磨きの習慣づけを行うが，保護者による仕上げ磨きが必要である．

c 食物を口の中に長時間入れない

　食物として取り込まれたものによって多量の酸がプラーク中に蓄積し，pH 5.4以下の状態が長時間持続すると歯のエナメル質が脱灰される．食物を摂取しても唾液の働きにより1時間くらいでもとのpHに戻るので，おやつなどをだらだら食べないようにして，食後は歯磨きや口をすすぐ習慣をつける．
　う歯を起こしやすい食品は，砂糖やでんぷん質が多く，粘着力が強く，口内停滞時間の長いものである．これらの与え方に注意したい．また，繊維の多い野菜や果物をとらせて咀嚼を促すと，唾液により口内の清潔につながる．

3) 偏　　食

　　幼児期は，自我が発達し，食物の好き嫌いもはっきりしてくる．その程度が激しく，栄養障害を起こしたり，将来の社会生活上困ったりする場合を偏食という．自我意識の発達に伴う一過性の偏食が多いが，固定化させない努力が必要である．

（1）原　　因
① 家族の偏食，不適切な養育態度：家族に偏食があり，子どもに甘い養育態度
② 離乳の遅延や離乳期の食品の偏り
③ 調理方法の拙劣
④ 以前の嫌な経験
⑤ 特異体質，虚弱体質

（2）対　　策
① **食べやすくする**
・かみにくいものは小さく切り，量を少なめにする．
・においの強い食品は嫌われるので，大きさや味つけ，調理方法を工夫する．
・野菜などは，ゆでたり，あえたり，とろみをつけるとよい．
② **食品の種類**
・旬の食品を種類多く使用し，いろいろな調理方法を組み合わせて興味をもたせる．
③ **食事の雰囲気**
・日常とは雰囲気が異なる食事の場を与えるなど，おいしく楽しく食事ができるよう配慮する．

4) 食物アレルギー

　　食物アレルギーは，食物によって引き起こされる．免疫学的機序を介して，じんま疹，湿疹，下痢，咳，喘鳴（呼吸に際し，ぜいぜい音がする）などの症状が起こる．免疫学的機序は，大きく2つに分類される．1つは即時型アレルギー反応といい，IgE抗体が介在して誘発される．食物を摂取してから2時間以内にアレルギー反応をみとめることがほとんどで，食物アレルギーの多くはこのタイプである．もう1つは，IgE抗体に依存しない非即時型とよばれ，食物を摂取してから数時間後，おもに，湿疹，そう痒などの皮膚症状がみとめられる．

　　アナフィラキシーは，即時型の最重症タイプであり，皮膚症状，消化器症状，呼吸器症状につづいて全身性のショック症状を起こす．

（1）アレルゲン（アレルギー物質）
　　近年，乳幼児から成人に至るまで，食物アレルギーの症状を起こす人が増えている．食品による健康被害を防止することを目的に，2002年4月以降に製造・加工・輸入された加工食品に，アレルギー症状を引き起こす物質（アレルギー物質）を表示する制度がはじまった（p.73，**表2-B-10** 参照）．

(2) 治療の基本

① 原因食品（アレルゲン）をみつけ，その食品とその加工食品を必要最小限除去し，代替食品を利用する．

② 調味料やだしなどにアレルゲンを含む場合がある．卵アレルギーはマヨネーズに，小麦アレルギーは市販のルウなどに注意が必要である．

③ 生よりも加熱したもの，また，新鮮なもののほうがアレルギーを起こしにくい．

④ 調理器具はよく洗い，専用とする．

演習問題

1　保育所給食（3〜5歳児）の行事食献立を，完全給食で作成しなさい．

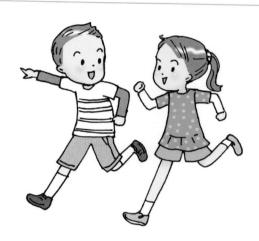

D

学童期栄養

1 生理的特性

1）身体的発育特性

　学童期とは，6〜11歳までの小学生（学齢期の児童）の時期をいう．学童期前半（低学年）は，幼児期に比べて身体の発育はゆるやかになるが，活動量や消費エネルギーは増加する．後半（高学年）は，身長や四肢（手足）の伸びが著しくなり，急激な発育のスパートの時期を迎える．これを第二発育急進期とよぶ．女子は，学童期の後半に思春期を迎えるため著しい発育スパートがみられる．身長成長速度が最大となる年齢は，男女とも弱年齢化の傾向にあり，成長促進現象発来年齢（思春期の開始年齢）は男子で9.89歳，女子で8.23歳となっている．

　令和3年度「学校保健統計調査」（確定値）によると，身長は，出生後8歳までは男子が優位であるが，9〜11歳で女子のほうが高くなる．体重は，11歳で女子のほうが重くなるが，その前後は，男子が優位となり，男子は11〜12歳時，女子は10〜11歳時に最大の発育量を示している．むし歯（う歯）の者の割合は，8〜9歳が最も多くなっているが，昭和50年代半ばをピークに減少傾向にある．

2）脳・免疫の発達

　学童期の後半（高学年）に入ると，内分泌機能の発達も旺盛になる．とくに，リンパ組織の発達が著しく，感染に対する抵抗力が増す．また，生殖器官の発達は，思春期前期の変化を示し，身体機能にも男女差が次第に表れ，男子では骨格筋量が増大し，女子では脂肪の蓄積が顕著になってくる．

　脳の発達は，学童期ではゆるやかになるが，免疫抗体の働きは，学童期に達するころから次第に高まってくる（p.75，図2-C-1参照）．

3) 身体活動度

　学童期は，後半より四肢の筋肉や骨格の発達に伴い，運動能力や運動神経の発達とともに調整力がついてくる．呼吸機能を評価する肺活量は，ほぼ身長に比例するといわれ，男子は13歳ころから急増する．これらの心臓および肺の機能発達により持久力が増強される．精神発達によって自己主張や社会性を身につけ，行動も外へと広がっていく．スポーツ庁，令和元年度「体力・運動能力調査」では，長期的にみると，体力水準が高かった昭和60年ごろと比較して，中学生男子および高校生男子の50m走を除き，依然低い水準になっている．一方，最近10年では，男女のボール投げおよび中学生以上の男子の握力は低下傾向を示しているが，そのほかの項目では男女および年代によってやや違いがみられるものの，合計点を含めてほとんどの項目で横ばいまたは向上傾向を示している．

　学童期の栄養は，旺盛な発達と成長，思春期への急激な変化に備えての栄養の蓄積，成人期以降の栄養摂取の基礎づくりとして重要な意義がある．

　『日本人の食事摂取基準（2020年版）』（以下，食事摂取基準）では，小児の場合，栄養素の特性を，①成長に利用される量，②成長に伴って体内に蓄積される量を加味する必要があるとし，成長因子として，FAO／WHO／UNUとアメリカ・カナダの食事摂取基準などが採用している値を，日本人の年齢階級区分に合うように改変して用いた（表2-D-1）．

表 2-D-1　推定平均必要量または目安量の推定に用いた成長因子

年・月齢	成長因子
6〜11 か月	0.30
1〜 2 歳	0.30
3〜14 歳	0.15
15〜17 歳（男児）	0.15
15〜17 歳（女児）	0
18 歳以上	0

2 栄養上の特徴

1) 栄養管理

　学童期は，発育の旺盛な時期であることや，学校，そのほか社会的，家庭的，個人的な環境などを考慮して食事の方針を立てなければならない．

　この時期は，身体に比較して多くの栄養素を必要とすることから，エネルギーを十分摂取させるとともに，とくに，良質のたんぱく質やカルシウムが不足しないように注意する．さらに，鉄，ビタミンA・B$_1$・B$_2$などを十分に与える必要がある．すなわち，肉類をはじめ，魚介類，牛乳および乳製品，大豆および大豆製品，緑黄色野菜，

いも，小魚，藻類などの食品を積極的にとることが望ましい．

学童期は，消化・吸収能力も十分に発達してくるので，食品の種類は，可能なかぎり幅広く選択することが大切である．

✿ 2）食 教 育

近年，子どもの食をめぐっては，発育・発達の重要な時期にありながら，問題は多様化，深刻化し，生涯にわたる健康への影響が懸念されている．

自己の食生活，食品選択などに関心をもたせるために，各方面で「食育」の取り組みが行われるようになった．

(1)『食育基本法』

『食育基本法』は，「食育」に関する施策を総合的かつ計画的に推進し，現在および将来にわたる健康で文化的な国民の生活と豊かで活力ある社会の実現に寄与することを目的として，2005 年に厚生労働省より公布された．

〈基本理念〉
① 国民の心身の健康の増進と豊かな人間形成
② 食に関する感謝の念と理解
③ 食育推進運動の展開
④ 子どもの食育における保護者，教育関係者などの役割
⑤ 食に関する体験活動と食育推進活動の実践
⑥ わが国の伝統的な食文化，環境と調和した生産などへの配慮，および農山漁村の活性化と食料自給率の向上への貢献
⑦ 食品の安全性の確保などにおける食育の役割

その後，2011 年に「第 2 次食育推進基本計画」，2016 年に「第 3 次食育推進基本計画」，2021 年に「第 4 次食育推進基本計画」が公表された．「第 4 次食育推進基本計画」では，これまでの 5 年間の取り組みによる成果と，SDGs（持続可能な開発目標）の考え方をふまえ，多様な主体と連携・協働し，2025 年までの 5 年間，3 つの重点事項を柱に取り組みと施策を推進していくことが示された（表 2-D-2）．

さらに，親の世代においても食事づくりに関する必要な知識や技術の不足，親子の

表 2-D-2 『第 4 次食育推進基本計画』について

● 3 つの重点事項

〈重点事項〉　　　　国民の健康の視点 ①生涯を通じた心身の健康を支える食育の推進	連携	〈重点事項〉　　　社会・環境・文化の視点 ②持続可能な食を支える食育の推進

〈横断的な重点事項〉　　③「新たな日常」やデジタル化に対応した食育の推進　　　　横断的な視点

〈SDGs の観点から相互に連携して総合的に推進〉

●食育の推進に当たっての目標

目標値	現状値 （令和 2 年度）	目標値 （令和 7 年度）
1 食育に関心を持っている国民を増やす ① 食育に関心を持っている国民の割合	83.2%	90%以上
2 朝食又は夕食を家族と一緒に食べる「共食」の回数を増やす ② 朝食又は夕食を家族と一緒に食べる「共食」の回数	週 9.6 回	週 11 回以上
3 地域等で共食したいと思う人が共食する割合を増やす ③ 地域等で共食したいと思う人が共食する割合	70.7%	75%以上
4 朝食を欠食する国民を減らす ④ 朝食を欠食する子供の割合 ⑤ 朝食を欠食する若い世代の割合	4.6%* 21.5%	0% 15%以下
5 学校給食における地場産物を活用した取組等を増やす ⑥ 栄養教諭による地場産物に係る食に関する指導の平均取組回数 ⑦ 学校給食における地場産物を使用する割合（金額ベース）を現状値（令和元年度）から維持・向上した都道府県の割合 ⑧ 学校給食における国産食材を使用する割合（金額ベース）を現状値（令和元年度）から維持・向上した都道府県の割合	月 9.1 回* — —	月 12 回以上 90%以上 90%以上
6 栄養バランスに配慮した食生活を実践する国民を増やす ⑨ 主食・主菜・副菜を組み合わせた食事を 1 日 2 回以上ほぼ毎日食べている国民の割合 ⑩ 主食・主菜・副菜を組み合わせた食事を 1 日 2 回以上ほぼ毎日食べている若い世代の割合 ⑪ 1 日当たりの食塩摂取量の平均値 ⑫ 1 日当たりの野菜摂取量の平均値 ⑬ 1 日当たりの果物摂取量 100 g 未満の者の割合	36.4% 27.4% 10.1 g* 280.5 g* 61.6%*	50%以上 40%以上 8 g 以下 350 g 以上 30%以下
7 生活習慣病の予防や改善のために，ふだんから適正体重の維持や減塩等に気をつけた食生活を実践する国民を増やす ⑭ 生活習慣病の予防や改善のために，ふだんから適正体重の維持や減塩等に気をつけた食生活を実践する国民の割合	64.3%	75%以上
8 ゆっくりよく噛んで食べる国民を増やす ⑮ ゆっくりよく噛んで食べる国民の割合	47.3%	55%以上
9 食育の推進に関わるボランティアの数を増やす ⑯ 食育の推進に関わるボランティア団体等において活動している国民の数	36.2 万人*	37 万人以上
10 農林漁業体験を経験した国民を増やす ⑰ 農林漁業体験を経験した国民（世帯）の割合	65.7%	70%以上
11 産地や生産者を意識して農林水産物・食品を選ぶ国民を増やす ⑱ 産地や生産者を意識して農林水産物・食品を選ぶ国民の割合	73.5%	80%以上
12 環境に配慮した農林水産物・食品を選ぶ国民を増やす ⑲ 環境に配慮した農林水産物・食品を選ぶ国民の割合	67.1%	75%以上
13 食品ロス削減のために何らかの行動をしている国民を増やす ⑳ 食品ロス削減のために何らかの行動をしている国民の割合	76.5%*	80%以上
14 地域や家庭で受け継がれてきた伝統的な料理や作法等を継承し，伝えている国民を増やす ㉑ 地域や家庭で受け継がれてきた伝統的な料理や作法等を継承し，伝えている国民の割合 ㉒ 郷土料理や伝統料理を月 1 回以上食べている国民の割合	50.4% 44.6%	55%以上 50%以上
15 食品の安全性について基礎的な知識を持ち，自ら判断する国民を増やす ㉓ 食品の安全性について基礎的な知識を持ち，自ら判断する国民の割合	75.2%	80%以上
16 推進計画を作成・実施している市町村を増やす ㉔ 推進計画を作成・実施している市町村の割合	87.5%*	100%

注）学校給食における使用食材の割合（金額ベース，令和元年度）の全国平均は，地場産物 52.7%，国産食材 87%となっている.
*は令和元年度の数値

●推進する内容

1. 家庭における食育の推進 ・乳幼児期からの基本的な生活習慣の形成 ・在宅時間を活用した食育の推進 2. 学校, 保育所等における食育の推進 ・栄養教諭の一層の配置促進 ・学校給食の地場産物利用促進へ連携・協働 3. 地域における食育の推進 ・健康寿命の延伸につながる食育の推進 ・地域における共食の推進 ・日本型食生活の実践の推進 ・貧困等の状況にある子供に対する食育の推進 4. 食育推進運動の展開 ・食育活動表彰, 全国食育推進ネットワークの活用, デジタル化への対応	5. 生産者と消費者との交流促進, 環境と調和のとれた農林漁業の活性化等 ・農林漁業体験や地産地消の推進 ・持続可能な食につながる環境に配慮した消費の推進 ・食品ロス削減を目指した国民運動の展開 6. 食文化の継承のための活動への支援等 ・中核的な人材の育成や郷土料理のデータベース化や国内外への情報発信など, 地域の多様な食文化の継承につながる食育の推進 ・学校給食等においても, 郷土料理の歴史やゆかり, 食材などを学ぶ取組を推進 7. 食品の安全性, 栄養その他の食生活に関する調査, 研究, 情報の提供及び国際交流の推進 ・食品の安全性や栄養等に関する情報提供 ・食品表示の理解促進

（農林水産省：第4次食育推進基本計画（令和3〜7年度）の概要）

コミュニケーションの場となる食卓において親子そろって食事をする機会も減少している状況に対応するため, 家庭や社会のなかで, 子ども一人ひとりの「食べる力」を豊かに育むための支援づくりとして『楽しく食べる子どもに〜食からはじまる健やかガイド〜』がとりまとめられた.

（2）食を通じた子どもの健全育成のねらいと目標
　　　（一いわゆる「食育」の視点からー）

ねらいとして, 現在をいきいきと生き, かつ生涯にわたって健康で質の高い生活を送る基本としての食を営む力を育てるとともに, それを支援する環境づくりを進める. 目標として子どもが広がりをもった「食」にかかわりながら成長し,「楽しく食べる子ども」になっていくことをめざしている. 楽しく食べることは, 生活の質（QOL）の向上につながるものであり, 身体的・精神的・社会的健康につながるものである.「楽しく食べる子ども」に成長していくためには, 次の5つの子どもの姿を目標とする.

① 食事のリズムがもてる（空腹感, 食欲を感じる, それをみたす心地よさの経験）.
② 食事を味わって食べる（五感を使って繰り返し経験する）.
③ 一緒に食べたい人がいる（安心感や信頼感を深める）.
④ 食事づくりや準備にかかわる（満足感や達成感を得る経験）.
⑤ 食生活や健康に主体的にかかわる（情報のアンテナを社会に広げる）.

これらを目標とする子どもの姿は, 関連しあうものであり, それらが統合されて1人の子どもとして成長していくことを目標とする.

（3）食を通じた子どもの健全育成からみた発育・発達過程にかかわる特徴

「楽しく食べる子ども」とは,「心と身体の健康」を保ち,「人とのかかわり」をとおして社会的健康を培いながら,「食文化と環境」とのかかわりのなかで, いきいきした生活を送るために必要な「食のスキル」を身につけていく子どもの姿である.

（4）家庭教育手帳

一人ひとりの親が家庭をみつめ直し, それぞれ自信をもって子育てに取り組んでいく契機にするため, 文部科学省では『平成21年版家庭教育手帳』として, 乳幼児編（ド

表 2-D-3 学童期 ー食の体験を深め，食の世界を広げようー

- ・1日3回の食事や間食のリズムがもてる
- ・食事バランスや適量がわかる
- ・家族や仲間と一緒に食事づくりや準備を楽しむ
- ・自然と食べ物とのかかわり，地域と食べ物とのかかわりに関心をもつ
- ・自分の食生活を振り返り，評価し，改善できる

（厚生労働省雇用均等・児童家庭局母子保健課，「食を通じた子どもの健全育成（ーいわゆる「食育」の視点からー）のあり方に関する検討会」報告書について）

キドキ子育て），小学生（低学年～中学年）編（ワクワク子育て），小学生（高学年）～中学生編（イキイキ子育て）が配布されている．その内容は，乳幼児編では，「家庭とは / 子供の生活リズム / しつけ / 安全と健康 / あそび / 思いやり / 個性と夢」について，小学生編では，このほかに，「しつけ・子どもの非行 / 家庭でのルール」が加わり，小学生～中学生編では，「思春期 / 体験・ゆとり」などが加筆されている．

(5)「食べる力」を豊かに育むための支援づくり

　学童期，思春期には，さまざまな学習をとおして，栄養バランスや食料の生産・流通から食卓までのプロセスなど，食に関する幅広い知識を習得していく．健康や福祉，環境問題や国際理解など，多くの課題との関連のなかで，食の広がりについて学んでいく．学童期には，体験学習や食にかかわる活動をとおして，食べたい，つくってみたい，もっと知りたい，そして，誰かに伝えたいなど，食への興味や関心が深まり，自分が理解したことを積極的に試してみようとする力が育成されてくる．また，食を通じた家族や仲間とのかかわりとともに，地域や暮らしのつながりのなかで，食の楽しさを実感することにより食を楽しむ心が育ち，食の世界が広がっていく．

3　栄養アセスメント

 1）成長曲線

　食事摂取基準において，乳児および小児のエネルギー摂取量の過不足のアセスメントは，成長曲線を用いて，「標準的」な体重変化量と比較しながら，「個人」に対して，よりきめ細かなモニタリングを行うことの大切さが示されている．図 2-D-1 に性別・年齢別の成長曲線〔児童生徒の健康診断マニュアル（改訂版）による〕を示した．

 2）小児発育判定法

　学齢期の体格指数にはローレル指数や肥満度が用いられている．

　a　ローレル指数（p.7 参照）

160 < 肥満，117 ≧ やせとする．ただし，ローレル指数では，同年齢で身長が低ければ，身長が高いものに比べて大きな指数になる傾向が顕著である．

　b　BMI（p.7 参照）

小児期では，BMI 24 以上を肥満とする．

自分の身長と体重を書き入れて，

○身長，体重は，曲線のカーブにそっていますか
○体重は，異常に上向きになっていませんか
○体重は，低下していませんか

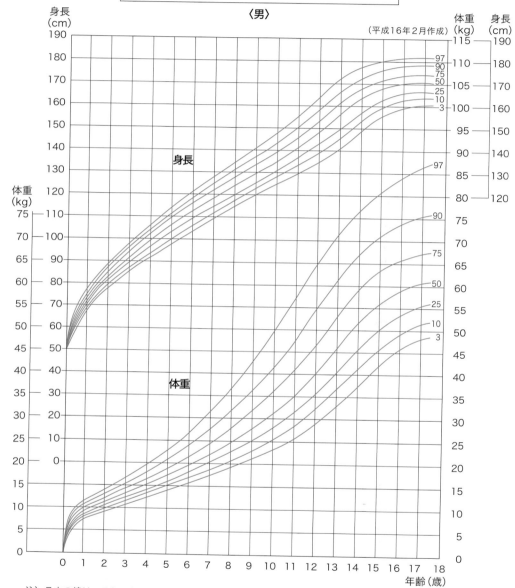

注）7本の線は，それぞれ下から，3, 10, 25, 50, 75, 90, 97の各パーセンタイル値を示す．

図 2-D-1　成長曲線

〔日本学校保健会：児童生徒の健康診断マニュアル（改訂版），2006〕

その変化を見てみましょう

身長や体重を書き入れる成長曲線作成図のまんなかの曲線（50のライン）が標準の成長曲線になります．からだの大きさが違っても，それぞれの曲線のカーブにそっているかどうかで，成長のようすがわかります．

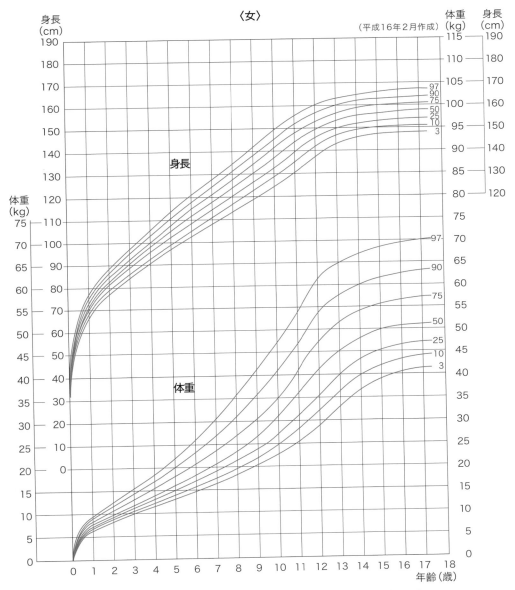

〈女〉

（平成16年2月作成）

注）7本の線は，それぞれ下から，3, 10, 25, 50, 75, 90, 97の各パーセンタイル値を示す．

	係数	男		女	
年齢（歳）		a	b	a	b
5		0.386	23.699	0.377	22.750
6		0.461	32.382	0.458	32.079
7		0.513	38.878	0.508	38.367
8		0.592	48.804	0.561	45.006
9		0.687	61.390	0.652	56.992
10		0.752	70.461	0.730	68.091
11		0.782	75.106	0.803	78.846
12		0.783	75.642	0.796	76.934
13		0.815	81.348	0.655	54.234
14		0.832	83.695	0.594	43.264
15		0.766	70.989	0.560	37.002
16		0.656	51.822	0.578	39.057
17		0.672	53.642	0.598	42.339

表2-D-4 身長別標準体重の係数表

〈計算式〉**身長別標準体重（kg）＝a×実測身長（cm）−b**
（財団法人日本学校保健会：児童生徒の健康診断マニュアル（平成27年度改訂版），2015）

c 肥満度（過体重度，%）(p.7参照)

学校保健統計では，2006年から性別，年齢別，身長別標準体重（**表2-D-4**）から肥満度を算出し，肥満度が20%以上の者を肥満傾向児，−20%以下の者を痩身傾向児としている．

3) 臨床検査

(1) 血液検査

a 血清たんぱく質

たんぱく質の栄養評価法として，おもに血清たんぱく質や血清アルブミン値が用いられる．血清たんぱく質6g/dL以下のときは要注意である．アルブミン対グロブリン比（A/G比）が減少したときに，たんぱく質不足と判定する．A/G比は1.5〜2.3を正常としている．さらに，半減期の短いプレアルブミンやトランスフェリンがよい指標となる．

b 血清脂質

小児の血清脂質の異常は，小学生（4年生，5年生）の男子18.8%，女子20.1%にみとめられている（『東京都予防医学協会年報2020年版 小児生活習慣病予防健診』より）．

c 鉄

学童・思春期に多い貧血を判定するための基準として，血中ヘモグロビン値が用いられる．6〜14歳で12g/dL以上を正常値，以下を貧血としている．また，赤血球数350万/mm³以下，血色素量（ヘモグロビン）10g/dL以下の場合に貧血と判定する．

(2) 尿検査

a 尿蛋白・糖

1973年から学校保健安全法施行令，学校保健安全法施行規則にもとづき，児童生徒の健康診断を目的とした尿検査が実施されている．全国的に普及している方法は，早朝尿を家庭で採取し，これを学校に集めて検診機関に委託し，検査する方法である．小児腎疾患は，急性糸球体腎炎とネフローゼ症候群が多い．

さらに，1992年から学校保健安全法により，すべての学童，生徒を対象に尿糖検査による糖尿病スクリーニングが実施されているので，子どもの糖尿病は，1型糖尿病，2型糖尿病ともに，その程度や症状が軽いうちに発見されるケースが多くなっている．

4 食事摂取基準と食品選択

1) 食事摂取基準

学童期は，発育・成長のためや，活動量が増加するために，成人に比べ多くの栄養を必要とする．食事摂取基準では，児童（6〜11歳）について3つに区分し，この年代においては，Ⅰ（低い）という身体活動レベルを設定した（表2-D-5）．

身体活動レベルⅡ（ふつう）の場合，10〜11歳女子（参照体重36.3 kg）の，推定エネルギー必要量は2,100 kcalで，成人女子（18〜29歳，参照体重50.3 kg）の2,000 kcalより多い．10〜11歳男子（参照体重35.6 kg）の推定エネルギー必要量は2,250 kcalで，成人男子（18〜29歳，参照体重64.5 kg）の2,650 kcalには及ばない．

たんぱく質は，1〜17歳の推定平均必要量は，たんぱく質維持必要量と，成長に伴い蓄積されるたんぱく質蓄積量から，要因加算法により算出され，利用効率は体重維持の場合のたんぱく質利用効率である．たんぱく質の維持必要量は，0.67 g／kg体重／日が採用された．推奨量（RDA）は，10〜11歳の男子は45 g，女子は50 gで，成人より低い．学童期の必須アミノ酸の推定平均必要量は，体重維持のための必要量に加えて，成長に伴う必要量も加えられるため，成人のそれらに比べて高い．

総脂質における脂質エネルギー比は，1〜11歳20〜30%，n-6系脂肪酸の目安

表2-D-5 小児における身体活動のレベル（男女共通）

年齢（歳）＼身体活動レベル	レベルⅠ（低い）	レベルⅡ（ふつう）	レベルⅢ（高い）
1〜 2	–	1.35	–
3〜 5	–	1.45	–
6〜 7	1.35	1.55	1.75
8〜 9	1.40	1.60	1.80
10〜11	1.45	1.65	1.85

量は，10 〜 11 歳男子 10 g / 日，女子 8 g / 日である．n-3 系と n-6 系の多価不飽和脂肪酸は必須脂肪酸であり，欠乏すると皮膚炎などを発症するため，目安量が設定された．

　　カルシウム推奨量は，10 〜 11 歳男子 700 mg / 日，女子 750 mg / 日であり，女子は成人よりも 100 mg 多い．このように，学童期には，骨，内臓，筋肉の発達に見合うエネルギー，良質なたんぱく質，ビタミン（脂溶性，水溶性），ミネラル（カルシウム，マグネシウム，鉄，亜鉛）を十分に摂取する必要がある．とくに女子は，骨量が最も蓄積される時期が 11 〜 14 歳であり，思春期前期にカルシウム蓄積速度は最大となり，この 2 年間に最大骨量の 1/4 が蓄積されることが示されている．

　　鉄は，10 〜 11 歳の女子には月経ありの数値が適用され，ナトリウム目標量（DG）は，食塩相当量として 6 〜 7 歳男女ともに 4.5 g 未満 / 日，8 〜 9 歳男女ともに 5.0 g 未満 / 日，10 〜 11 歳男女ともに 6.0 g 未満 / 日である．

　　耐容上限量は，小児期では必要なデータがないため設定されていない．しかし，これは，摂取量の上限を配慮しなくてもよいということではなく，とくに，栄養機能食品をはじめ，特定の栄養素から強化された食品の選択・摂取にあたっては，そのほかのライフステージ以上に慎重であるべきである．

 2）食品構成と献立例

　　学童期の食品構成案を低学年（6 〜 7 歳），中学年（8 〜 9 歳），高学年（10 〜 11 歳）ごとに表し（**表 2-D-6**），それにもとづいた献立例を**表 2-D-7, 8** に示した．

 3）学校給食

(1)『学校給食法』

　a　法律の目的（第 1 条関係）

『学校給食法』の目的は，「学校給食が児童および生徒の心身の発達に資するものであり，かつ，児童および生徒の食に関する正しい理解と適切な判断力を養ううえで重要な役割を果たすものであることにかんがみ，学校給食および学校給食を活用した食に関する指導の実施に関し，必要な事項を定め，もって学校給食の普及充実および学校における食育の推進を図ること」とされた．

　b　学校給食の目標（第 2 条関係）

「学校給食を実施するに当たっては，義務教育諸学校における教育の目的を実現するために，次に掲げる目標が達成されるように努めなければならない」とされている．

①　適切な栄養の摂取による健康の保持増進を図ること．

②　日常生活における食事について正しい理解を深め，健全な食生活を営むことができる判断力を培い，および望ましい食習慣を養うこと．

③　学校生活を豊かにし，明るい社交性および協同の精神を養うこと．

④　食生活が自然の恩恵の上に成り立つものであることについての理解を深め，生命および自然を尊重する精神ならびに環境の保全に寄与する態度を養うこと．

⑤　食生活が食に関わる人々のさまざまな活動に支えられていることについての理

表 2-D-6　　学童期の食事摂取基準と食品構成案（身体活動レベルⅡ）

区　　分		男　子			女　子		
		低学年 6〜7歳	中学年 8〜9歳	高学年 10〜11歳	低学年 6〜7歳	中学年 8〜9歳	高学年 10〜11歳
摂取基準	エネルギー　　　　　(kcal)	1,550	1,850	2,250	1,450	1,700	2,100
	たんぱく質　　　　　　(g)	30	40	45	30	40	50
	脂質エネルギー比　　　(%)		20〜30			20〜30	
	n-6系脂肪酸　　　　　(g)	8	8	10	7	7	8
	n-3系脂肪酸　　　　　(g)	1.5	1.5	1.6	1.3	1.3	1.6
	たんぱく質エネルギー比 (%)		13〜20			13〜20	
食品構成	穀　類　　　　　　　　(g)	250	300	350	180	250	320
	種実類　　　　　　　　(g)	5	5	5	5	5	5
	いも類　　　　　　　　(g)	60	80	100	60	70	100
	砂糖類　　　　　　　　(g)	5	5	5	5	5	5
	菓子類　　　　　　　　(g)	30	30	30	30	30	30
	油脂類　　　　　　　　(g)	15	15	15	15	15	15
	豆　類　　　　　　　　(g)	40	60	60	40	50	60
	果実類　　　　　　　　(g)	150	150	150	150	150	150
	緑黄色野菜　　　　　　(g)	90	90	90	90	90	90
	その他の野菜　　　　　(g)	150	150	200	150	150	200
	きのこ類　　　　　　　(g)	5	5	5	5	5	5
	藻　類　　　　　　　　(g)	5	5	5	5	5	5
	調味嗜好飲料　　　　　(g)	50	60	60	50	50	60
	魚介類　　　　　　　　(g)	40	60	70	40	50	60
	肉　類　　　　　　　　(g)	40	60	70	40	50	70
	卵　類　　　　　　　　(g)	30	40	40	30	40	40
	乳　類　　　　　　　　(g)	200	250	300	200	250	300
	その他の食品　　　　　(g)	5	5	5	5	5	5
栄養価計算値	エネルギー　　　　　(kcal)	1,681	1,955	2,327	1,450	1,794	2,171
	たんぱく質　　　　　　(g)	55.1	71.0	81.5	50.7	69.0	78.1
	動物性たんぱく質比　　(%)	47.8	52.4	52.6	51.9	48.3	52.1
	脂質エネルギー比　　　(%)	24.3	24.8	24.4	27.6	24.3	23.9
	n-6系脂肪酸　　　　　(g)	12.6	14.7	15.6	12.4	13.9	15.5
	n-3系脂肪酸　　　　　(g)	2.1	2.5	2.7	2.1	2.4	2.6
	たんぱく質エネルギー比 (%)	13.1	14.5	14	13.9	15.5	14.4

注1）摂取基準は巻末付表1-②，食品構成は「日本人の食事摂取基準の実践・運用」を参考に作成した.
　　2）食品構成の栄養価は付表5の食品分類表，食品類別荷重平均成分表による.

解を深め，勤労を重んずる態度を養うこと.

⑥ わが国や各地域の優れた伝統的な食文化についての理解を深めること.

⑦ 食料の生産，流通および消費について，正しい理解に導くこと.

(2)『学校給食摂取基準』

　『学校給食法』（昭和29年法律第160号）第8条第1項の規定にもとづき，児童ま

表 2-D-7　学童期中学年女子の献立例（8〜9歳）

献立	材料	1人分分量 (g)	調理上のポイント
トースト	食パン	60	1）ほうれんそうは，根を切ってよく洗い，3〜4 cm に切り，ゆでておく
	マーマレード（低糖）	20	
ほうれん草入りオムレツ [1]	卵	50	牛乳，卵，塩を合わせ，その中にゆでたほうれんそうを混ぜ合わせる
	ほうれんそう	50	
	牛乳	20	
	塩	0.3	フライパンに油をひき，オムレツをつくる
	植物油	3	
	トマトケチャップ	15	
粉吹き芋	じゃがいも	70	
スパゲッティサラダ	スパゲッティ（乾燥）	10	
	たまねぎ	15	
	にんじん	10	
	マヨネーズ（全卵型）	5	
	フレンチドレッシング	5	
ミルクティー	牛乳	100	
	紅茶　浸出液	50	
	砂糖	5	
夏野菜マーボ丼 [2]	精白米	80	2）とうがんは，固めにゆで，なすは，さっと水にさらしてアクをぬく
	牛ひき肉	20	
	豚ひき肉	10	
	とうがん	30	ごま油でしょうが，にんにく，トウバンジャンを香りよく炒め，肉，にんじん，たまねぎ，なすの順に炒め，湯，とうがんを加える
	なす	20	
	たまねぎ	30	
	にんじん	10	
	にら	5	
	しょうが	0.5	
	にんにく	0.5	煮あがったら，塩，しょうゆ，赤みそで味つけし，水溶きかたくり粉（水28）でとろみをつけ，最後に，にらを加えて煮る
	ごま油	0.5	
	トウバンジャン	0.1	
	塩	0.3	
	しょうゆ	3	
	みそ（赤色辛）	4	
	かたくり粉	1	
ゴーヤのツナ炒め [3]	ツナ缶・フレークライト	20	3）ツナは，十分に油をきり，にがうりは，塩で下味をつける
	にがうり	8	
	塩	0.1	植物油でにがうり，ツナの順に炒め，火が通ったら，塩，こしょうで味つけをする
	植物油	0.2	
	塩	0.1	
	こしょう	0.01	
冷凍みかん	みかん	100	
牛乳	牛乳	200	

*昼食は，平成 24 年度学校給食献立コンクール最優秀賞献立を改変

献立	材料	1人分分量 (g)	調理上のポイント
ごはん	精白米	80	4）たらは，水気をふきとり，かたくり粉をまぶして180度の油で揚げる
たらの野菜あんかけ [4]	まだら	60	
	こしょう	0.01	
	かたくり粉	2	
	植物油	4	青・赤・黄ピーマンの順に植物油，ごま油で炒める
	ピーマン（青）	10	
	ピーマン（赤）	10	
	ピーマン（黄）	10	湯を入れ，手早くまぜて強火にし，しょうゆ，塩で味つけし，水溶きかたくり粉（水 30）でとろみをつける
	植物油	3	
	ごま油	1	
	しょうゆ	1	
	塩	0.8	
	かたくり粉	1	
わかめサラダ [5]	わかめ（戻し，塩抜き）	15	5）湯通しした塩蔵わかめを塩抜きし，3〜4 cm に切る
	きゅうり	15	
	トマト	10	きゅうりは，小口切り，トマトは，うすくスライスする
	糸寒天	1	
合わせ調味料	めんつゆストレート	3	糸寒天を水で戻して，3〜4 cm に切り，よく絞っておく
	レモン果汁	3	
	炒りごま	2	合わせ調味料であえる
オクラとブロッコリーのおかかあえ [6]	オクラ	20	6）オクラはへたを切り，ブロッコリーは小房に分け，ひじきは戻しておく（a）
	ブロッコリー	30	
	ひじき（乾）	3	
	植物油	3	
	みりん	1.5	a を炒めて調味料を加え，かつおけずり節をまぶす
	しょうゆ	0.8	
	かつおけずり節	0.5	
ヨーグルトあえ	ヨーグルト	100	
	キウイフルーツ	20	
	バナナ	30	
	砂糖	5	

	エネルギー (kcal)	たんぱく質 (g)	脂質 (g)	炭水化物 (g)	カルシウム (mg)	鉄 (mg)	食塩相当量 (g)
朝食	536	17.1	19.4	68.4	210	2.7	2.2
昼食	612	19.2	18.4	92.7	271	2.0	1.9
夕食	596	19.6	15.6	90.3	261	2.2	1.8
合計	1,744	55.9	53.4	251.4	742	6.9	5.9

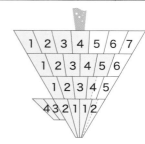

表 2-D-8　学童期高学年女子の献立例（10〜11歳）

献立	材料	1人分分量 (g)	調理上のポイント
トースト	食パン	80	
	あんずジャム	20	
コーンスープ	スイートコーン（缶・クリームスタイル）	35	
	小麦粉	7	
	牛乳	80	
	たまねぎ	20	
	オリーブ油	2	
	スープ	60	
スクランブルエッグ[1]	卵	50	1）戻したひじきを細かく切り、卵液と混ぜ合わせる。フライパンに油を入れ、スクランブルエッグをつくり、皿に盛りつける
	ひじき（乾）	3	
	牛乳	50	
	植物油	2	
	トマト	10	
	ケチャップ		
プルーングリーンアスパラボイル	プルーン（乾）	30	プルーン、ゆでたグリーンアスパラを添える
	グリーンアスパラガス	30	
野菜サラダ	みず菜	10	
	トマト	50	
	きゅうり	20	
	かいわれだいこん	5	
	サウザンアイランドドレッシング	10	
フライドポテト	フライドポテト（冷凍）	50	2）合わせ調味料は、砂糖が溶けるまで加熱する（a）肉を細切りにして、にんにく、しょうが、トウバンジャンに漬け込み、aを1/3程度加えて下味をつけておく
	植物油	2	
	こしょう	0.01	
	あおのり	0.5	
ごはん	精白米	80	
ビビンバ[2]	牛かた脂身なし	50	
	豚レバー	20	
	にんにく	0.5	野菜は、ゆでて、水けをしっかり切り、フライパンで炒め、取り出し、炒り卵をつくる
	しょうが	0.5	
	トウバンジャン	0.5	肉をごま油で炒める（b）
	もやし	40	
	ほうれんそう	20	bと炒めた野菜と残りの2/3の合わせ調味料を混ぜる
	にんじん	10	
合わせ調味料	米みそ	3	
	砂糖	3	
	みりん	5	ごはんの上にかけ、ごまをふる
	しょうゆ	4	
	卵	30	
	ごま	1	
	ごま油	1	

献立	材料	1人分分量 (g)	調理上のポイント
かぼちゃ含め煮	西洋かぼちゃ	20	
	だし汁	30	
	みりん	1	
	しょうゆ	2	
バナナのヨーグルトあえ	バナナ	100	
	ヨーグルト	50	
牛乳	牛乳	100	
ごはん	精白米	80	
銀だら照り焼き	銀だら	60	
	しょうゆ（薄口）	3	
	みりん	2	
	酒	1	
さやいんげんソテー	さやいんげん	20	
	植物油	4	
なすとピーマンのみそ炒め[3]	なす	50	3）なすは、さっと水にさらしてアクをぬき、ピーマンとともに乱切りにし、生揚げは、湯通しして、一口大に切っておく
	ピーマン	15	
	生揚げ	20	
	しらす干し	8	
	植物油	2	
	米みそ（甘）	4	生揚げ、なす、ピーマンの順に油で炒め、火が通ったら、米みそ、煮干しだし、砂糖を加えてさらに炒める。とうがらし粉を振り入れて火を止める
	煮干しだし	30	
	砂糖	3	
	とうがらし粉	0.01	
フルーツ牛乳かん	牛乳	20	
	水	20	
	シロップ	25	
	粉寒天	1	
	砂糖	5	
	黄桃（缶）	30	
	みかん（缶）	30	

（左表）朝食・昼食　（右表の「昼食（つづき）」「夕食」欄を含む）

	エネルギー (kcal)	たんぱく質 (g)	脂質 (g)	炭水化物 (g)	カルシウム (mg)	鉄 (mg)	食塩相当量 (g)
朝食	677	19.9	22.4	92.0	288	3.3	2.6
昼食	721	27.5	19.8	106.4	234	5.4	1.7
夕食	630	17.1	19.6	93.8	136	2.2	1.2
合計	2,028	64.5	61.8	292.2	658	10.9	5.5

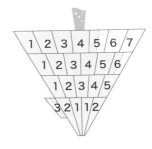

たは生徒1人1回あたりの『学校給食摂取基準』が改正され，『学校給食実施基準』（平成21年文部科学省告示第61号）の一部改正について，2021年2月12日に公示され，2021年4月1日から施行された．

『学校給食摂取基準』の概要は次のとおりである．

①『学校給食摂取基準』については，**表2-D-9**にそれぞれ掲げる基準によること．

② 本基準は児童生徒の1人1回当たりの全国的な平均値を示すものであるから，適用に当たっては，個々の児童生徒の健康状態および生活活動の実態ならびに地域の実情等に十分配慮し，弾力的に適用すること．

③『学校給食摂取基準』の基本的な考え方を**表2-D-10**に示した．

(3) 学校給食における食品構成について

食品構成については，『学校給食摂取基準』をふまえつつ，多様な食品を適切に組み合わせて，児童生徒が各栄養素をバランスよく摂取しつつ，さまざまな食に触れることができるようにする．また，これらを活用した食に関する指導や食事内容の充実をはかり，各地域の実情や家庭における食生活の実態把握のうえ，日本型食生活の実践，わが国の伝統的な食文化の継承について十分配慮する．

さらに，『食事状況調査』の結果より，学校給食のない日は，カルシウム不足が顕

表2-D-9 幼児，児童または生徒1人1回あたりの学校給食摂取基準

区　　分		基　準　値					
		特別支援学校の幼児	児童（6歳〜7歳の場合）	児童（8歳〜9歳の場合）	児童（10歳〜11歳の場合）	生徒（12歳〜14歳の場合）	夜間課程を置く高等学校および特別支援学校の高等部の生徒
エネルギー	(kcal)	490	530	650	780	830	860
たんぱく質	(%)	学校給食による摂取エネルギー全体の13%〜20%					
脂　質	(%)	学校給食による摂取エネルギー全体の20%〜30%					
ナトリウム（食塩相当量）	(g)	1.5未満	1.5未満	2未満	2未満	2.5未満	2.5未満
カルシウム	(mg)	290	290	350	360	450	360
マグネシウム	(mg)	30	40	50	70	120	130
鉄	(mg)	2	2	3	3.5	4.5	4
ビタミンA	(μRAE)	190	160	200	240	300	310
ビタミンB_1	(mg)	0.3	0.3	0.4	0.5	0.5	0.5
ビタミンB_2	(mg)	0.3	0.4	0.4	0.5	0.6	0.6
ビタミンC	(mg)	15	20	25	30	35	35
食物繊維	(g)	3以上	4以上	4.5以上	5以上	7以上	7.5以上

注1) 表に掲げるもののほか，次に掲げるものについても，示した摂取について配慮すること．
　　亜鉛…特別支援学校の幼児1mg，児童（6歳〜7歳）2mg，児童（8歳〜9歳）2mg，児童（10歳〜11歳）2mg，児童（12歳〜14歳）3mg，夜間課程を置く高等学校および特別支援学校の高等部の生徒3mg
　　2) この摂取基準は，全国的な平均値を示したものであるから，適用に当たっては，個々の健康および生活活動等の実態ならびに地域の実情等に十分配慮し，弾力的に運用すること．
　　3) 献立の作成に当たっては，多様な食品を適切に組み合わせるように配慮すること．

（文部科学省告示第162〜164号，2021）

表 2-D-10　学校給食摂取基準についての基本的な考え方

栄養素	考え方の内容
エネルギー	推定エネルギー必要量の算定に当たっては，文部科学省が毎年度実施する学校保健統計調査の平均身長から求めた標準体重と食事摂取基準で用いている身体活動レベルのレベルⅡ（ふつう）により算出した 1 日の必要量の 3 分の 1 を基準値とした
たんぱく質	「食事摂取基準」の目標量を用いることとし，学校給食による摂取エネルギー全体の 13％〜20％を基準値とした
脂　質	「食事摂取基準」の目標量を用いることとし，学校給食による摂取エネルギー全体の 20％〜30％を基準値とした
ナトリウム（食塩相当量）	「昼食必要摂取量」を算出すると，小学生は 0.1 g 未満，中学生は 0.2 g 未満であり，これに基づくと献立作成上味つけが困難となることから，「食事摂取基準」の目標量の 3 分の 1 未満を基準値とした
カルシウム	「昼食必要摂取量」を算出すると，「食事摂取基準」の推奨量の 50％を超えているが，献立作成の実情にかんがみ，「食事摂取基準」の推奨量の 50％を基準値とした
マグネシウム	「昼食必要摂取量」を算出すると，小学生は「食事摂取基準」の推奨の 3 分の 1 以下であるが，中学生は約 40％である．このため，児童については，「食事摂取基準」の推奨量の 3 分の 1 程度を，生徒については 40％を基準値とした なお，従来の「学校給食摂取基準」においては，配慮すべき値として表の注に規定していたが，中学生において不足している現状がみられることから，「学校給食摂取基準」の表中の基準値とした
鉄	「昼食必要摂取量」を算出すると，「食事摂取基準」の推奨量の 40％を超えているが，献立作成の実情にかんがみ，「食事摂取基準」の推奨量の 40％程度とし，生徒は 3 分の 1 程度を基準値とした
ビタミン類	ビタミン A，B₁，B₂ は，「昼食必要摂取量」を算出すると，「食事摂取基準」の推奨量の約 40％前後であり，献立作成の実情にかんがみ，「食事摂取基準」の推奨量の 40％を基準値とした ビタミン C は，「昼食必要摂取量」を算出すると，「食事摂取基準」の推奨量の 3 分の 1 以下であるが，望ましい献立としての栄養バランスの観点から，「食事摂取基準」の推奨量の 3 分の 1 を基準値とした
食物繊維	「昼食必要摂取量」を算出すると，小学 3 年生は「食事摂取基準」の目標量の約 40％，小学 5 年生は約 3 分の 1 であることから，「食事摂取基準」の目標量の 40％以上を基準値とし，中学生は 40％を超えているが，献立作成の実情にかんがみ，「食事摂取基準」の目標量の 40％以上を基準値とした
亜鉛	「昼食必要摂取量」を算出すると，「食事摂取基準」の推奨の 3 分の 1 以下であるが，望ましい献立としての栄養バランスの観点から，「食事摂取基準」の推奨量の 3 分の 1 を学校給食において配慮すべき値とした

著であり，カルシウム摂取に効果的である牛乳などについての使用に配慮する．なお，家庭の食事においてカルシウムの摂取が不足している地域では，積極的に牛乳，調理用牛乳，乳製品，小魚などについての使用に配慮する（図 2-D-2）．

(4) 学校給食の食事内容の充実等について

(1) 学校給食の食事内容については，学校における食育の推進を図る観点から，学級担任や教科担当，栄養教諭等が連携しつつ，給食時間はもとより各教科等における食に関する指導に学校給食を活用した指導が効果的に行えるよう，次の点に配慮する．

① 献立に使用する食品や献立のねらいを明確にした献立計画を示すこと．

② 各教科等の食に関する指導と意図的に関連させた献立作成とすること．

③ 地場産物や郷土に伝わる料理を積極的に取り入れ，児童生徒が郷土に関心を寄せる心を育むとともに，地域の食文化の継承につながるよう配慮すること．

④ 児童生徒が学校給食を通して，日常または将来の食事作りにつなげることがで

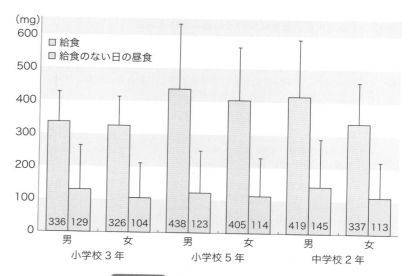

図 2-D-2　カルシウムの摂取状況

（独立行政法人日本スポーツ振興センター：平成22年度児童生徒の食事状況等調査報告書（食生活実態調査編））

　　　きるよう，献立名や食品名が明確な献立作成に努めること．
　⑤　食物アレルギー等のある児童生徒に対しては，校内において校長，学級担任，栄養教諭，学校栄養職員，養護教諭，学校医等による指導体制を整備し，保護者や主治医との連携を図りつつ，可能な限り，個々の児童生徒の状況に応じた対応に努めること．なお，実施に当たっては公益財団法人日本学校保健会で取りまとめられた『学校生活管理指導表（アレルギー疾患用）』および『学校のアレルギー疾患に対する取り組みガイドライン』（令和元年度改訂）ならびに文部科学省が作成した『学校給食における食物アレルギー対応指針』を参考とする．
(2)　献立作成に当たっては，常に食品の組み合わせ，調理方法等の改善を図るとともに，児童生徒の嗜好の偏りをなくすよう，次の点に配慮する．
　①　魅力あるおいしい給食となるよう，調理技術の向上に努めること．
　②　食事は調理後できるだけ短時間に適温で提供すること．調理に当たっては，衛生・安全に十分配慮すること．
　③　家庭における日常の食生活の指標になるように配慮すること．
(3)　学校給食に使用する食品については，『食品衛生法』（昭和22年法律第233号）第11条第1項に基づく食品中の放射性物質の規格基準に適合していること．
(4)　食器具については，安全性が確保されたものであること．また，児童生徒の望ましい食習慣の形成に資するため，料理形態に即した食器具の使用に配慮するとともに，食文化の継承や地元で生産される食器具の使用に配慮する．
(5)　喫食の場所については，食事にふさわしいものとなるよう改善工夫を行う．
(6)　望ましい生活習慣を形成するため，適度な運動，調和のとれた食事，十分な休養・睡眠という生活習慣全体を視野に入れた指導に配慮する．
　　　また，ナトリウム（食塩相当量）の摂取過剰や鉄の摂取不足など，学校給食におけ

表 2-D-11 使用食品の分類別摂取状況（摂取量：g）

区　　分			小学校	中学校	夜間課程を置く高等学校および盲・聾・養護学校の高等部
小麦粉製品類	主食（小麦粉重量）	パンめん	16.3	21.3	8.7
	主食以外（製品重量）		2.8	3.8	4.6
米　等			49.7	71.8	92.6
強化米			0.08	0.11	0.15
牛　乳			200.0	199.8	183.6
いもおよびでんぷん類			22.0	29.4	26.4
砂糖類			3.51	4.50	3.44
豆　類			2.6	3.1	1.8
豆製品類			12.2	15.9	17.2
種実類			0.77	0.95	0.79
緑黄色野菜類			26.2	34.5	43.6
その他野菜類			61.7	79.5	88.7
果物類			12.8	13.7	14.5
きのこ類			3.1	3.9	7.9
藻　類			0.7	1.1	1.2
魚介類			13.6	18.5	20.4
小魚類			1.0	1.4	0.8
肉　類			22.7	29.6	42.9
卵　類			4.5	6.0	10.2
乳　類			5.69	8.52	7.76
油脂類			3.93	4.72	4.40
その他	菓子類		0.1	0.3	1.3
	し好飲料類		1.9	2.4	4.4
	調味料および香辛料		12.3	16.7	20.1
	調理加工食品類		0.0	0.0	0.0
	水　分		53.5	64.4	51.8
	その他		0.5	0.3	0.5
計			534.3	636.3	659.7

（文部科学省：令和元年度学校給食栄養報告書）

る対応のみでは限界がある栄養素もあるため，望ましい栄養バランスについて，児童生徒への食に関する指導のみならず，家庭への情報発信を行うことにより，児童生徒の食生活全体の改善を促すことが望まれる．

　令和元年度学校給食栄養報告書による使用食品の分類別摂取状況を，**表 2-D-11** に示した．

(5) 特別支援学校における食事内容の改善について

(1) 特別支援学校の児童および生徒については，障害の種類と程度が多様であり，

身体活動レベルもさまざまであることから，学校給食摂取基準の適用に当たっては，個々の児童生徒の健康状態や生活活動の実態，地域の実情等に十分配慮し，弾力的に運用するとともに次の点に留意する．

① 障害のある児童生徒が無理なく食べられるような献立および調理について十分配慮すること．

② 食に関する指導の教材として，障害に応じた効果的な教材となるよう創意工夫に努めること．

（2）特別支援学校における児童生徒に対する食事の管理については，家庭や寄宿舎における食生活や病院における食事と密接に関連していることから，学級担任，栄養教諭，学校栄養職員，養護教諭，学校医，主治医および保護者等の関係者が連携し，共通理解を図りながら，児童生徒の生活習慣全体を視野に入れた食事管理に努めること．

（6）衛生管理

『学校給食衛生管理基準』が 2009 年 3 月 31 日に文部科学省より公布され，4 月 1 日より施行された．

（7）今後の問題

a　栄養教諭制度の創設

学校において食育を推進するためには，指導体制の整備が不可欠である．2005 年 4 月に制度が開始された栄養教諭は，各学校における指導体制の要として，食育の推進において重要な役割を担う．2006 年 3 月 31 日，政府の食育推進会議において決定された食育推進基本計画では，全都道府県における栄養教諭の早期の配置を求めている．栄養教諭の配置が進むことにより，各学校において，栄養教諭を中心として食に関する指導にかかわる全体計画が作成されることや，教諭などにより，体系的・継続的な学校全体の取り組みとなることが期待される（図 2-D-3）．

b　調理方式

公立小学校・中学校における調理方式には次のようなものがある．

単独調理場方式：学校に設置した調理場で調理する方式

共同調理場方式：学校給食センターで調理した給食を学校へ配送する方式

親子方式：学校に設置した調理場で調理した給食を他校へも配送する方式

デリバリー方式：民間事業者の調理場で，民間事業者が調理した給食を学校へ配送する方式

単独調理場方式の長所は共同調理場方式の短所となり，共同調理場方式の長所は単独調理場方式の短所と考えられる．また，デリバリー方式は，経費面での長所や，献立・調理面での配送時間確保，児童生徒の意見を反映しにくい，加工食品の使用頻度の増加，スープ類の提供がむずかしいなどの短所が，より大きくなっているものと推察されている．

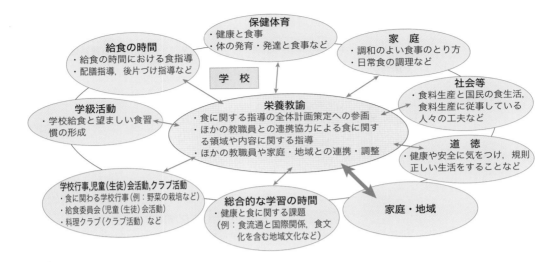

職務
　食に関する指導と給食管理を一体のものとして行うことにより，地場産物を活用して給食と食に関する指導を実施するなど，教育上の高い相乗効果がもたらされる.
（1）食に関する指導
　　①肥満，偏食，食物アレルギーなどの児童生徒に対する個別指導を行う.
　　②学級活動，教科，学校行事等の時間に，学級担任等と連携して，集団的な食に関する指導を行う.
　　③他の教職員や家庭・地域と連携した食に関する指導を推進するための連絡・調整を行う.
（2）学校給食の管理
　　栄養管理，衛生管理，検食，物資管理など

図 2-D-3　食に関する指導の充実と栄養教諭の職務

5　栄養関連疾患とケア

　成長期における栄養に関する問題点として次のことがあげられる.
① 幼少期からの適正なエネルギー摂取の習慣の欠如
　　長期にわたる不適切なエネルギーバランスは肥満をもたらす. また，高血圧や脂質異常症，高血糖が増悪する.
② コレステロールや飽和脂肪酸の過剰摂取
③ 塩分の摂取過剰，こい味つけ
④ 家庭のあり方の変容に伴う食事に関する基本的な生活習慣や，「しつけ」に対する影響，朝食の欠食や孤食・個食の増加
⑤ 身体活動の不足や喫煙の低年齢化　→早期から健康障害についての教育を行う.
⑥ 直接体験の減少や人間関係の希薄化

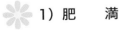 1）肥　　満

　学童期の肥満の大部分は，摂取エネルギーが消費エネルギーを上回る単純性肥満で

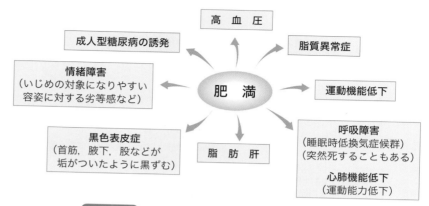

図 2-D-4　肥満から生じる健康障害（村田による）

（日本体育・学校健康センター：児童生徒にみられる生活習慣病と肥満－健康に関する調査報告書－，1999）

ある．

　BMIと肥満度による小児肥満の評価を年齢別に検討すると，身長にかかわらず，男児6歳未満あるいは13歳以上，女児6歳未満あるいは12歳以上では，よく一致する．男児6〜13歳，女児6〜12歳では，BMI（パーセンタイル値）による肥満の評価は，標準的な身長の小児においては肥満度による評価とよく一致するが，肥満度による判定との比較においては，高身長では過大評価，低身長では過小評価する傾向にある．

　令和3年度「学校保健統計調査」によると，前年に比べて肥満傾向児の出現率は，男子では15歳のみ，女子では5歳，11歳，12歳，15歳，16歳で増加している．肥満は，小児にみられる代表的な動脈硬化促進危険因子であり，高血圧や脂質異常症などの生活習慣病を発症しやすい（**図 2-D-4**）．最近の肥満研究の進歩から，子どもの場合にも，皮下脂肪型肥満よりも腹腔内に脂肪が蓄積する内臓脂肪型肥満のほうが，高血圧や糖尿病，脂質異常症，脂肪肝などの合併症が多いことがわかってきた．これまでの疫学調査によれば，子どもの肥満に関係する生活習慣として，運動不足，長すぎるスクリーンタイム（テレビ視聴やパソコン操作，携帯型ゲームなどで遊ぶ時間），睡眠時間，朝食の欠食が指摘されている（平成25年3月小児肥満対策推進委員会：「平成24年度子供の食生活に関するアンケート調査結果」）．

2) や　　せ

　令和3年度「学校保健統計調査」によると，痩身傾向児の出現率は，男子15歳（4.02%），女子12歳（3.55%）でピークとなっている．前年に比べて女子の13歳を除くすべての年齢で減少している．学童期の病的なやせ方は少ないが，消化・吸収障害や代謝性疾患，感染症などが疑われる場合は，早急な医療診断と治療を要する．

3) 鉄欠乏性貧血

　成長期の貧血の多くは，鉄の需要が増大することによる栄養素の不足，とくに，鉄

欠乏性の単純貧血である．この時期特有な鉄欠乏性貧血とヘリコバクター・ピロリによる胃炎との関係が指摘されている．

 4) 小児の生活習慣病

　　小児の生活習慣病とは，成人したときのことを考慮して治療管理しなければならない病気，あるいは状態のことである．その定義（大国による）を次に示す．
　① 小児期にすでにある疾患が成人までつづくもの
　　　糖尿病，虚血性心疾患，消化器潰瘍など．
　② 潜在している生活習慣病
　　　動脈硬化の初期病変が10歳代の小児にもみられる．
　③ 生活習慣病の危険因子がすでに小児期にみられるもの
　　　生活習慣病予備群（肥満，脂質異常症，高血圧など），とくに肥満は，これらすべての危険因子のなかで基本的な共通因子となっている．

〈小児の脂質異常症の食事療法の基準〉

総コレステロール	＜190 mg/dL	適正域
	190～219 mg/dL	境界域
	≧220 mg/dL	高値
LDL コレステロール	＜110 mg/dL	適正域
	110～139 mg/dL	境界域
	≧140 mg/dL	高値
中性脂肪（トリグリセライド）	≧140 mg/dL	高値
HDL コレステロール	＜ 40 mg/dL	低値

　　児童生徒の欠食については，平成22年度「児童生徒の食事状況等調査報告書（食生活実態調査編）」によると，朝食を「必ず毎日食べる」と回答した児童生徒は，平成19年度調査と比較すると，小学校全体90.7％から90.5％へ，中学校全体86.8％から86.6％へと，小中学校ともに若干減少した．「ほとんど食べない」児童生徒は，小学校全体では1.6％から1.5％へ，中学校全体では2.8％と変わらなかったが，男女を比較すると，小学校男子1.6％から1.8％に増加，小学校女子1.5％から1.2％に減少，中学校男子2.9％から3.8％に増加，中学校女子2.8％から1.9％に減少と，女子は減少しているが，小中学校ともに男子の欠食率が増加している．
　　朝食の欠食理由については「食欲がない」「食べる時間がない」が多数を占めており，これまでの調査結果と比べ，学年男女別でほぼ同率になっている．
　　起床時刻は，6：30以前に起床している児童生徒は増加し，早起きの傾向がみられる．一方，小学校で22時までに就寝している児童は，平成19年度と比較すると，増加している．
　　令和元年度「国民健康・栄養調査」では，朝食欠食（7～14歳）の割合は男子5.2％，女子3.4％であった．以上の結果から，学童期における規則正しい生活習慣の実践が

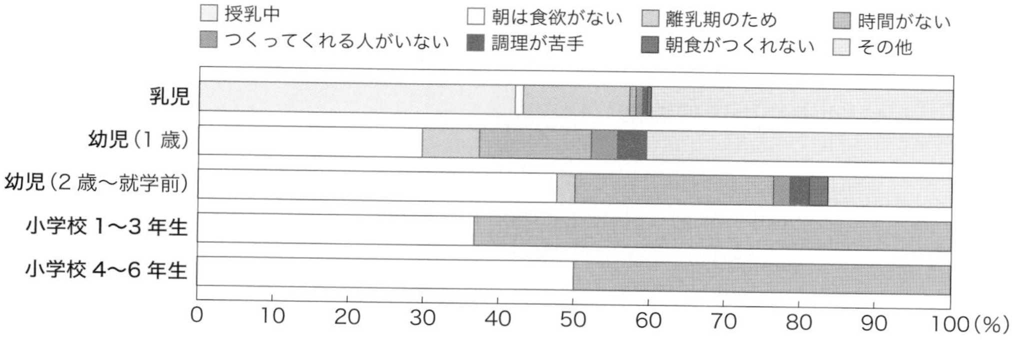
授乳中
つくってくれる人がいない
朝は食欲がない
調理が苦手
離乳期のため
朝食がつくれない
時間がない
その他
乳児
幼児（1 歳）
幼児（2 歳～就学前）
小学校 1～3 年生
小学校 4～6 年生
0
10
20
30
40
50
60
70
80
90
100（%）

図 2-D-5　子どもが朝食を食べない理由

（堤ちはる：母親の食生活と食育についての意識調査，p. 84，母子保健情報，56，2007）

望まれる．1 日 2 回食で 1 食あたりの食事量が多くなると，インスリンの分泌が過剰になり，肥満や脂質異常症など，生活習慣病の原因となる．また，子どもが一人だけで食べる，いわゆる「孤食」も増加している．

一方，母親の朝食摂取頻度が低下するほど，子どもの朝食摂取頻度も低下しており，母親の生活習慣や体調が子どもに強く影響するという調査結果が示された．幼いうちは，子ども自身で食事の用意をすることは困難であるため，子どもの朝食の欠食を予防するためには，親への指導が必要となる（**図 2-D-5**）．社会環境やライフスタイルの変化に伴い，家族そろって食べる機会が少なくなっているからこそ，家族そろって食べる貴重な機会をどう生かすか，その質のあり方がいっそう重要になっている．

5）心の問題

物質的に豊かになったわが国では，学童期にすでに身体的な成熟の時期を迎えている．社会的に適応できるよう心理的な発達をする思春期と成熟時期の誤差があり，子どもから大人になるプロセスに問題を生じている．

（1）不定愁訴

平成 22 年度「児童生徒の食事状況等調査報告書（食生活実態調査編）」によると，学校給食を残すことがある者とない者の不定愁訴との関係は，小学校では「学校給食をいつも残す」と回答した児童生徒の半数以上が「身体のだるさや疲れやすさを感じる」，「イライラする」と回答していた．また，朝食の欠食傾向がある児童生徒は半数以上が「身体のだるさや疲れやすさを感じる」，「イライラする」と回答していた．

（2）不健康なやせ

自分の体型に対して「やせたい」とする割合は，女子で高く，小学校 5，6 年生で約 50% と，痩身願望の傾向がうかがえる．「不健康なやせ」は，心の問題と密接に関連した健康課題の 1 つであり，骨量の減少や不妊など，将来的な健康に深刻な影響をもたらすことも懸念される．

（3）糖尿病の子どもの心理サポート

安全で，楽しく積極的な学校生活をおくるためにも，また，血糖の良好なコントロー

ルのためにも，病気を正しく理解して支援してくれる学校の先生や友人の存在が必要となる．同時に，低血糖に対する予防と対応（インスリンの調節と補食）を身につけ，インスリン注射や血糖自己測定の場所を確保しておくことが必要である．また，課外活動や体育のときの注意点，学校給食のとり方，緊急時の連絡網など，保護者は担任や養護教諭などとあらかじめよく話し合っておくことが重要である．

心の問題は，最初に身体上の異常など，何らかのサインが発せられることが多く，初期に発せられるこのサインを見逃さないように，親に対する学習の機会を提供することが必要である（表2-D-12）．

表2-D-12　小児1型糖尿病の心理的問題

心理的問題	割　合（%）
摂食異常	36
家族のトラブル	22
血糖のごまかし	18
不登校	11
ノイローゼ	5
インスリンの乱用	8

※患児の28〜31%が心理カウンセリングを要する．
（Aono et al, Diab Front., 1990）
（貴田嘉一：小児糖尿病，平成16年度病栄協ガイドブック小児栄養，（社）日本栄養士会全国病院栄養士協議会，2005）

演習問題

1　次の問題点を克服する小学校給食の献立を考えなさい．

・野菜嫌い

・魚嫌い

2　学童期の子どもが朝食を欠食しないようにするには，どうすればよいか述べなさい．

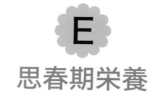

E
思春期栄養

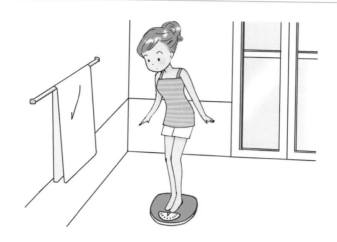

1 生理的特性

　思春期とは，小児から成人へと成長・発達する過程の時期で，とくに，身体的・精神的発達が顕著で，第二次性徴（secondary sex characters）が発現する．

　WHO は，思春期を次のように定義している．

① 第二次性徴の出現から性成熟までの段階

② 子どもから大人へと発達する心理的なプロセス，ならびに自己認識パターンの確立（アイデンティティの確立）までの段階

③ 社会経済上の相対的な依存状態から，完全な自立までの過渡期

　この時期は，きわめて個人差が大きい．一般に，男子は 10 ～ 12 歳からはじまり，18 ～ 19 歳ころまで，女子は 8 歳ころからはじまり，16 ～ 18 歳ころまでをいう．

1）成長急伸

　思春期は，身長や体重など，身体の伸びが著しい．この急速に成長が加速する時期を，第二次発育急進期という．身長は，出生前後から，新生児期・乳児期に最も著しい第一次発育急進期がある．その後，緩やかになるが，思春期に再び急激な伸びを示す．個人差があるが，一般に女子のほうが早く伸びはじめ，9 ～ 10 歳で最大の伸びを示し，14 ～ 15 歳で終了する．男子は 11 ～ 12 歳で最大の伸びを示し，17 ～ 18 歳で終了する．体重の増加は，男子 11 ～ 12 歳，女子 10 ～ 11 歳で最大の増加を示す．

2）第二次性徴

　第二次性徴とは，男性または女性に特有の形質をいう．思春期に第二次性徴が現れ，生殖機能が完成する．思春期前期では，身長や体重などの発育速度曲線が急激に上昇

するが，中期では第二次性徴が顕著となる．女子では乳房が発達しはじめ，皮下脂肪がつき，初経（初潮，最初の月経）を迎える．骨盤，子宮が発達して母性機能が完成する．男子では精通（最初の射精）がみられ，肩幅，胸幅が広くなり，筋肉が発達し，顔面に剛毛が発現して男らしくなる．

 3）精神発達

思春期は，自我や社会性が発達する時期であり，身体的には急激に性成熟する時期でもあるため，心理的変化が著しく，性的関心が強くなり，異性を意識するようになる．

女性ホルモンや男性ホルモンなどの内分泌や生殖機能の成熟など，身体の急激な変化と並行して，心理面でも大きな変化がある．自我意識の高まりによる第二次反抗期や，自分自身に向けられた自己嫌悪感，自尊心をもちやすい時期に入るが，身体的成熟の完成とともに社会性が高まり，心身ともに安定した状態になっていく．

2 栄養上の特徴

 1）食生活の特徴

思春期は，身体的発達だけでなく，精神的な発達も顕著であるが，過敏で不安定な時期でもある．学童期に比べて自己主張が強まり，家庭的な制約から離れて独立して行動するようになる．また，学校のクラブ活動や塾などで帰宅時間が遅くなり，家族との食事の機会が少なくなる．これらから，食事内容の単純化，偏食，朝食欠食，夜食習慣など，種々の問題があげられる．また，急速な成長や女子の月経，過度の運動により生じる貧血，不規則な生活や誤った食情報による食生活の偏りや乱れから生じる肥満，やせ，そのほかの栄養障害など，この時期特有な食に関する問題が多い．しかし，生涯をとおした食生活の確立期であり，とくに，女子は，健全な母体や子育てのための健全な心身両面における準備期間でもあり，必要とされる栄養素を十分摂取できる食生活を確立することが望まれる．

 2）食 教 育

思春期は，生涯で最も疾病罹患率が低い時期である．その一方で，自己中心的で無謀な生活をする若者が多い．また，肥満ややせなど，将来の健康に影響を及ぼすような健康課題もみられるので，自分の食生活を振り返り，評価・改善できる力や，自分の身体の成長や体調の変化を知り，自分の身体を大切にできる力を育むことが大切である．

習得した知識を応用して，自分の健康や食生活に関する課題をみつけ，それを実践し，自ら評価することができるようになり，自分らしい食生活の実現をはかることができるようになること，さらに，社会の一員として，人のために役立つ活動や，一緒に食べる人への気遣いができるなど，周りの人へのかかわり，食文化や環境に積極的

表 2-E-1	思春期 −自分らしい食生活を実現し，健やかな食文化の担い手になろう−
	・食べたい食事のイメージを描き，それを実現できる ・一緒に食べる人を気遣い，楽しく食べることができる ・食料の生産・流通から食卓までのプロセスがわかる ・自分の身体の成長や体調の変化を知り，自分の身体を大切にできる ・食にかかわる活動を計画したり，積極的に参加したりすることができる

（厚生労働省雇用均等・児童家庭局母子保健課，「食を通じた子どもの健全育成（―いわゆる「食育」の視点から―）のあり方に関する検討会」報告書について）

にかかわることを楽しいと感じられるには，食教育が効果的である（**表 2-E-1**）.

近年の思春期の問題行動として，性行動の活発化や低年齢化による人工中絶や性感染症の増加，薬物乱用，飲酒，喫煙，過剰なダイエットが増加しており，思春期の健康をむしばんでいると指摘されている．また，心身症，不登校，引きこもり，思春期やせ症をはじめとした思春期特有の心の問題も深刻化している．このような事態の広がりは，わが国の社会環境の変化を強く反映したものであり，現代社会の問題点そのものである．これらの解決はきわめて困難であるが，改善に向けて積極的に取り組まなければならない.

■思春期の自己管理能力の習得としての
「食べる力」を育むための具体的な支援方策

① 子どもが，生活あるいは学習を行う期間を中心にした支援方策例

保育所，地域子育てセンター，児童館，放課後児童クラブ，学校，児童養護施設など，継続的に，より広がりのある活動をすすめていくために，地域のなかでの連携をはかる.

② 具体的な「食べる力」を育むための支援方策例

現代の子どもの健康課題である肥満や思春期やせ症の予防のために「成長曲線」を活用し，成長の経過を確認していくことで疾病の早期発見をはかるための方法を提案する．小学校高学年から中学生の子どもが自身で成長曲線（p.104，図2-D-1 参照）を描くことで自分の成長を知り，自分の身体を大切にする力を育むとともに，肥満や思春期やせ症の早期発見に役立てることができる（図 2-E-1）.

3　栄養アセスメント

思春期は，第二次性徴の発現や，そのスピードの性差・個人差が大きいのが特徴であり，栄養状態を正確に評価するのが困難な時期でもある．しかし，肥満に伴う脂肪肝や 2 型糖尿病などの生活習慣病は，小児期からすでに発症がみられ，思春期にこれら疾患の発症が増大することから，一人ひとりに対する栄養アセスメントを実施することは重要である.

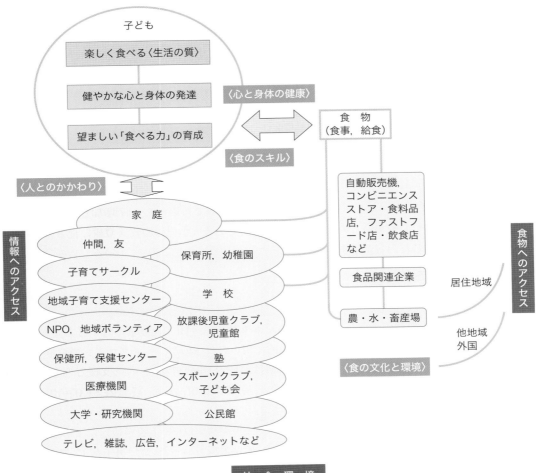

図 2-E-1 食を通じた子どもの健全育成のための環境づくりの推進

（厚生労働省雇用均等・児童家庭局母子保健課，「食を通じた子どもの健全育成（―いわゆる「食育」の視点から―）のあり方に関する検討会」報告書について）

1）血　　圧

　　血圧の内圧が一定の基準を超えて高い状態を，高血圧という．明確な理由がない場合を本態性高血圧といい，発症には遺伝的要因と環境要因が関与しているといわれている．血圧は，家族に高血圧者がいる場合や，肥満などで高くなりやすい．
　　小児の高血圧の基準を**表 2-E-2** に示した．

2）血清脂質

　　血清脂質は，総コレステロール，中性脂肪，HDL コレステロールなどが指標となる．生活習慣病のなかで，とくに，動脈硬化症は，リスクファクターの存在により小児期から発症する事実が指摘されている．とくに，肥満児における総コレステロール高値，

表 2-E-2	小児の年代別・性別高血圧基準		
		収縮期血圧（mmHg）	拡張期血圧（mmHg）
幼　児		≧ 120	≧ 70
小学校	低学年	≧ 130	≧ 80
	高学年	≧ 135	≧ 80
中学校	男　子	≧ 140	≧ 85
	女　子	≧ 135	≧ 80
高等学校		≧ 140	≧ 85

（日本高血圧学会 編：高血圧治療ガイドライン 2019）

HDL コレステロール低値の出現率は顕著である．この時期の脂質異常症は成人期に移行しやすいため，栄養管理は重要である．小児の脂質異常症の食事療法は，成人に準じた内容が望ましい．

3）ヘモグロビン

　鉄の摂取状況の指標として，赤血球数（RBC：血液中の赤血球数），ヘモグロビン（赤血球中の血色素濃度），ヘマトクリット（Ht：血液量に対する赤血球の容積比率）などが用いられる．最も一般的に用いられるのが，ヘモグロビンである．

　WHO による貧血の診断基準は，12〜14 歳男女でヘモグロビン 12.0 g/dL 以下である．15 歳以上の女性は，非妊時 12.0 g/dL 以下，妊娠時 11.0 g/dL 以下であり，男性は 13.0 g/dL 以下である．

　2020 年度の東京都予防医学協会の調査（2022 年版年報）によると，中学生と高校生の各年齢の平均ヘモグロビン値が最低であったのは，男子が 13 歳 14.37 g/dL で，女子では 15 歳 13.17 g/dL であった．ヘモグロビンの平均値が WHO の貧血の範囲内ではないが低値傾向である．

4）身体計測

　身体計測は，栄養状態を的確に把握するための手段として重要な指標であり，比較的簡単に測定することができる．思春期スパートは，個人差が大きいことなどから，体重の変動などは，一人ひとりに対して継続的な観察が必要である．極端な低体重は，思春期やせ症の疑いの可能性があるので，注意を要する．

　栄養状態を反映するものとして，身長・体重から算出される体格指数が有効である．体格指数には，ローレル指数と BMI（またはカウプ指数）がある（p.7 参照）．思春期では，ローレル指数を用いることが多い．国際的には BMI による評価が主流であるが，日本人小児の BMI 基準値を用いた判定基準は確立していない．

4 食事摂取基準と食品選択

1) 食事摂取基準

　思春期は，成長過程の変化が最も大きく，成長や身体活動量に合わせたエネルギー・栄養素を積極的に摂取することが必要で，栄養管理は重要である．

　「日本人の食事摂取基準（2020年）」では，思春期の食事摂取基準を参考体位（身長と体重）と，身体活動レベルを3段階で分類し，エネルギー，栄養素の必要量を提示している．

　推定エネルギー必要量は，12～14歳（中学生）の身体活動レベルⅡ（ふつう）で，男性2,600 kccal，女性2,400 calであり，女性がピークとなっている．15～17歳（高校生）では，男性2,800 kcal，女性2,300 kcalで，男性がピークとなっている．生涯をかけて最大のエネルギー量は，男性15～17歳，女性12～14歳である．

　たんぱく質必要量は，窒素出納法によって得られたたんぱく質維持必要量を用いている．これに消化吸収率や個人間の変動係数を見積り，算出したものを推奨量としている．また目標量も提示している．目標量は一定の栄養状態を維持するのに十分な量としている．推奨量は，12～14歳の男性で60 g，女性では55 gである．15～17歳の男性で65 g，女性では55 gである．目標量は，12～14歳，15～17歳の各年代男女で，13～20％エネルギーである．

　脂質の必要量は，目標量で示している．目標量は12～14歳，15～17歳の各年代男女で，20～30％エネルギーである．

　脂肪酸必要量は，飽和脂肪酸は目標量で，n–6系脂肪酸とn–3系脂肪酸は目安量

表 2-E-3　食事摂取基準（身体活動レベルⅡ）

		中学生 12～14歳		高校生 15～17歳	
		男性	女性	男性	女性
エネルギー	(kcal)	2,600	2,400	2,800	2,300
たんぱく質	(g)	60	55	65	55
たんぱく質エネルギー比	(%)	13～20			
脂質エネルギー比	(%)	20～30			
飽和脂肪酸エネルギー比	(%)	10 以下		8 以下	
n-6 系脂肪酸（目安量）	(g)	11	9	13	9
n-3 系脂肪酸（目安量）	(g)	1.9	1.6	2.1	1.6
炭水化物エネルギー比	(%)	50～65			
カルシウム（推奨量）	(mg)	1,000	800	800	650
鉄（推奨量）	(mg)	10.0	8.5（月経なし） 12.0（月経あり）	10.0	7.0（月経なし） 10.5（月経あり）
食塩相当量（目標量）	(g)	7 未満	6.5 未満	7 未満	6.5 未満

（厚生労働省：日本人の食事摂取基準 2020 年版）

で示している．飽和脂肪酸は，12〜14歳の男女とも10％エネルギー以下，15〜17歳の男女とも8％エネルギー以下であり，高年齢で低エネルギー比率である．

n-6系脂肪酸は12〜14歳男性で11 g，女性では9 gである．15〜17歳男性で13 g，女性では9 gである．n-3系脂肪酸は12〜14歳男性で1.9 g，女性では1.6 gである．15〜17歳で男性2.1 g，女性1.6 gである．

炭水化物必要量は目標量で示している．たんぱく質と脂質のエネルギー比率を差し引いた残りのエネルギー比率であり，各年代男女で50〜65％エネルギーである．近年，炭水化物（糖質）を極端に制限するダイエットを好むものが多いが，好ましくない．糖質（グルコース）は脳や神経のエネルギー源になる．糖質が不足すると筋肉内のたんぱく質からアミノ酸による糖新生がなされ，たんぱく質の利用効率が低下する．炭水化物は必要量を摂取すべきである．

ミネラルは，とくにカルシウムと鉄が重要である．骨量が最も蓄積される時期は，男性13〜16歳，女性11〜14歳である．とくに思春期前半にカルシウム蓄積速度が最大となり，この期間に最大骨量の1／4が蓄積されるといわれている．将来の骨粗鬆症予防のためにも，この時期に十分にカルシウムをとるのが最も重要で，かつ効果的である．

カルシウムの必要量（推奨量）は，12〜14歳男性で1,000 mg，女性では800 mgである．15〜17歳男性で800 mg，女性では650 mgである．

この時期は，身長・体重の急速な増加に対応すべく，鉄の需要増大が起こる．需要増大の主な原因は，男性は筋肉の急激な発達（鉄が必要），女性は月経（失血）による鉄の喪失である．

鉄の必要量（推奨量）は，12〜14歳男性で10.0 mg，女性では（月経なし）8.5 mg，（月経あり）12.0 mgである．15〜17歳男性で10.0 mg，女性（月経なし）で7.0 mg，女性（月経あり）では10.5 mgである．

カルシウムや鉄の吸収率を高めるためには，たんぱく質，ビタミン，ほかのミネラルを組み合わせてとるとことが重要である．

食塩目標量は，12〜14歳男性で7.0 g未満，女性では6.5 g未満，15〜17歳男性で7.5 g未満，女性では6.5 g未満である．

 2）食品構成と献立例

思春期の基本的な食品類別荷重平均成分表および食品分類表を巻末**付表5**に示した．成長期の思春期男子，思春期女子の栄養摂取基準を参考に，中学生と高校生の食品構成案を**表2-E-4**に示した．献立作成は，食品構成案にもとづいて行う．中学生の献立例を**表2-E-5**に，高校生の献立例を**表2-E-6**に示した．

なお，献立作成時には次の項目を参考にするとよい．

① 米（ごはん）と正の相関の高い食品は，魚，大豆，野菜である．
　　米を主食として位置づけることは，健全な食生活の基本である．
② いも類は，比較的安定したビタミンCの供給源となる．できるだけ摂取するように心がける．

③ たんぱく質は，質のよい食品から供給する．

　　乳類は，カルシウムの補給源となるので，十分に摂取する．

　　鉄の補給と動物性食品の摂取も心がける．

④ 野菜類は，ビタミン，ミネラル，食物繊維を多く含む．

　　野菜の1日分の食事摂取基準は，15〜17歳では，緑黄色野菜120gとそのほかの野菜230gで，12〜14歳の食事摂取基準より増量されている．近年の若者の嗜好として，野菜サラダのような生食を好むが，生野菜はかさの割に重量が少なく，摂取量が不足しやすい．ボリュームを減らす加熱調理法を活用するとよい．

⑤ 果実類の過剰摂取は，血液中の中性脂肪を上昇させるという報告がある．とりすぎに注意が必要であるが，近年，若年者では果実類の摂取量が減少している．適量摂取が望まれる．

表2-E-4　食品構成案

食品群		中学生（12〜14歳）男子	女子	高校生（15〜17歳）男子	女子
穀類	(g)	400	360	470	330
種実類	(g)	5	5	5	5
いも類	(g)	100	100	100	100
砂糖類	(g)	10	10	10	10
菓子類	(g)	30	30	30	30
油脂類	(g)	25	20	25	20
豆類	(g)	80	80	80	80
果実類	(g)	150	150	150	150
緑黄色野菜	(g)	100	100	120	120
その他の野菜	(g)	200	200	230	230
きのこ類	(g)	10	10	10	10
藻類	(g)	10	10	10	10
調味嗜好飲料	(g)	60	60	70	70
魚介類	(g)	70	60	70	70
肉類	(g)	70	60	70	60
卵類	(g)	50	50	50	50
乳類	(g)	350	350	300	300
その他の食品	(g)	5	5	5	5
栄養価計算値	エネルギー (kcal)	2,650	2,440	2,860	2,334
	たんぱく質 (g)	90.3	83.08	93.6	82.9
	動物性たんぱく質比 (%)	50	49	47	51
	脂質エネルギー比 (%)	24	24	23	25
	n-6系脂肪酸 (g)	11.84	10.94	12.12	10.83
	n-3系脂肪酸 (g)	1.98	1.88	2.1	2.05
	たんぱく質エネルギー比 (%)	13	13	13	14

表 2-E-5　中学生献立例（12〜14歳）

	献立	材料	1人分分量(g)	調理上のポイント
朝食	トースト¹⁾	食パン	120	1) トーストは，脂質の摂取量を控えるために，バターやマーガリンを使わず，ジャムを使用する
		いちごジャム	15	
	目玉焼き	卵	50	
		調合油	1	
		塩	0.2	
	付合せ	パセリ	2	
	サラダ	レタス	30	
		きゅうり	30	
		グリーンアスパラガス	10	
		プレスハム	15	
		ドレッシング	10	
	牛乳	牛乳	200	
昼食	ごはん	精白米	120	2) 豚肉は，塩，こしょうをして，小麦粉をまぶし，オリーブ油でソテーする．付合せのパプリカとズッキーニは大きく切り，オリーブ油で焼き，塩，こしょうで味つけをする 3) 材料は乱切りにし，さといも，ごぼう，こんにゃく，いんげんは下ゆでする．いんげんを除いた材料を油で炒めてから，だしを加える．途中で調味し，さらに煮込む．器に盛りつけて，ゆでたいんげんを添える
	ポークソテー²⁾	豚ロース肉	70	
		小麦粉	5	
		塩	0.2	
		こしょう	少々	
		オリーブ油	2	
	付合せ	ズッキーニ	25	
		パプリカ	20	
		オリーブ油	2	
		塩	0.1	
		こしょう	少々	
	炒り煮³⁾	ちくわ	30	
		にんじん	15	
		さといも	40	
		ごぼう	20	
		こんにゃく	30	
		さやいんげん	7	
		調合油	3	
		砂糖	2	
		しょうゆ	3	
	浅漬け	だいこん	30	
		だいこん(葉)	15	
		塩	0.3	
間食(3時)	おむすび	精白米	50	
		たらこ	15	
		焼きのり	2	
	フルーツ	りんご	100	

	献立	材料	1人分分量(g)	調理上のポイント
夕食	ごはん	精白米	110	
	カニと豆腐のスープ	かに（缶）	10	
		豆腐(絹ごし)	20	
		しいたけ(生)	10	
		ねぎ	30	
		ごま油	1	
		しょうゆ	1	
		塩	0.4	
		かたくり粉	2	
	さば香り焼き⁴⁾	さば	70	4) さばは，しょうゆ，酒を合わせたたれに漬ける．たまねぎ，しそは小口切りにする．クッキングホイルにさばをのせ，上にたまねぎ，しそをのせて包み，蒸し焼きにする
		たまねぎ	20	
		しそ（葉）	2	
		しょうゆ	3	
		酒	2	
	付合せ	だいこん	30	
	小松菜のごま浸し	こまつな	60	
		えのきたけ	10	
		油揚げ	4	
		しょうゆ	3	
		砂糖	2	
		白ごま	3	
	ひじき入りポテトサラダ⁵⁾	じゃがいも	70	5) ひじきは，汚れをとって水に戻し，やわらかくなってからゆでる．じゃがいも，にんじんをゆでる．材料をマヨネーズであえ，調味する
		にんじん	10	
		きゅうり	20	
		ひじき（乾）	4	
		ブロッコリー	20	
		マヨネーズ	7	
	フルーツ	バナナ	50	
		キウイフルーツ	50	

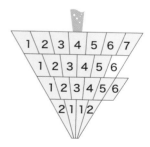

	エネルギー(kcal)	たんぱく質(g)	脂質(g)	炭水化物(g)	カルシウム(mg)	鉄(mg)	食塩相当量(g)
朝食	588	23.1	20.7	76.2	294	2.0	3.0
昼食	786	22.9	24.0	116.8	102	2.8	1.8
間食	250	6.5	0.9	53.2	15	0.8	0.7
夕食	822	27.3	19.8	124.2	288	5.9	2.1
合計	2,446	79.8	65.4	370.4	699	11.5	7.6

表 2-E-6　高校生献立例（15〜17 歳）

献 立	材 料	1人分分量 (g)	調理上のポイント
ごはん	精白米	120	
みそ汁	豆腐（木綿）	20	
	わかめ（生）	5	
	みそ（淡色辛）	8	
納豆	納豆	40	
	ねぎ	10	
	しょうゆ	3	
野菜炒め 1)	ウインナーソーセージ	5	1) ウインナーソーセージは，斜め切りにし，野菜類は，同程度の大きさに切る．材料を油で炒め，塩，こしょうで味つけする
	もやし	30	
	にんじん	10	
	ピーマン	20	
	たまねぎ	30	
	塩	0.5	
	こしょう	少々	
	調合油	3	
ヨーグルト	ヨーグルト（脱脂加糖）	100	
スパゲッティミートソース	スパゲッティ	90	
	牛赤身ひき肉	40	
	たまねぎ	50	
	オリーブ油	7	
	塩	0.5	
	こしょう	少々	
	ケチャップ	15	
	ウスターソース	5	
	粉チーズ	10	
ビーンズサラダ 2)	白いんげん（缶）	40	2) 缶詰の白いんげんは，さっとゆでこぼす．ほかの野菜は，適当な大きさに切る．たまねぎは，薄くスライスし，水にさらす．材料をドレッシングであえる
	レタス	30	
	きゅうり	20	
	セロリー	20	
	たまねぎ	10	
	フレンチドレッシング	15	
フルーツ	オレンジ	100	

朝食 / 昼食

献 立	材 料	1人分分量 (g)	調理上のポイント
ピザトースト	食パン	60	
	しばえび	20	
	マッシュルーム	10	
	ピーマン	5	
	ミックスチーズ	20	
	トマトピューレ	10	
	パセリ	2	
番茶	番茶	200	
ごはん	精白米	120	
フライ盛り合わせ 3)	さけ（生）	30	3) えびは，背ワタと殻を除き，腹側に包丁を入れる．豚ひれ肉，さけの切り身，えびに衣をつけて，油で揚げる　キャベツのせん切りとレモンを添える
	えび	20	
	豚ひれ肉	30	
	小麦粉	10	
	卵	10	
	パン粉	15	
	揚げ油	15	
付合せ	キャベツ	30	
	レモン	10	
	とんかつソース	10	
ひじき炒り煮 4)	ひじき（乾）	10	4) ひじきは水で戻す．油抜きした油揚げ，にんじんは短冊に切る．れんこんは，いちょう切りにする．油でにんじんとひじきを炒め，だし（適量）を加えて煮る．途中でれんこん，油揚げを加えて調味し，さらに煮込む
	にんじん	10	
	油揚げ	5	
	れんこん	10	
	植物油	2	
	砂糖	2	
	しょうゆ	3	
香り漬け	はくさい	40	
	きゅうり	15	
	セロリ	15	
	しそ（葉）	2	
	塩	0.2	
	酢	2	
フルーツ	りんご	150	
	いちご	30	

間食 / 夕食

	エネルギー (kcal)	たんぱく質 (g)	脂 質 (g)	炭水化物 (g)	カルシウム (mg)	鉄 (mg)	食塩相当量 (g)
朝食	651	20.0	10.9	115.0	211	3.4	2.3
昼食	711	25.3	24.0	91.9	233	3.9	2.8
間食	235	12.3	7.2	28.9	169	1.2	1.4
夕食	930	28.0	22.9	147.1	224	3.8	2.1
合計	2,527	85.6	65.0	382.9	837	12.3	8.6

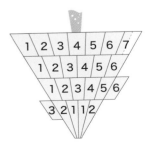

5　栄養関連疾患とケア

1）摂食障害

　　摂食障害（eating disorders）は，思春期の心因性疾患の代表的なものである．食行動異常を代表とする疾患で，神経性食欲不振症（anorexia nervosa：AN，拒食症）と神経性過食症（bulimia nervosa：BN，過食症）があげられる．おもに，10〜30歳の女性に発症することが多い．神経性食欲不振症は，別名，思春期やせ症ともいわれる．

　　『健やか親子21』（21世紀の母子保健分野のおもな取り組みを示した計画書の1つ）では，思春期やせ症を，思春期の健康教育運動として位置づけ，2005年5月，思春期やせ症の診療指針を厚生労働省指針として発表した（思春期やせ症と思春期の不健康やせの実態把握および対策に関する研究班）．この指針では，思春期やせ症は，現代の子どもを襲う社会病であり，ストレスを「食べることをめぐるこだわり」に置き換える摂食障害としている．思春期やせ症は，予防と早期発見・早期治療がとくに重要で，軽症のうちに治療すれば治りやすいが，病気が進行すると，栄養障害から成長・発達を障害する．さらに放置すると将来QOLの低い人生になる．とくに10代に発症した場合は，思春期の成長・発達のスパート期に体重減少と多臓器障害が生じ，深刻な心身両面の発達障害が生じる．また，大人になり，妊娠，出産，育児でつまずきやすく，わが子を可愛がることができない，離乳食を食べさせることができないなど，育児障害により次世代の心の発達に悪影響を及ぼす場合もあることが知られている．

　　思春期やせ症の予防・早期発見には，学校検診時にみつけ出すことがすすめられている．学校健康診断時に次の3項目について確認する．
　　① 身長・体重からやせと判定（肥満度−15％以下）
　　② 加えて，成長曲線の異常（体重が1チャンネル以上下方シフト）
　　③ 除脈を合併（安静時脈拍が60拍／分未満），3か月以上の無月経（初経前を除く）
　　以上の3項目をみたす場合は，思春期やせ症を疑い，医療機関に紹介するとしている．早期発見のためには，とくに，健康診断時の体制づくりや，医療機関への連絡方法を整備しておくこと．校医，養護教諭，スポーツ指導者など生徒にかかわる人が，日ごろから予防教育を行うのが望ましいとしている（図2-E-2）．

　　神経性過食症は，過食，偏食，隠れ食い，盗み食いなど，食行動異常を起こすことにより発症する．生物学的要因として，うつ病性障害との合併が多く，不安障害，強迫性障害などの合併が多い．社会的要因としては「痩身が美しいとする価値観」の影響も指摘されている．神経性過食症の特徴は，繰り返す「むちゃ食い」で，一般的に，甘い，高エネルギーの食品が選ばれ，短時間に大量に食べてしまう．過食後に自発的な嘔吐，下剤や利尿剤などの乱用，絶食後に過激な運動など，体重増加を防ぐための不適切な代償行為を行うことが多い．また，拒食から過食に走るケースもある．過食症の治療は，本人の治療意欲をいかに持続させ，改善させるかが重要となる．

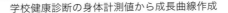

```
┌─────────────────────────────────────────────┐
│      学校健康診断の身体計測値から成長曲線作成      │
└─────────────────────────────────────────────┘
                      │
┌─────────────────────────────────────────────┐
│ ①肥満度−15％以下                              │
│ ②成長曲線において体重が1チャンネル以上下方シフト   │
└─────────────────────────────────────────────┘

        上記①②に該当する生徒を保健室で問診・診察

┌──────────────────────┐      ┌──────────────────────┐
│「徐脈（60/分未満）」      │      │                        │
│「3か月以上の無月経」      │      │   身体症状を伴わない場合   │
│（初経前を除く）を伴う場合   │      │                        │
└──────────────────────┘      └──────────────────────┘
           │                              │
┌──────────────────────┐      ┌──────────────────────┐
│      医療機関へ紹介       │      │   学校保健室で経過観察    │
└──────────────────────┘      └──────────────────────┘
```

図 2-E-2 学校における思春期やせ症早期発見の実際

（厚生労働科学研究：思春期やせ症の診断と治療ガイド，文光堂，2005）

 ## 2) 肥　　満

　　令和 3 年度「学校保健統計調査」によると，肥満傾向児の出現率のピークは，男子 10 歳と 12 歳の 12.58％，女子 11 歳 9.42％である．過食と運動不足によって肥満になるケースが多い．思春期は一般に，食欲が高まり，急激に体格が大きくなる．思春期肥満は，男子では食物の摂取が多いことが，女子では運動不足がおもな原因となる．この時期の肥満は，脂肪細胞数が増える増殖型肥満になりやすく，増殖型肥満は，生涯をとおして肥満になることが多い．肥満を是正するためには食習慣の改善が必要である．

　　■食習慣改善のポイント

① 不規則な食事時間，まとめ食いをやめる．

② 夜遅い食事をやめる．

③ 多すぎる間食に注意し，間食は時間を決めてとる．

④ 早食いの習慣をやめる．

⑤ ストレスは，食べること以外で解消するように心がける．

　　思春期の肥満治療は，生活面に親の介入がむずかしいため困難である．治療は，中学生以降は生徒の自主性に任せて行うことになる．

　　肥満の判定基準　→1 章，p.7 参照

 ## 3) 貧　　血

　　思春期は，身体の急激な成長・発達に伴い血液量が著しく増加する．そのため，鉄の需要に対する供給が不足がちになり，鉄欠乏性貧血を起こしやすい．とくに，女子では月経による生理的失血により，男子では著しい筋肉の増加や激しい運動により貧血（スポーツ貧血）を起こすことがある．また，この時期によくみられる女子のダイエット志向による減食や欠食，レバーなどの動物性食品嫌いなどの偏食も発症の要因となる．また，胃・十二指腸潰瘍などの消化管からの出血や，受験勉強などのストレ

スにより症状が進む場合もあるので，注意が必要である．

　東京都予防医学協会による 2020 年度の「貧血調査」（2022 年版年報）では，検診後に要受診と診断された比率が高かったのは，男子では 11 歳 1.24% と 15 歳 1.01%，女子では 14 歳 10.09% と 15 歳 9.66% で，女子で高比率だった．

　貧血の治療は，原因となった疾患の治療と鉄剤の服用である．食事療法は補助的な手段となるが，貧血が軽度の場合や再発予防には重要である．

　食事療法のポイントは，鉄を多く含む食品をとることである．鉄にはヘム鉄と非ヘム鉄があり，吸収率が異なる．ヘム鉄を多く含むのは，レバーをはじめとする肉類，魚介類などの動物性食品で，その吸収率は 23 〜 35% と高い．また，非ヘム鉄は，大豆・大豆製品や，こまつななどの緑黄色野菜に多く含まれ，吸収率は約 5% と低い．非ヘム鉄は，動物性たんぱく質やビタミン C を多く含む野菜類，いも類，果実類などと一緒にとると吸収率を高めることができる．造血ビタミンであるビタミン B_2・B_6・B_{12}，ニコチン酸，葉酸を多く含む食品の摂取も重要である．

　将来の潜在性鉄欠乏性貧血や妊娠に伴う貧血を防ぐためにも，思春期の貧血を予防し，改善しておくことが大切である．

 ### 4）朝食欠食，夜食習慣

　3 食の食事リズムの消失による「欠食」「間食の食事化」「食事の間食化」「夜食」など，正しい食習慣の欠如がみられる．

　令和元年「国民健康・栄養調査」によると，朝食欠食の割合が，7〜14 歳男子で 5.2%，女子では 3.4% であり，15〜19 歳男子で 19.2%，女子では 5.9% であった．朝食欠食は，男子に多く，高学年で多くなっていた．

　欠食のおもな理由としては，食欲がない，食べる時間がない，などがあげられる．また主食のみや間食に食べるようなものを朝食にしている場合もある．

　夜食でよく食べるものは，スナック菓子，アイスクリーム，ヨーグルト，菓子パンなど，高エネルギーの食品が多い．

　近年，生徒の生活リズムが「夜型」になっており，これが朝食欠食につながっていると考えられる．生活習慣の乱れを見直すために，文部科学省が推進している「早寝早起き朝ごはん」運動を，より一層展開していく必要がある．

 ### 5）個食・孤食の傾向

　家族と一緒の食事の場でも，自分の嗜好により 1 人だけインスタント食品などを食べる「個食」，家族とともに食事をせず，1 人で食べる「孤食」が増えてきている．

　思春期では，家族との食事を拒否し，独自の行動パターンをとる（生活のすべてに他人の干渉をさける），また，家族間の時間的ギャップから生じる 1 人での食事が多くなっている．とくに，朝食を 1 人で食べる生徒は，学年が上がるにつれて増加している．また，夕食を 1 人で食べる児童生徒も，近年増加傾向を示している．このような 1 人での食事は嗜好偏重になりやすく，栄養素摂取の偏りが生じやすい．できるだけ家族そろっての食事を心がけ，偏りがなく，栄養のバランスを考えた食事内

容にしていく必要がある.

演 習 問 題

1　次の栄養アセスメントから栄養ケア計画を作成しなさい.

15 歳女子

身長 155 cm, 体重 39 kg, 身体活動レベル II, ヘモグロビン 10 g/dL

・女子の成長曲線から現状を判定しなさい.

・BMI を算出しなさい.

・食事摂取基準に従って, 食品構成を作成しなさい.

・以上の栄養アセスメントより栄養ケア計画を作成しなさい.

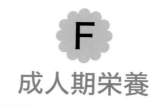

F

成人期栄養

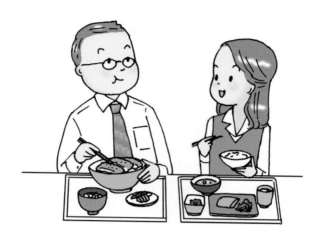

生理的特性

　ここで述べる成人期とは，20 〜 64 歳までの年齢を対象とする．成人期の前半は肉体的に充実し，生涯のうちで最も活動的な年代である．就労，結婚，出産など生活の転機もある．生活全般が社会生活によって規制され，生活習慣，ライフスタイルの影響を受けやすい．また，運動不足，睡眠不足，ストレス過剰に加え，食事の規則性なども損なわれやすい．後半は肉体的に衰えがみられるものの，円熟した判断力や指導力により，社会的にも家庭においても重要な位置を占め，安定した生活を営むことができる．しかし，加齢とともに，不適切な食生活や生活習慣により，肥満，高血圧，脂質異常症，糖尿病など，生活習慣病の発症も多くなる．

(1) 身体機能の変化

　30 歳ころから，すべての臓器に機能低下の傾向がみられる．呼吸器，循環器系は加齢の影響が大きい（**図 2-F-1**）．基礎代謝基準値と基礎代謝量は加齢に伴い減少するが，発育期の変化に比べてその減少幅は少ない．成人期の後半は，閉眼片足立ちの平衡感覚や腕立て伏せなどの筋力が著しく衰え，体力の低下，疲労回復の遅れを自覚する（**図 2-F-2**）．加齢に伴い糖代謝や脂質代謝なども低下する．女性は妊娠，分娩を体験し，やがて更年期を迎え，心身の不調を訴えるようになる．

　更年期（閉経期）栄養　→ p.162 参照

(2) 生活習慣上の問題

　成人期は，仕事中心の不規則な生活による運動不足，睡眠不足，精神的なストレス，喫煙，飲酒など，健康を脅かす要因が増加しやすい．さらに，核家族化，女性の就労の増加，外食産業・食品産業の発展により不規則な食事時間，外食・欠食の増加，単

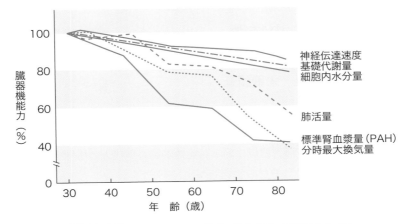

図 2-F-1　諸生理機能の推移（30 歳を 100％として）

（江澤郁子 編：成人期の栄養，N ブックス応用栄養学，建帛社，p.91，2003）

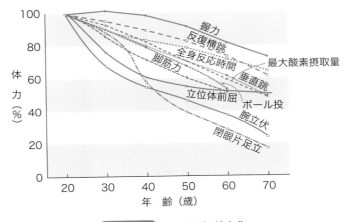

図 2-F-2　体力の加齢変化

（宮澤節子 ほか：成人期・実年期栄養，栄養学各論実習，学建書院，2001）

身赴任などから生活習慣上の問題がみられる時期でもある．

　このような不適切な食生活の状態をつづけることにより，健康を害している人が増加する．生活形態の変化に伴い多様化した食生活の改善は大切であり，健康な高齢期を迎えるためにも適正な栄養管理が必要となる．2008 年から医療保険を運営する機関に，メタボリックシンドロームの概念を取り入れた生活習慣病予防を目的とした特定健診（糖尿病などの生活習慣病に関する健康診査），特定保健指導（特定健診の結果により健康の保持に努める必要がある者に対する保健指導）の実施が義務づけられた．これに伴い，40 歳代からは特定健診・特定保健指導などを受け，つねに健康生活の自己管理を心がける（p.18，エイジングに伴う生活習慣病の対応参照）．

2 栄養上の特徴

1）国民健康・栄養調査

　国民健康・栄養調査から，多くの国民に，運動不足や高エネルギーの食事を摂取するなど，食習慣の乱れがみられ，メタボリックシンドローム（内臓脂肪症候群）をはじめ，生活習慣病に陥る可能性が高い現代人の生活実態が浮き彫りになった．

（1）肥満とやせの状況

　令和元年「国民健康・栄養調査」の結果*を**図 2-F-3** に示した．

　肥満者（BMI $\geqq$ 25）の割合は，男性 33.0％，女性 22.3％であり，この 10 年間でみると女性では有意な増減はみられないが，男性では平成 25 年から令和元年の間に有意に増加している．

　やせの者（BMI $<$ 18.5）の割合は，男性 3.9％，女性 11.5％であり，この 10 年

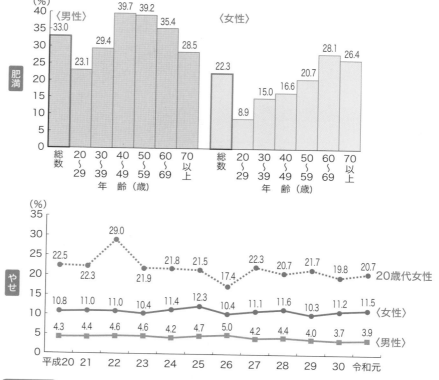

図 2-F-3　肥満とやせの状況（20 歳以上，肥満：BMI $\geqq$ 25，やせ：BMI $<$ 18.5）
（令和元年国民健康・栄養調査）

---

*新型コロナ感染症（COVID-19）のため，令和 2 年度，3 年度の国民健康・栄養調査は行われていない．

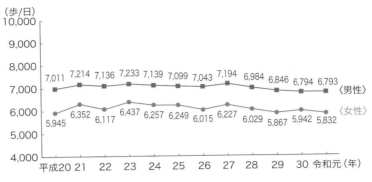

図 2-F-4 歩数の平均値の年次推移（20 歳以上）
（令和元年国民健康・栄養調査）

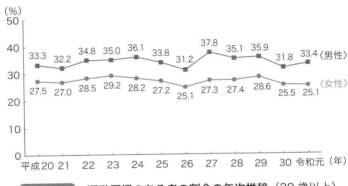

図 2-F-5 運動習慣のある者の割合の年次推移（20 歳以上）
（令和元年国民健康・栄養調査）

間でみると男女ともに有意な増減はみられなかった．女性では 20 歳代で，やせの割合が高い．

(2) 1 週間の運動時間，運動習慣者

　1 日の歩数の平均値は，男性 6,793 歩，女性 5,832 歩であり，この 10 年間でみると，男性では有意な増減はなく，女性では有意に減少している（**図 2-F-4**）．

　運動習慣のある者の割合は，男性 33.4％，女性 25.1％であり，この 10 年間でみると，男性では有意な増減はなく，女性では有意に減少している（**図 2-F-5**）．

(3) 喫煙の状況

　現在，習慣的に喫煙している者の割合は 16.7％である．性別では，男性 27.1％，女性 7.6％であり，この 10 年間でみると総数，男女ともに有意に減少している（**図 2-F-6，7**）．

(4) 食習慣の状況

　朝食の欠食率は，男性 15.3％，女性 9.0％で，年齢階級別にみると，男女とも 20 歳代でもっとも高く，それぞれ 29.9％，18.9％である（**図 2-F-8**，平成 30 年）．

　夕食の開始時間は，男女ともに 20 〜 60 歳代で，午後 9 時以降に食べる者の割合

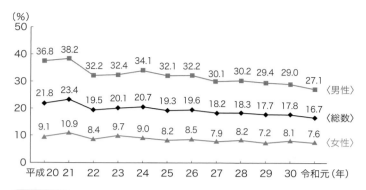

図 2-F-6 現在習慣的に喫煙している者の年次推移（20 歳以上）

（令和元年国民健康・栄養調査）

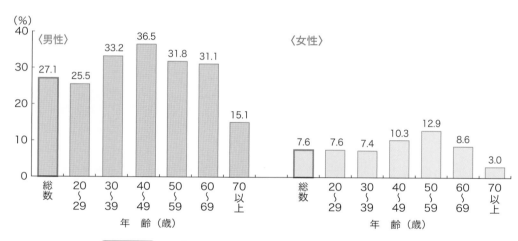

図 2-F-7 現在習慣的に喫煙している者の割合（20 歳以上）

（令和元年国民健康・栄養調査）

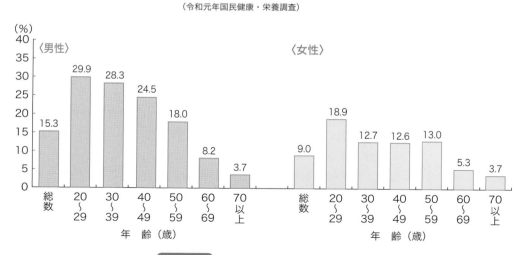

図 2-F-8 朝食の欠食率（20 歳以上）

注）ここでいう欠食とは，菓子，果物，乳製品，嗜好飲料などの食品のみを食べた場合，錠剤などによる栄養素の補給，栄養ドリンク剤のみの場合，食事をしなかった場合の合計である．

（平成 30 年国民健康・栄養調査）

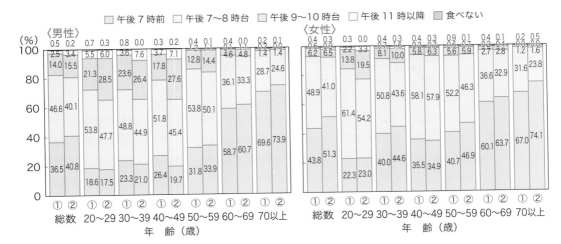

〈男性〉

	午後7時前	午後7～8時台	午後9～10時台	午後11時以降	食べない

図 2-F-9　夕食開始時間（20歳以上）（①平成9年・②平成18年）

（平成18年国民健康・栄養調査）

が増加していた．とくに男性の30～40歳代では，午後11時以降の者が7.0％以上であった（図2-F-9，平成18年）．就寝前のエネルギー・脂質の過剰摂取による体脂肪の蓄積，さらに翌朝お腹が空かないことによる朝食の欠食となり，食習慣の悪循環が懸念される．

 ### 2）生活習慣・食習慣のあり方

生活習慣病の発症は，その人の栄養状態のあり方により大きく左右される．さらに，ライフスタイルや食生活を取り巻く環境因子により影響を受けやすい．成人期に食習慣や生活習慣を見直し，ライフスタイルを整えることで，その後の疾病の予防と治療に反映させることができる．ここでは，ライフスタイル別に生活習慣・食習慣のあり方について述べる．

（1）単身生活者の栄養

単身生活者は外食に依存する度合いが大きく，また，一人暮らしの気楽さから食生活が不規則になることが多い．朝食を食べない，加工食品（加工済み食材），中食（仕出し弁当，持ち帰り弁当など），外食などに依存する率が高く，食品のとり方に偏りがみられる．健康で充実した食生活を営むために，健康づくりの重要性を自覚し，実行可能なところから食生活の見直しをはかることが大切である．具体的には，自炊への挑戦，手軽にできる朝食づくり，外食利用時のメニュー選択の方法などである．

外食の場合，栄養の偏った献立が多いので，日替わり定食など，使用食品数の多いものを選び，栄養素の不足分は，ほかの2食で必ず補うようにする．

（2）単身赴任者の栄養

単身赴任者の生活は不規則になりやすく，とくに，食生活の乱れからくる健康問題が重視される．一人暮らしの食材の買物や食事づくりが面倒になり外食に依存する場合が多く，欠食，偏食，不規則な食事，孤独感からの過度の飲酒など，生活のリズム

の乱れや栄養的バランスを欠く傾向が強い．一人ひとりが自覚をもって正しい食生活を身につけるためには，栄養バランスを考えた外食利用の仕方をはじめ，簡単にできる食品の購入・保存・食べ方などについて，家族や専門家の支援により自己管理能力を高めることが大切である．

（3）エネルギーの過剰摂取と肥満

　肥満とは，エネルギーの過剰摂取によって脂肪組織が過剰に蓄積した状態をいう．肥満は，体重が増加した量だけ身体の負担となり，肥満を放置すると血液中の中性脂肪，コレステロールの増加や，耐糖能が低下し，糖尿病，高血圧，脂質異常症，動脈硬化症，心疾患など，生活習慣病を招きやすくなる．また，肥満度が高いほど死亡率が高くなる．

　平成30年「国民健康・栄養調査」結果の，BMIと腹囲計測による肥満の状況は，上半身肥満が疑われる者の割合が，男性30.8%，女性14.9%であった．40〜60歳代男性の約1／3に上半身肥満の疑いがみられた（**図2-F-10**）．

　エネルギー制限を基本に消費エネルギーを換算し，摂取エネルギー量が多くならないように食事量を調節する．また，皮下脂肪に変換しやすい炭水化物や脂肪の摂取量を減らすように心がける．一方，身体の構成成分として利用するたんぱく質の量と質を確保し，ほかの栄養素は『日本人の食事摂取基準（2020年版）』（以下，食事摂取基準）を参考に，過不足のないようにする．個人の食習慣をよく観察し，急激な食事量の減少や禁止食品の指示などは，かえってストレスとなり，適正な食習慣をつくる妨げになるので注意する．欠食，夕食の遅延，夜食・早食いなどがある場合は，規則的で好ましい食習慣となるよう摂食行動の改善をはかる．

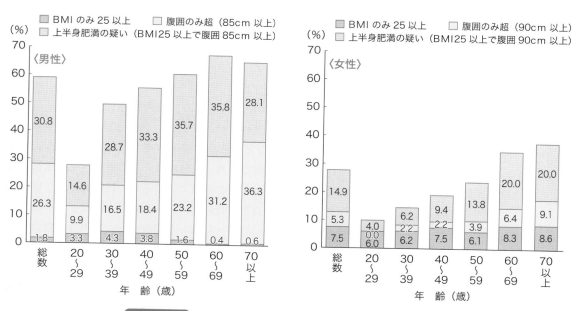

図2-F-10　BMIと腹囲計測による肥満の状況（20歳以上）
（平成30年国民健康・栄養調査）

食事内容，食行動の見直しと同時に，脂肪組織の消費とエネルギー消費を増す運動療法を実施する．1日10,000歩程度の歩行や，最大酸素摂取量の50%運動（心拍数120回/分程度が目安）を20分/日など，日常生活において今まで以上に身体を動かすことを奨励し，運動の種類や量は無理なく継続できるものを選択する．

　急激な減量は，リバウンドを繰り返し，除脂肪体重（lean body mass：LBM，筋肉や骨，内臓など脂肪以外の組織の重さ）を減少させる．1か月に1～2kg程度の減量が適切である．

（4）脂質の過剰摂取と脂質異常症

　脂質異常症は動脈硬化の誘因となり，加齢に伴ってそのリスクは大きくなる．18～64歳は脂質エネルギー比20～30%以内を目標に，生活習慣が原因となるほかの因子にも注意が必要である．→p.157参照

（5）カルシウム不足と骨粗鬆症

　成人期以降に起こる骨の萎縮骨折は，男性より閉経後の女性に多い（図2-F-11，12）．骨のカルシウムとコラーゲンが減少する状態が進行すると，腰背痛や骨折などを起こしやすくなる．骨はつねに代謝を繰り返し，古い骨は破壊され，そこに新しい骨が形成される．骨の形成には副甲状腺ホルモンとカルシトニン，活性型ビタミンD，エストロゲンが関与し，互いに代謝のバランスを保ちながら調節されている．破壊の速度に見合う新しい骨の形成が行われなくなると骨量が減少し，骨折しやすくなり，骨粗鬆症が発症する．

　骨量の減少速度を遅らせるためには，若いころからカルシウム，コラーゲン形成に必要なビタミンC，骨を丈夫に保つビタミンDが不足しないよう注意する．カルシウムは食事摂取基準の推奨量の650mg/日以上とする．ただし，男性は18～29歳800mg/日以上，30～64歳750mg/日以上とする．適度な運動を心がけ，ビタミンD活性化のために日光浴を適度に取り入れるなど，骨の老化を予防する．

（6）鉄の不足と貧血

　鉄は，健康な成人では体内に3～4gあり，うち約65%が赤血球中にヘモグロビ

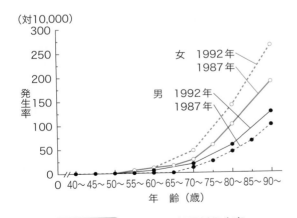

図2-F-11 大腿部頸部骨折発生率
（江澤郁子 編：成人期の栄養，Nブックス応用栄養学，建帛社，p.103，2003）

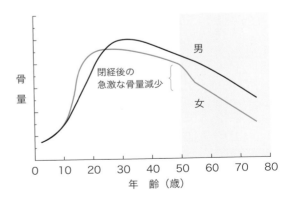

図2-F-12 骨量の変化と年齢
（江澤郁子 編：成人期の栄養，Nブックス応用栄養学，建帛社，p.103，2003）

ンとして含まれている．体内の鉄は，すべて食品から補給されたもので，毎日の食事からはわずか10％程度しか吸収されない．鉄は，腸粘膜の脱落とともに毎日失われており，女性の場合は，さらに月経による損失がある．したがって，食物による鉄の補給が不足すると貧血をきたす．

鉄の補給には，吸収のよいヘム鉄を多く含むレバー，魚貝，肉などを積極的にとる．また，ビタミンCには還元作用があるため，非ヘム鉄などを吸収しやすくする．一方，タンニンを含むコーヒー，紅茶，緑茶などは鉄の吸収を妨げるので，食事中は控える．

（7）食塩の過剰摂取と高血圧

令和元年「国民健康・栄養調査」によると，20歳以上の1日あたりの食塩の平均摂取量は，食事摂取基準の目標量（男性7.5g未満，女性6.5g未満）を上回り，男性10.9g，女性9.3gである．食塩は，いも類，野菜類，果物など，カリウム（ナトリウムの排泄を促す）の多い食品とのバランスをとる．調理などで味つけされる食塩以外に，食品に含まれるナトリウム量（食塩相当量）にも注意する．

食塩の摂取量は，上記の目標量未満をめざして，食塩含有量の多い漬物類，つくだ煮類，加工食品（干物や練り製品，缶詰，インスタント食品など）の摂取は控える．

■減塩のポイント
① 新鮮な材料を選んで，食品のもち味を生かし，味つけは全体的にうす味にする．
② だし汁は複合調味料を使わず，天然だしを利用する．
③ 調味料は，計量して使う．
④ 梅干し，漬物，つくだ煮，魚の干物などは，どれか1品だけにして，重ねてとらないようにする．
⑤ 汁物は1日1回までにする．
⑥ みつば，しその葉，みょうがなど，香味野菜の利用法を工夫する．
⑦ すだち，レモン，ゆずなど，酸味のある食品の利用法を工夫する．
⑧ めん類やどんぶり物は回数を少なくし，めん類の汁は飲まない習慣を．
⑨ インスタント食品や外食を利用すると食塩摂取量が多くなるので，1日に1食以内とする．

（8）欠　食

平成30年「国民健康・栄養調査」によると，外食の利用頻度が高い現在の食生活では，朝食の欠食も年々増加傾向にある．朝食の欠食率は，男女とも20歳代が最も高く，男性の30〜40歳代でも高い値を示している（p.140，図2-F-8参照）．このような食習慣の繰り返しは，栄養のバランスをくずし，健康を害する原因となる．自己の日常生活全体を見直す機会をつくり，生活リズムを整え，1日3回の食事を目標に，適切な栄養量を摂取することが大切である．

近年，サプリメントの利用が増えているが，サプリメントに頼りすぎて基本的な食生活をおろそかにし，逆に健康を損なう場合がある．サプリメントを利用する場合は，あくまでも規則正しい食生活の補助としての役割を理解したうえで，内容をよく把握してから利用することが望ましい．

表 2-F-1 アルコール濃度とエネルギー（100 mL 中）

種　類		品名など	濃度（%）	エネルギー（kcal）	備　考（mL）	
醸造酒	ビール	淡色	4.6	39	小缶	350
		黒色	5.3	45	中缶	500
		スタウト	7.6	62	大びん	633
	発泡酒		5.3	44		
	清酒	吟醸酒	15.7	103	銚子 1 本	150
	ワイン	白	11.4	75	ワイングラス	60
		赤	11.6	68	コップ	200
蒸留酒	焼酎	乙類	25.0	144	1 合	180
	ウイスキー		40.0	234	シングル	30
	ブランデー		40.0	234	ダブル	60
	ウォッカ		40.4	237		
再製酒	梅酒		13.0	155		

（東　愛子，原田まつ子 編：壮年期の栄養管理，栄養学各論実習，講談社サイエンティフィク，p.123，2001 より一部改変，エネルギー（kcal）八訂で計算）

(9) 飲　　酒

　アルコールは，適量であれば楽しみやストレス解消，HDL コレステロールを高めるなどの利点がある．しかし，過度の飲酒は，肝臓・膵臓障害，アルコール依存症など，心身に悪影響を与える．

　アルコールのエネルギー値は，ほぼアルコール濃度で決まる．アルコールの過剰摂取（毎日，清酒 3 合以上，またはビール大びん 2 本以上）に注意する．

　アルコール濃度とエネルギーについて**表 2-F-1** に示した．

　健康で豊かな食生活をおくるには，アルコール飲料に関する正しい知識と適切な飲み方に加えて，つまみの選び方にも配慮が必要である．

(10) 喫　　煙

　タバコの健康に及ぼす影響については，1950 年代の疫学研究により指摘されるようになり，その後，WHO をはじめ各国でタバコの広告や喫煙の規制など，各種の対策がとられるようになった．喫煙は，循環器系疾患の危険因子であるだけでなく，肺がんをはじめとした各種のがん，胃・十二指腸潰瘍などの消化器疾患，そのほか，さまざまな疾患の危険性が増大する．妊婦の喫煙は，低出生体重児，早産，妊娠合併症の危険性が高くなる．また，受動喫煙の危険性も指摘されている．

(11) ストレス

　現代社会はストレスにさらされやすい．ストレスを受けると，代謝は異化亢進状態となり，エネルギーの需要が増加する．交感神経系の活動が亢進し，消化液の分泌を減少させ，消化管の運動も低下させるため，食欲低下を生じやすい．ストレス状態がつづくと体たんぱく質が減少する．また，ストレスに対抗する副腎皮質ホルモンの合成にはビタミン C が欠かせないため，1 日 100 mg 以上摂取する（p.218 参照）．

　　■食事のポイント

　・たんぱく質　→ストレスへの抵抗力を高める．

表 2-F-2	健康づくりのための休養指針

(1) 生活にリズムを
- 早めに気づこう，自分のストレスに
- 睡眠は気持ちよい目覚めがバロメーター
- 入浴で，からだも心もリフレッシュ
- 旅に出かけて，心の切り換えを
- 休養と仕事のバランスで能率アップと過労防止

(2) ゆとりの時間でみのりある休養を
- 1日30分，自分の時間を見つけよう
- 活かそう休暇を，真の休養に
- ゆとりの中に，楽しみや生きがいを

(3) 生活の中にオアシスを
- 身近ななかにもいこいの大切さ
- 食事空間にもバラエティを
- 自然とのふれあいで感じよう，健康の息ぶきを

(4) 出会いときずなで豊かな人生を
- 見い出そう，楽しく無理のない社会参加
- きずなのなかではぐくむ，クリエイティブライフ

(厚生省，1994)

表 2-F-3	健康づくりのための睡眠指針 2014 〜睡眠 12 箇条〜

1. 良い睡眠で，からだもこころも健康に．
2. 適度な運動，しっかり朝食，ねむりとめざめのメリハリを．
3. 良い睡眠は，生活習慣病予防につながります．
4. 睡眠による休養感は，こころの健康に重要です．
5. 年齢や季節に応じて，ひるまの眠気で困らない程度の睡眠を．
6. 良い睡眠のためには，環境づくりも重要です．
7. 若年世代は夜更かし避けて，体内時計のリズムを保つ．
8. 勤労世代の疲労回復・能率アップに，毎日十分な睡眠を．
9. 熟年世代は朝晩メリハリ，ひるまに適度な運動で良い睡眠．
10. 眠くなってから寝床に入り，起きる時刻は遅らせない．
11. いつもと違う睡眠には，要注意．
12. 眠れない，その苦しみをかかえずに，専門家に相談を．

(厚生労働省，2014)

- ビタミン C　→副腎皮質ホルモンをつくる．
- カルシウム　→神経をしずめる．
- ビタミン B 群　→疲労感や精神的な落ち込みを防ぐ．
- ビタミン E　→ストレスに対する抵抗力を高める．

そのほか，適切な休養をとることにより生活の質が向上し，精神的ストレスに強い身体をつくることができる．

1994 年 4 月，『健康づくりのための休養指針』そして，2014 年 3 月，『健康づくりのための睡眠指針 2014〜睡眠 12 箇条〜』が策定された（**表 2-F-2, 3**）．

(12) ライフスタイル別のメニュー作成

■食品構成および献立作成上の留意点

① 1 日の食事内容全般を，労働条件と日常生活の内容とのつながりから考える．

② 総エネルギーの配分は，理想的には 1：1：1 がよいが，実状に応じてそれに近いものとする．

③ 労働条件が多様化しているので，一人ひとりのライフスタイルに合わせて消費するエネルギー量を的確に把握し，過剰栄養にならないようにする．

④ エネルギー量以外の栄養素も，毎食一定の比率でとることが望ましい．朝食抜き，不規則な食事では，労働力を養うことも，健康を維持することもできないので，問題のある食習慣は改善する．

年齢，性，仕事内容により食品の目安がわかるように，ライフスタイル別（身体活動レベル I 〜III）に，食品構成案および栄養価を**表 2-F-4** に示した．

表 2-F-4　身体活動レベル別食品構成案および栄養価

食 品 群		身体活動レベルⅠ		身体活動レベルⅡ		身体活動レベルⅢ	
		男性	女性	男性	女性	男性	女性
穀　類	(g)	340	270	410	300	460	360
いも類	(g)	80	70	80	80	80	80
砂糖類	(g)	10	10	15	10	20	15
油脂類	(g)	25	18	30	18	40	30
豆　類	(g)	75	65	75	75	80	75
魚介類	(g)	50	50	50	50	60	50
肉　類	(g)	45	40	55	45	60	45
卵　類	(g)	40	25	40	40	40	40
乳　類	(g)	200	200	200	200	220	200
緑黄色野菜類	(g)	150	150	150	150	150	150
その他の野菜類	(g)	200	200	200	200	200	200
果実類	(g)	150	100	200	150	200	150
藻　類	(g)	3	3	5	3	5	3
調味料類	(g)	40	40	50	40	50	50
栄養価計算値	総エネルギー　　(kcal)	2,166	1,782	2,517	1,974	2,843	2,284
	総たんぱく質　　　(g)	69.9	61.2	77.4	67.1	84.8	72.0
	(動物性たんぱく質)　(g)	(30.5)	(27.8)	(32.4)	(30.5)	(36.2)	(30.5)
	総脂質　　　　　　(g)	55.3	46.7	65.0	50.2	77.3	62.9
	たんぱく質エネルギー比 (%)	12.9	13.7	12.3	13.6	11.9	12.6
	脂質エネルギー比　 (%)	23.0	23.6	23.2	22.9	24.5	24.8
	炭水化物エネルギー比 (%)	64.1	62.7	64.5	63.5	63.6	62.6
	穀類エネルギー比　 (%)	52.2	49.9	53.7	50.5	53.8	51.4
	動物性たんぱく質比　(%)	43.6	45.4	41.9	45.5	42.7	42.4

3　栄養アセスメント

　　国民健康・栄養調査では，国民の健康増進をはかるための基礎資料を得るために，身体状況調査，栄養摂取状況調査および生活習慣調査が実施されている．

　　身体状況調査は，身長，体重，腹囲，血圧，血液検査，歩行数について，問診では血圧降下剤の服用，運動習慣，喫煙習慣，飲酒習慣の有無を聞いている．人体の構成成分を知るためには，体脂肪量や筋たんぱく量，内臓たんぱく量を反映した栄養パラメータを組み合わせて測定する．骨密度（骨中のミネラルが骨全体に占める割合）を測定すると同時に，脂肪量，除脂肪組織，水分量の測定をすることも可能である．そのほか，生理的・生化学的検査データの収集をしながら栄養状態を評価する．特定健診における生活習慣病予防のために行われるおもな検査項目を表 2-F-5 に示した．

　　栄養摂取状況調査は，栄養状態を知るためには必要条件であり，栄養評価を行うための重要な手段となる．摂取量の過不足の判断は，健康人では，食事摂取基準が 1

表 2-F-5　特定健診におけるおもな検査項目

検査項目			判定値[*1]
身体計測	BMI	(kg/m²)	25 以上
	内臓脂肪面積	(cm²)	100 以上
	腹囲（ウエスト周囲径）	(cm)	男性：85 以上，女性：90 以上
血　　圧	収縮期血圧	(mmHg)	130 以上
	拡張期血圧	(mmHg)	85 以上
血中脂質	中性脂肪（TG）	(mg/dL)	150 以上
	HDL	(mg/dL)	40 未満
	LDL	(mg/dL)	120 以上
血　　糖	空腹時血糖	(mg/dL)	100 以上
	ヘモグロビンA1c	(%)	5.6 以上
肝 機 能	AST（GOT）	(U/l)	31 以上
	ALT（GPT）	(U/l)	31 以上
	γ-GTP	(U/l)	51 以上
尿 検 査	糖		（－）
	蛋白		（－）

*1 厚生労働省の基準をもとに作成
※グレー部分の検査項目は，メタボリックシンドロームの判定項目，または，特定保健指導の判定項目でもある.

（日本私立学校振興・共済事業団：平成 26 年版　特定健診ガイドブックより一部改変）

つの目安として利用されているので，その値を摂取量と比較する.

　栄養教育を行うには，食歴・体重歴・社会心理歴の問診，栄養状態および栄養素欠乏による症状の観察，1 日の生活時間［起床，就寝，食事，間食，仕事，余暇（運動）］や食事の食べ方，食事摂取時間，偏食，食習慣，食嗜好など，食行動による改善すべき問題点を把握する必要がある.

　具体的な身体測定および評価法や栄養評価方法　→ 1 章，p.4〜11 参照

4　食事摂取基準と食品選択

 ### 1）食事摂取基準

　食事摂取基準の策定においては，健康人だけではなく，軽度の生活習慣病を有するために，特定保健指導など保健指導の対象となる者も食事摂取基準の対象としている.

　成人期における食事摂取基準の要点を次に示した.

① EBN（evidence-based nutrition）にもとづいて策定された.

② 目的と対象者

　　生活習慣病対策に関して，従来の健常者における一次予防（発症予防）に加えて，おもな生活習慣病（高血圧，脂質異常症，糖尿病，慢性腎臓病）罹患者における重症化予防も念頭に置いた策定がなされている.

表 2-F-6	目標とする BMI の範囲（18 歳以上）[*1, 2]
年　齢（歳）	目標とする BMI（kg/m²）
18〜49	18.5〜24.9
50〜64	20.0〜24.9
65〜74[*3]	21.5〜24.9
75 以上[*3]	21.5〜24.9

[*1] 男女共通．あくまでも参考として使用すべきである．
[*2] 観察疫学研究において報告された総死亡率が最も低かった BMI をもとに，疾患別の発症率と BMI との関連，死因と BMI との関連，喫煙や疾患の合併による BMI や死亡リスクへの影響，日本人の BMI の実態に配慮し，総合的に判断し目標とする範囲を設定．
[*3] 高齢者では，フレイルの予防および生活習慣病の発症予防の両者に配慮する必要があることもふまえ，当面目標とする BMI の範囲を 21.5〜24.9 kg/m² とした．

③ 食事アセスメント

　食事アセスメント（体格の測定を含む）を行い，その結果にもとづいて食事摂取基準を活用することとされている（逆にいえば，食事アセスメント（体格の測定を含む）を行わずに食事摂取基準を活用する行為を戒めている）．

④ エネルギー摂取量の過不足の評価方法

　エネルギー摂取量の過不足の評価には推定エネルギー必要量は用いずに，体重の変化（または BMI）を用いるとされている（**表 2-F-6**）．

⑤ エネルギー産生栄養素バランス

　たんぱく質，脂質，および炭水化物のエネルギー産生栄養素バランスが算定され，そのなかに飽和脂肪酸が含まれている．

⑥ 減塩

　ナトリウムの目標量の上限がさらに下げられた．

エネルギー産生栄養素バランスが目標量として算定されている．食事摂取基準の活用にあたっては，次の指針が与えられている．

① 栄養摂取状況のアセスメント，体重および BMI の把握を行い，エネルギー過不足は，体重の変化または BMI を用いて評価する．

② 身体活動レベル I の場合，少ないエネルギー消費量に見合った少ないエネルギー摂取量を維持することになるため，健康の維持・増進の観点からは，身体活動量を増加させる必要がある．

30 〜 49 歳，50 〜 64 歳のおもな栄養素の食事摂取基準を**表 2-F-7** に示した．

2）食事方針

　成人期の特徴をふまえ，性，年齢，職業，健康状態，身体活動レベルなど，ライフサイクルに応じた食事方針を示す．とくに，50 歳以降は運動量が少なく，消化・吸収能力の低下がみられることから 3 食の食事配分や食形態，調理などに配慮する必要がある．

（1）栄養管理の留意点

① 標準体重を維持することを目標に，消費エネルギーと摂取エネルギーのバラン

表 2-F-7 食事摂取基準

			30〜49 歳		50〜64 歳		食事摂取基準の指標
			男性	女性	男性	女性	
エネルギー (kcal/日)	身体活動レベル*1	I	2,300	1,750	2,200	1,650	推定エネルギー必要量
		II	2,700	2,050	2,600	1,950	
		III	3,050	2,350	2,950	2,250	
たんぱく質エネルギー比 (%)			13〜20		14〜20		目標量*4
脂質エネルギー比*2 (%)			20〜30				
飽和脂肪酸エネルギー比 (%)			7 以下				
炭水化物エネルギー比*3 (%)			50〜65				
食物繊維 (g/日)			21 以上	18 以上	21 以上	18 以上	
ビタミン A (μgRAE/日)			900	700	900	700	推奨量
ビタミン B$_1$ (mg/日)			1.4	1.1	1.3	1.1	
ビタミン B$_2$ (mg/日)			1.6	1.2	1.5	1.2	
ビタミン C (mg/日)			100	100	100	100	
カルシウム (mg/日)			750	650	750	650	
鉄 (mg/日)			7.5	6.5	7.5	6.5	
（月経あり）				10.5		11.0	
食塩相当量 (g/日)			7.5 未満	6.5 未満	7.5 未満	6.5 未満	目標量

*1 身体活動レベルは，低い，ふつう，高いの 3 つのレベルとし，それぞれ I，II，III で示した．
*2 脂質については，その構成成分である飽和脂肪酸など，質への配慮を十分に行う必要がある．
*3 食物繊維の目標量に十分注意する．
*4 各栄養素の範囲については，おおむねの程度を示したものであり，弾力的に運用すること．

（厚生労働省：日本人の食事摂取基準 2020 年版）

スをはかる．エネルギーの過剰摂取は肥満を誘発し，血清総コレステロール，中性脂肪が増加し，耐糖能が低下する．肥満は生活習慣病発症の危険因子となる．

② たんぱく質は毎食適量摂取する．アミノ酸組成の優れた良質のたんぱく質は動物性たんぱく質で，全体の 40 〜 50 ％を目安にする．植物性たんぱく質である大豆およびその製品も積極的にとるようにする．

③ 脂肪の質的配慮として，飽和脂肪酸エネルギー比は 7 ％以下，n-6 系脂肪酸，n-3 系脂肪酸は食事摂取基準の目安量とし，コレステロールの過剰摂取はさける．

④ 食物繊維については，食事摂取基準の目標量以上の摂取を心がける．

⑤ 糖分の過剰摂取は，肥満をはじめ血液成分にも悪影響を及ぼす．砂糖含有量の多い菓子類，甘味飲料などは摂取量を控える．

⑥ カルシウム源となる牛乳またはヨーグルトや，十分な野菜類と適量の果物，いも類，藻類は毎日摂取する．

⑦ 食塩は，男性 7.5 g 未満／日，女性 6.5 g 未満／日を目標にする．塩分含有量の多い調味料や加工食品の使用を控える．料理は，だし汁や酢，香辛料などを利用し，全体的にうす味に慣れるようにする．

表 2-F-8　食品構成案

食　品　群		30～40 歳代		50～60 歳代	
		男性	女性	男性	女性
穀　類	(g)	400	300	360	290
いも類	(g)	80	80	80	80
砂糖類	(g)	15	10	15	10
油脂類	(g)	30	18	30	18
豆　類	(g)	75	75	75	65
魚介類	(g)	60	50	60	50
肉　類	(g)	50	45	50	40
卵　類	(g)	40	40	40	25
乳　類	(g)	200	200	200	200
緑黄色野菜類	(g)	150	150	150	150
その他の野菜類	(g)	200	200	200	200
果実類	(g)	150	150	150	150
藻　類	(g)	5	3	5	3
調味料類	(g)	50	40	50	40
栄養価計算値	総エネルギー (kcal)	2,477	1,974	2,312	1,864
	総たんぱく質 (g)	79.7	67.1	75.4	64.2
	(動物性たんぱく質) (g)	(35.5)	(30.5)	(33.6)	(29.1)
	総脂質 (g)	66.2	50.2	64.2	43.6
	たんぱく質エネルギー比 (%)	12.9	13.6	13.0	13.8
	脂質エネルギー比 (%)	24.1	22.9	25.0	21.1
	炭水化物エネルギー比 (%)	63.1	63.5	62.0	65.1
	穀類エネルギー比 (%)	53.7	50.5	51.3	51.6
	動物性たんぱく質比 (%)	44.5	45.5	44.6	45.3

(2) 食品構成

　　成人期を 30 ～ 40 歳代と 50 ～ 60 歳代に分け，身体活動レベル I ～ II に相当する男女別の食品構成案を表 2-F-8 に示した．

3) 献 立 例

　　献立作成および外食の選択に際して，栄養素の過不足がなく，一人ひとりに適した食事を摂取することが健康の維持・増進をはかるための必須条件である．
　　エネルギーの食事摂取基準は，身体活動レベル I（低い）の女性 1,650 ～ 1,750 kcal，II（ふつう）の女性 1,950 ～ 2,050 kcal，I（低い）の男性 2,200 ～ 2,300 kcal として献立例を示した（表 2-F-9 ～ 11）．
　　献立作成では，主食の量の調整，一部のメニュー変更や食材料の代替，一品追加，調理法の変更など，展開献立にすると，ライフスタイル別の食生活管理が容易になる．

表 2-F-9　成人期献立例（身体活動レベルⅠ，女性）

献立	材料	1人分分量 (g)	調理上のポイント
朝食 ごはん	精白米	70	
みそ汁	なす	40	
	みょうが	5	
	だし汁	150	
	米みそ	10	
納豆とオクラのおろしあえ[1]	ひきわり納豆	40	1) オクラをまな板の上にのせ，塩をパラパラとふり，両手の平をオクラに当て，転がす．これを「板ずり」といい，ゆであがりの色が鮮やかになる
	だいこん	40	
	オクラ	10	
	しょうゆ	3	
しらたきの炒り煮	しらたき	50	
	たらこ	10	
	とうがらし	少々	
	植物油	4	
	みりん	3	
	しょうゆ	3	
バナナヨーグルト	バナナ	30	
	ヨーグルト（全脂無糖）	120	
昼食 ごはん	精白米	70	
コンソメスープ	たまねぎ	50	
	しいたけ（生）	10	
	パセリ	少々	
	固形コンソメ	1.0	
	塩	0.3	
	こしょう	0.01	
スパイシーチキン[2]	鶏もも肉（皮なし）	70	2) 鶏肉は，そぎ切りにする　ボールにおろしたたまねぎ，調味料を入れ，よく混ぜて鶏肉を漬け込む　オーブンで焼く
	たまねぎ	4	
	にんにく	1	
	カレー粉	少々	
	塩	0.5	
	こしょう	0.01	
	しょうゆ	1	
付合せ	キャベツ	20	
	トマト	30	
	レモン	10	
ひじきのサラダ	ひじき（乾）	6	
	かに風味かまぼこ	10	
	きゅうり	10	
	にんじん	5	
	植物油	4	
	酢	6	
	しょうゆ	3	

献立	材料	1人分分量 (g)	調理上のポイント
間食 さつまいものオレンジ煮[3]	さつまいも	60	3) さつまいもは，1cm厚さの半月か輪切りにし，水につけてアク抜きする　2〜3分間ゆでて，ざるにあげる　なべにさつまいも，1cm厚さの輪切りにしたオレンジ，オレンジジュース，砂糖，塩を入れて火にかけ，煮立ったら中火で煮る
	オレンジ	50	
	オレンジジュース	30	
	砂糖	4	
	塩	0.2	
夕食 ごはん	精白米	70	
焼き魚	さんま	70	
	すだち	10	
	だいこん	30	
	しょうゆ	5	
お浸し[4]	こまつな	70	4) こまつなは，すぐに火がとおるので，少しかためにゆでる
	梅びしお	5	
	しょうゆ	3	
	みりん	3	
里芋のあおのりまぶし	さといも	70	
	塩	0.5	
	あおのり	少々	
フルーツ	ぶどう	50	

	エネルギー (kcal)	たんぱく質 (g)	脂質 (g)	炭水化物 (g)	食塩相当量 (g)
朝食	510	18.4	12.6	76.7	2.8
昼食	423	18.2	7.9	66.1	2.5
間食	126	1.1	0.1	29.5	0.2
夕食	549	17.6	16.6	78.9	2.3
合計	1,608	55.3	37.2	251.2	7.8

たんぱく質エネルギー比　13.8%
脂質エネルギー比　20.8%
炭水化物エネルギー比　62.5%

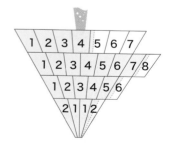

表 2-F-10　成人期献立例（身体活動レベルⅡ，女性）

	献　立	材　料	1人分分量(g)	調理上のポイント
朝食	パン	ライ麦パン	100	
		マーガリン	10	
		あんずジャム	10	
	帆立貝のアスパラミルク煮[1]	ほたてがい	40	1）じゃがいもは，ゆでる
		ボンレスハム	10	平なべに油を熱し，ほたてがいと，ほかの材料をさっと炒める
		じゃがいも	40	
		アスパラガス	10	
		アスパラガス（水煮缶）	10	
		しょうが	少々	牛乳，酒，コンソメスープを入れ，塩，こしょうで味つけする
		牛乳	50	
		酒	6	
		固形コンソメ	0.5	
		塩	0.2	水溶きかたくり粉を加え，とろみをつける
		こしょう	0.01	
		植物油	2	
		かたくり粉	2	
	海藻サラダ	レタス	20	
		きゅうり	20	
		トマト	30	
		とさかのり（赤）	10	
		とさかのり（青）	10	
		わかめ	10	
		ドレッシング（和風）	15	
		レモン	1切	
		りんご	150	
昼食	ごはん	精白米	85	2）さばに小麦粉をまぶし，160～170℃の油でからりと揚げる
	さばのおろし煮[2]	さば	80	
		小麦粉	2	
		植物油	5	だいこんは，おろして軽く水気を絞る
		だいこん	60	
		あさつき	少々	なべにだし汁，砂糖，しょうゆを入れて煮立て，さばを加えてひと煮立ちさせる
		だし汁	50	
		しょうゆ	6	
		砂糖	2	
	小松菜の炒め煮	こまつな	80	だいこんおろしを加え，1～2分間煮る
		しめじ	20	
		植物油	4	
		砂糖	1	
		しょうゆ	3	3）さといもは，皮をむき，面取りし，塩でもんでぬめりを取り，水洗いして水気をきる
		酒	4	
		だし汁	50	
	里芋の白煮[3]	さといも	80	
		だし汁	80	
		砂糖	3	かぶるくらいの水を入れて中火で2～3分煮て，ざるにあげ，だし汁で煮る
		塩	0.2	
		しょうゆ（薄口）	2	
		ゆず	1	

	献　立	材　料	1人分分量(g)	調理上のポイント
夕食	ごはん	精白米	85	
	鶏の赤ワイン煮[4]	若鶏肉（手羽皮つき）	80	4）厚手のなべに油を入れて熱し，塩，こしょうをした鶏肉を入れ，強火で表面に焦げ目をつけて焼く
		たまねぎ	60	
		にんにく	3	
		マッシュルーム	40	
		レモン果汁	少々	
		パセリ	少々	トマトピューレ，ぶどう酒，スープ，ブーケガルニを加え，強火で煮立ててアクを取り弱火にする
		ぶどう酒（赤）	60	
		固形コンソメ	1.0	
		トマトピューレ	16	
		ブランデー	10	20分煮てから鶏肉を取り出し，バターで炒めたたまねぎ，マッシュルームを加える．5分ほど煮て，塩，こしょうで調理する
		ブーケガルニ	少々	
		小麦粉	6	
		植物油	3	
		バター	2	
		塩	0.3	
		こしょう	0.01	最後にブランデーを加えて火を止め，パセリのみじん切りを散らす
	カリフラワーの甘酢あえ	カリフラワー	80	
		しょうが	5	
		だし汁	4	
		砂糖	2	
		酢	10	
		塩	0.2	
	ミルクティー	脱脂粉乳	10	
		紅茶・浸出液	150	

	エネルギー(kcal)	たんぱく質(g)	脂　質(g)	炭水化物(g)	食塩相当量(g)
朝食	591	15.4	14.2	92.3	3.9
昼食	653	22.4	19.9	92.3	2.2
夕食	679	24.5	16.4	89.8	1.3
合計	1,923	62.3	50.5	274.4	7.4

たんぱく質エネルギー比　13.0%
脂質エネルギー比　23.6%
炭水化物エネルギー比　57.1%

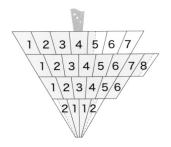

表 2-F-11　成人期献立例（身体活動レベルⅠ，男性）

	献　立	材　料	1人分分量 (g)	調理上のポイント
朝食	ごはん	精白米	100	
	しじみのみそ汁	しじみ	20	
		だし汁	150	
		米みそ	8	
	冷や奴の納豆のせ	豆腐（絹ごし）	100	1）ひじきは，水で戻し，ざるにあげる
		ひきわり納豆	20	なべにだし汁，みりんを入れ，ひじきを加えて汁けがなくなるまで煮てさます
		しょうゆ	2	
		からし（練り）	少々	
		あさつき	少々	
	ひじきの梅あえ[1]	ひじき（乾）	5	れんこんは，いちょう切りにして，酢水にさらし，アクを抜き，さっとゆでてさます
		だし汁	50	
		みりん	2	
		れんこん	20	
		ぶどう（生）	10	ぶどう，裏ごしした梅干し，調味料と混ぜる
		梅干し	3	
		しょうゆ	2	
		みりん	2	
	フルーツミルク	キウイフルーツ	100	
		牛乳	200	
昼食	トマトスパゲッティ[2]	スパゲッティ	100	2）トマトは，皮を湯むきし，2つに割って，両手で軽く握りつぶす．身は，粗みじん切りにして，汁と一緒にボールにとる ※トマトの水煮缶を利用すると手間が省ける
		トマト	160	
		たまねぎ	30	
		にんじん	10	
		セロリ	5	
		にんにく	2	
		オリーブ油	10	
		バター	10	
		ローリエ		
		塩	1.0	
		こしょう	0.01	
		バジル	適量	
		パルメザンチーズ	5	
	たこのエスカベージュ[3]	たこ（ゆで）	50	3）ゆでだこは，5mm厚さのそぎ切りにする
		セロリ	5	
		ピーマン（青）	10	
		ピーマン（黄）	10	
		ピーマン（赤）	10	
		塩	0.2	
		ごま	少々	
		酢	4	
		オリーブ油	5	
		パセリ	少々	
	フルーツヨーグルト	ヨーグルト（脱脂加糖）	150	
		グレープフルーツ	100	

	献　立	材　料	1人分分量 (g)	調理上のポイント
夕食	ごはん	精白米	100	
	ブロッコリーとじゃがいものみそ汁	ブロッコリー	20	
		じゃがいも	50	
		しめじ	20	
		だし汁	150	
		米みそ	10	
		ごま	1	
	カリカリパン粉の重ねかつ[4]	豚もも肉（薄切り）	90	4）フライパンにパン粉，バターを入れ，パン粉がきつね色になるまで炒める
		塩	0.5	
		こしょう	0.01	火を止めてパルメザンチーズとタイムを混ぜ合わせる
		小麦粉	3	
		パン粉	6	
		バター	3	
		パルメザンチーズ	2	豚肉は，3枚重ねにし，塩，こしょうで調味し，小麦粉，卵白，パン粉の順に衣をつけ，220℃のオーブンで7〜8分焼く
		タイム	少々	
		卵（卵白）	10	
		キャベツ	20	
		トマト	40	
		パセリ	1	
		ウスターソース（中濃）	8	
	たたききゅうりとしらす干しの酢の物[5]	きゅうり	50	5）きゅうりは，すりこぎで全体を軽くたたいて割れ目を入れ，4〜5cm長さに切る
		しらす干し	10	
		赤とうがらし	少々	赤とうがらしは種を除いて小口切りにする
		酢	7	
		砂糖	3	
		しょうゆ	2	

	エネルギー (kcal)	たんぱく質 (g)	脂　質 (g)	炭水化物 (g)	食塩相当量 (g)
朝食	680	23.8	13.8	110.6	2.9
昼食	820	29.9	26.4	109.5	2.2
夕食	724	28.8	18.2	106.0	3.0
合計	2,224	82.5	58.4	326.1	8.1

たんぱく質エネルギー比　14.8%
脂質エネルギー比　23.6%
炭水化物エネルギー比　58.7%

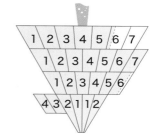

5 栄養関連疾患とケア

1）生活習慣病の予防

生活習慣病は，食習慣，運動習慣，休養，喫煙，飲酒などの生活習慣が疾患の発症や進行に関与するため，生活習慣を改善することで予防できる．40歳以降になると，加齢による体力の衰えから病気にかかりやすくなる．一人ひとりが食習慣や生活習慣を見直し，自覚をもって正しい食生活を身につけることが大切である．

国民に向けての予防対策は，次のようにすすめられている．

■予防対策

a 生活習慣病を予防する5つのポイント

① 1日3回，栄養バランスのよい食事をとる．1日の食事で必要な摂取量や組み合わせをイラストなどでわかりやすく表示した『食事バランスガイド』を活用する（→p.16，**図1-B-1**参照）．

② つねに適正な体重を保つ．

③ 運動などで体を動かす習慣を身につける．
　　　→p.203，『健康づくりのための身体活動指針（アクティブガイド）』参照

④ 禁煙と節酒を心がける．

⑤ 睡眠を十分にとり，心身のストレスを減らす．「〜睡眠12箇条〜」を示した『健康づくりのための睡眠指針2014』（p.146，**表2-F-3**）を参考にする．

b 『健康日本21（第2次）』

健康増進法における，国民の健康増進の総合的な推進をはかるための基本的な方針について改正し，2013〜2023年度までの，21世紀における第二次国民健康づくり運動，『健康日本21（第2次）』を推進している．そのなかで「生活習慣病の発症予防と重症化予防の徹底（NCD（非感染性疾患）の予防）」では，がん，循環器疾患，糖尿病およびCOPD（慢性閉塞性肺疾患）に対処するために，食生活の改善や運動習慣の定着などによる一次予防に重点を置いた対策を推進するとともに，合併症の発症や症状の進展など，重症化予防に重点を置いた対策を推進している．

死因の上位を占める悪性新生物（がん），循環器疾患，COPD，脳血管障害は，生活習慣病の代表的な疾患であるが，生活習慣病にはそのほか，動脈硬化症，高血圧，脂質異常症，糖尿病，肝臓病，骨粗鬆症なども含まれる．

(1) 悪性新生物（がん）

近年，男性では胃がんが減少しているが，気管・気管支および肺がんなどが増加している．女性では胃がん，子宮がんが減少し，大腸がん，結腸がん，乳がんが増加している．

国立がんセンターは，日本人を対象とした研究結果から定められた「科学的根拠に基づいた『日本人のためのがん予防法』」についてまとめた．生活習慣や感染ががんの原因であると思われる割合の多いもののなかから，「禁煙」「節酒」「食生活」「身体

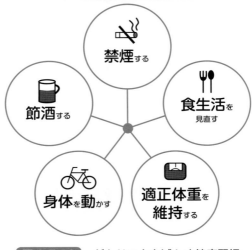

禁煙する

食生活を
見直す

節酒する

身体を動かす

適正体重を
維持する

図 2-F-13　がんリスクを減らす健康習慣
（国立がんセンター提唱）

活動」「適正体重の維持」「感染」の6つの要因を取りあげ，「感染」以外は日ごろの
生活習慣がかかわるものとして，健康習慣を実践することを促している．40歳以上
の人は地域の住民健診を受け，国立がんセンターが提唱している「がんリスクを減ら
す健康習慣」（図2-F-13）を参考に，生活習慣の見直しをはかる．

「感染」についても主要な原因であり，地域の保健所や医療機関で，一度は肝炎ウ
イルスの検査を受ける．感染がわかった場合は，専門医に相談する．感染について心
配なことは，医療機関やがん相談支援センターに相談するとよい．

(2) 循環器疾患

40歳以降に起こる循環器疾患の多くは，狭心症や心筋梗塞などの虚血性心疾患が
占める．誘因として，高血圧，脂質異常症，糖尿病，喫煙やストレスなどがあげられ
る．これらをさけ，栄養，運動，休養のバランスのとれた生活を心がけることが大切
である．

(3) COPD（慢性閉塞性肺疾患）

タバコの煙を主とする有害物質を長期に吸入暴露することで生じた肺の炎症性疾患
である．呼吸機能が低下し進行性であり，体重をはじめとする栄養状態の悪化を伴う
ことが多い．症状は，呼吸困難や慢性の咳，痰を特徴とする．禁煙指導，薬物療法，
栄養・食事療法，酸素療法などをはじめとする包括的な呼吸リハビリテーションが望
まれている．

(4) 脳血管障害（脳卒中）

脳血管障害には，脳出血と脳梗塞がある．脳出血は高血圧が原因となるため，減塩
食，十分なたんぱく質の摂取を心がける．脳梗塞は脳の動脈内腔の狭窄や閉塞により
血液の流れが悪くなる疾患で，高血圧，脂質異常症，糖尿病，喫煙やストレスなどが

危険因子となる．心疾患と同様に，これらの誘因を除く生活の見直しをはかる．

(5) 動脈硬化

　動脈硬化は，動脈が肥厚して狭くなったり，もろく破れやすくなる血管の病気である．動脈硬化に肥満，高血圧，脂質異常症，高血糖などの危険因子が重複すると，心筋梗塞などの危険が飛躍的に高まる「メタボリックシンドローム」になりやすいといわれている（**表2-F-12** 参照）．

　これらの危険因子を予防するには，エネルギーの過剰摂取に注意し，動物性脂肪の摂取を控えて，毎日つづけることができる適度な運動を取り入れながら，血中脂質の増加を防ぐなど，生活習慣の改善を行う．

(6) 高 血 圧

　高血圧は，加齢に伴い増加傾向にある．原因のはっきりしない本態性高血圧は，90％以上を占める．高血圧の誘因として，肥満，食塩の過剰摂取，過労，喫煙などがあげられる．減塩食はもとより，エネルギーの過剰摂取に注意し，肥満を防止する．さらに，規則的な食事，十分な睡眠・休養，適度な運動，節煙・節酒，ストレスの緩和，体の保温などを心がける．

(7) 脂質異常症

　脂質異常症とは，血中脂質であるコレステロール，中性脂肪，リン脂質，遊離脂肪酸のいずれかが異常に増加した状態をいい，肥満，糖尿病，アルコール過剰摂取，運動不足などでみられる．男性は中性脂肪値が高いタイプが多く，肥満やアルコールの影響が高いと考えられている．一方，女性はコレステロール値だけが高いタイプが多く，閉経後に高コレステロール血症の発症率が高くなる．よって規則正しい生活リズム，適正な食事内容を心がけ，外食や加工食品の偏食をさけ，適度な運動を取り入れることが大切である．

　脂質異常症を予防する食事のポイントは，「食べすぎないこと」を基本に，控えたい食品，取り入れたい食品を上手にメニューに組み入れる．

① コレステロールを多く含む食品に注意する．
② 脂肪は量を控え，植物性脂肪，魚油，そのほか動物性脂肪などの質も考え，上手に選ぶ．
③ カロテノイド群やポリフェノール群，ビタミンA・C・Eなど，抗酸化性成分を含む食品を十分にとる．
④ 食物繊維を十分にとる．
⑤ アルコールや甘いものは控える．

(8) 糖 尿 病

　インスリンの分泌不足またはその作用不足による糖質の代謝異常による．成人糖尿病の95％以上が2型糖尿病である．加齢とともにインスリンの分泌低下や作用不足をきたし，高血糖を招く．また，肥満になるとインスリン受容体の感受性が鈍くなり，糖の利用低下が起こる．2型糖尿病は食生活と深くかかわり，糖質依存，エネルギー過剰摂取，長期の不適切な食事，活動量の低下などが発症につながる．

　そこで，標準体重を目標に食生活の見直しをはかり，自己の食事管理能力を養うこ

とが大切である.

(9) 肝臓病

生活習慣由来の肝疾患としては，アルコール飲料の多飲による慢性肝炎，肥満の放置による脂肪肝がある．アルコール飲料の禁止，十分なたんぱく質の摂取，減塩食などに配慮する.

(10) 骨粗鬆症

閉経後，女性ホルモンであるエストロゲンの減少により骨粗鬆症のリスクが高くなる． → p.167，更年期（閉経期）栄養5-3）参照

2）内臓脂肪とメタボリックシンドローム

(1) メタボリックシンドロームとは

高血圧，糖尿病など，成人の7人に1人ともいわれる生活習慣病は，初期症状の自覚がなく，病気になって気づくことが多い．最近では，腹部に脂肪がたまるメタボリックシンドローム（内臓脂肪症候群）と生活習慣病との関連性が指摘されている.

メタボリックシンドロームの診断基準は，腹囲周囲径が男性85cm，女性90cm以上（図2-F-14）で，表2-F-12に示した選択項目3項目のうち2項目以上にあてはまる場合と定義されている.

基準に該当する人のなかには高血圧，糖尿病などの病気をもつ人と，そうでない人がいる．しかし，肥満の人の疾病発症率を正常体重の人と比較すると，糖尿病は約5倍，高血圧は約3.5倍高くなるといわれる．また，メタボリックシンドロームの危険因子を4つもつ場合，心筋梗塞や狭心症になるリスクは，危険因子がない人と比べて30倍以上になる.

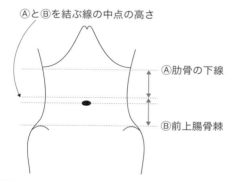

①立った姿勢で
②息を吐いて
③へその高さに巻尺を水平に巻いて
　測定する.

へその位置が下に移動しているときは，
Ⓐ肋骨の下線とⒷ前上腸骨棘の中点の
高さで測定する.

図 2-F-14 腹囲の正しい測り方
（厚生労働省ホームページ）

表 2-F-12	メタボリックシンドロームの診断基準

1. **腹囲周囲径（必須項目）…へその高さで測る.**
   - 男性 85 cm 以上
   - 女性 90 cm 以上
2. **次のうち2項目が該当（選択項目）**
   - 中性脂肪が 150 mg/dL 以上かつ／または
     HDL コレステロールが 40 mg/dL 未満
   - 血圧が高め
     （収縮期血圧：130 mmHg 以上，
     　拡張期血圧：85 mmHg 以上）
   - 空腹時血糖値が高め（110 mg/dL 以上）

※メタボリックシンドローム自体は病気ではないが，生活習慣病へのリスクの高さを示すものであり，予防が必要となるハイリスク群をみる指標となる.

●内臓脂肪の多いタイプ 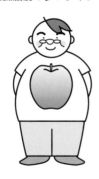 〈腹側〉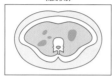

〈背中側〉

□部分：内臓脂肪
臓器の周囲に蓄積しているのがわかる．りんご型肥満とよばれている．

●皮下脂肪の多いタイプ 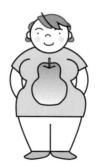 〈腹側〉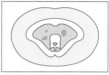

〈背中側〉

上の図では腹部の臓器の外側に脂肪が多い（□部分：皮下脂肪）．
臓器の周囲には脂肪があまりみられない．洋なし型肥満とよばれている．

図 2-F-15 肥満の種類

(2) 内臓脂肪の蓄積

　肥満には，内臓脂肪蓄積と皮下脂肪蓄積の2つのタイプがあり，内臓脂肪の蓄積が多いほど糖尿病や動脈硬化につながる（**図 2-F-15**）．

　脂肪の蓄積している部位を正確に判断するには，CT検査が必要である．一方，腹囲周囲径（へその位置で測定）でもおおよその判断を行うことができる．ただし，皮下脂肪が多い人は，逆に内臓脂肪が少ない場合もあり，診断には注意を要する．

　内臓脂肪は皮下脂肪に比べて脂肪の分解と合成が速く進む．つまり，内臓脂肪は蓄積しやすく，減りやすい性質をもっているといえる．

　内臓の脂肪細胞は，レプチン（食欲を抑える）とアディポネクチン（インスリンの作用を増強し，血管を広げて高血圧を抑え動脈硬化の進展を抑制する）という生理活性物質をつくり出している．一方，肥満者に多くみられる低アディポネクチン血症の場合は，TNF-α（インスリンの働きを低下させる）やアンジオテンシノーゲン（血圧を上げる），PAI-1（血栓をつくりやすくする）などが体に害を及ぼすといわれている．

(3) メタボリックシンドローム該当者の状況

　平成30年「国民健康・栄養調査」の結果では，60歳以上の男性の約60％，70歳以上の女性の約30％がメタボリックシンドロームが強く疑われる，または予備群と考えられた（**図 2-F-16**）．

(4) 食事・運動・生活習慣の改善

　メタボリックシンドロームを予防あるいは改善するためには，内臓脂肪を減らし，食生活の見直しや運動不足の解消をはかる必要がある．

　内臓脂肪を増やす生活習慣として次のことが大きく関与している．

① 総エネルギーの過剰摂取
② 脂質の過剰摂取
③ 運動不足
④ 糖分の過剰摂取
⑤ 飲酒
⑥ ストレス

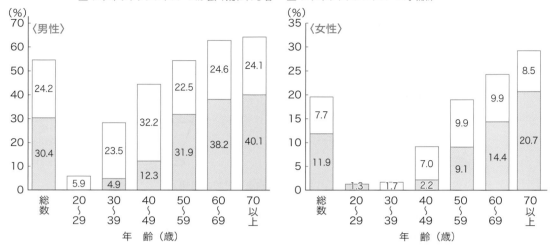

図2-F-16 メタボリックシンドロームの状況（20歳以上）

注1）脂質：HDLコレステロール＜40 mg/dL，血圧：≧ 130/85 mmHg，血糖：ヘモグロビンA1c ≧ 6.0 %（NGSP値），
それぞれの治療薬服用者も該当する．
2）腹囲周囲径（男性：85 cm以上，女性：90 cm以上）をみたし，脂質・血圧・血糖の項目のうち2つ以上をみたすもの
を強く疑われる者，1つを満たすものを予備群としている．

（平成30年国民健康・栄養調査）

表2-F-13 あなたの生活習慣をチェックしよう！

設　問	はい	いいえ
20歳のときの体重から10 kg以上増加している．		
1回30分以上の軽く汗をかく運動を週2日以上，1年以上実施していない．		
日常生活において歩行または同等の身体活動を1日1時間以上実施していない．		
同世代の同性と比較して歩く速度が遅い．		
この1年間で体重の増減が±3 kg以上あった．		
早食い・ドカ食い・ながら食いが多い．		
就寝前の2時間以内に夕食をとることが週に3回以上ある．		
夜食や間食が多い．		
朝食を抜くことが多い．		
ほぼ毎日アルコール飲料を飲む．		
現在，たばこを習慣的に吸っている． （※「現在，習慣的に喫煙している者」とは，「これまで合計100本以上，または6か月以上吸っている者」であり，最近1か月間も毎日，またはときどき吸っている者）		
睡眠で休養が得られていない．		

「はい」と答えた項目が多いほど，メタボリックシンドロームになりやすい生活習慣を送っています．

（厚生労働省ホームページ）

⑦　喫煙（タバコは内臓脂肪には直接影響を与えない．しかし，内臓脂肪の蓄積に
よるメタボリックシンドロームには大きい影響を及ぼす）
　　食生活の改善を実践するポイントには，食生活の問題点を自分で列挙し，改善目標
に優先順位をつけ，達成度の自己チェックを行うとよい（表2-F-13）．一度に全部
改善しようとせず，実行可能なものから改善していくアプローチが必要である．食べ

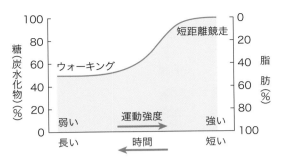

短時間の激しい運動では，糖（炭水化物）がおもなエネルギーとして使われる．一方，ウォーキングなどの適度な運動を長くつづけた場合は，脂肪が多く使われる．

図 2-F-17 適度な運動を長くつづけて脂肪を燃やす

物では揚げ物，油もの，甘いもの，アルコールなど，「あ」のつくものはさける．

運動は，体重とともに内臓脂肪やリスクそのものを大幅に減らす（**図 2-F-17**）．効果的な方法として，「やや強めと長め」の運動を，食事療法と組み合わせ，習慣化していくことが大切である．たとえば，同じ強さの運動を 10 分間 3 回行う場合と 30 分間 1 回行う場合を比較したとき，後者のほうが明らかにエネルギー消費量は多く，EPOC 効果（運動後も脂肪が燃焼しつづける）も高くなる．また，1 人でジョギングをつづけるよりも，仲間と交流しながら，レクリエーションのように運動をエンジョイすることも長つづきさせる秘訣である．

演 習 問 題

1 外食利用が多い 30 ～ 50 歳代男性の 1 日あたりの食事内容の改善方法について考えなさい．
  栄養のバランスを考えた 1 日分のメニューを作成しなさい．

2 出勤前の忙しい朝，栄養価が高く簡単にとれる 4 人家族の朝食メニューを考えなさい．

3 肥満で血糖値が高めの，45 歳，女性の食事を考えなさい．
  （食品選択のポイント，食品構成，献立作成，調理の工夫）
  肥満度，空腹時血糖値（110 ～ 126 mg/dL 未満）を設定し，問題とされる食生活および改善策について検討しなさい．

4 骨粗鬆症予防のための食事について，主菜の 1 品を考えなさい．

5 アルコール飲料の多飲と喫煙量の多い男性の食事内容の見直しに，取り入れたい食品と栄養素，それらを使ったメニューを考えなさい．

更年期（閉経期）栄養

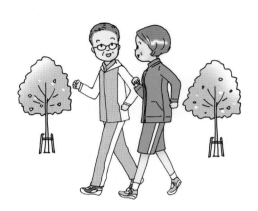

1 生理的特性

　女性は，男性よりも顕著に更年期が訪れる．女性の更年期は，生殖可能な性成熟期から卵巣機能が停止する老年期への移行期と考えられる．日本産科婦人科学会では，「生殖期から生殖不能期への移行期」と定義し，閉経を中心とした時期を閉経期としている．更年期と閉経期は同義語として用いられることもある．

　更年期の年齢には幅がある．ホルモンの分泌の変動がおもな原因と考えられるが，この時期の障害は多種多様であり，個人差が大きい（表2-G-1）．更年期にみられる不定愁訴は，①卵巣の機能低下，②社会環境に関連する社会的・文化的要因，③個人の性格構造に基づく精神的・心理的要因が誘因とされている．

表2-G-1　更年期障害の臨床症状（頻度順）

女　　　性		男　　　性	
1. 神経質（主観的）	10. 記憶力・集中力減退	1. 神経質（主観的）	10. 記憶力・集中力減退
2. のぼせ	11. 不　眠	2. 疲　労	11. めまい
3. 興奮状態	12. 頭　痛	3. 不　眠	12. 便　秘
4. 疲　労	13. 神経症	4. 興奮状態	13. 漠然痛
5. 抑うつ状態	14. 脊頸部痛	5. 抑うつ状態	14. 神経症
6. 便　秘	15. 視野暗点	6. 脊頸部痛	15. 視野暗点
7. 漠然痛	16. 知覚異常	7. 頭　痛	16. 知覚異常
8. 頻脈，心悸亢進	17. 寒　気	8. のぼせ	17. 寒　気
9. めまい		9. 頻脈，心悸亢進	
月経異常　99%		性欲減退　　75%	
無月経　58%		インポテンス　50%	

（宮澤節子 ほか：栄養学各論実習，成人期・実年期栄養，学建書院，2001）

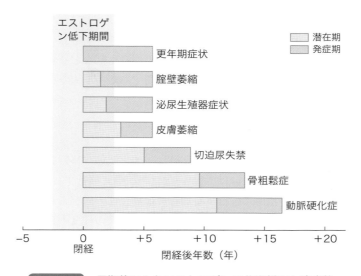

図 2-G-1 長期的にみたエストロゲンの分泌低下と諸症状
（杉山みち子：更年期，からだの科学増刊，p.74〜79，日本評論社）

　一般に，45 〜 55 歳ころに月経不順となり停止することが多く，卵巣における卵胞形成機能の衰退，エストロゲン産生機能の減少により閉経に至る（**図 2-G-1**）．また，更年期障害を引き起こすばかりでなく，骨量の減少，血清総コレステロールや LDL コレステロールの増加などとも関連する．更年期症状によっては，ホルモン補充療法を取り入れる場合がある．

　男性に関しては，加齢の過程で女性の閉経に相当する急激なホルモン環境の変化はないと考えられていたが，最近，男性にも女性同様ホルモン環境の変化による更年期障害があることがわかり，注目を集めている．健康な男性でも加齢に伴い男性ホルモン（おもにテストステロン）がゆるやかに減少する．一般に，40 〜 60 歳のあいだに，精神的・肉体的ストレスを誘因として疲労感，抑うつ状態，不眠，性欲の減退などにより労働意欲の低下や生きがいをなくしてしまうなど，身体的・精神的障害を招く．さらに，仕事に追われて，食生活の乱れや運動不足などにより糖尿病や脂質異常症などの生活習慣病を発症しやすくなる．

　男女を問わず，更年期前後は，食生活をはじめ生活全体をコントロールし，更年期のさまざまな症状を軽減し，生活習慣病を予防することが重要である．

2　栄養上の特徴

　更年期は，生活習慣病の予防のために，自己のライフスタイルを見直し，心身の状況，生活環境や嗜好にも合わせた新しいライフスタイルを自らが計画していくセルフマネジメントの時期である．

　また，更年期を迎える前から，食事の内容，食事のとり方などの食行動を見直し，栄養状態を改善し，身体的 well-being だけでなく，精神的・社会的 well-being も高

めて，QOLを向上させていくことを忘れてはならない．

　栄養教育の面からは，①生活に生きがいをもつ，②心身の休養を心がける，③適度な運動をする，④バランスのよい食生活などを考慮し，更年期を豊かにすごす食生活プランの実践に導くことが重要である．

3　栄養アセスメント

　更年期の栄養状態の評価は，欠乏状態へ移行していく場合と，過剰状態へ移行していく場合とに分けて行う．欠乏の状態に移行する過程では潜在性の栄養素欠乏状態が，過剰の状態に移行する過程では潜在性の栄養素過剰状態が存在する．

　更年期障害については，更年期症状の程度と食生活および栄養素摂取状況，食物摂

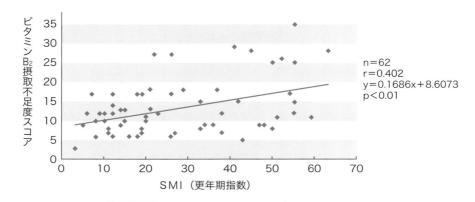

図2-G-2　SMIと栄養素摂取不足度スコアとの関係

（柴田みち ほか：更年期の不定愁訴と栄養，産婦人科治療，87：318-322，2003）

（n：症例数）

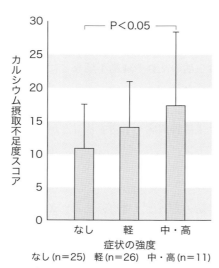

図2-G-3　いらいらの強度と栄養素摂取不足度スコアとの関係

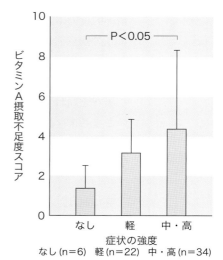

図2-G-4　肩こりの強度と栄養素摂取不足度スコアとの関係

取状況との関係が報告されており，食生活を改善することは重要である．更年期症状が強い人は，栄養素の摂取状況が悪く，潜在的な栄養素欠乏状態に陥っている可能性がある．更年期の症状の程度をチェックするSMI（更年期指数）が高い場合は，たんぱく質やビタミン，ミネラルの摂取量が少なく，症状の強度に関係する（図2-G-2〜4）．特徴としては，30歳代は，間食や夜食を摂取し，乳製品の摂取が少なく，栄養素のバランスを考えない食生活が，また，更年期の傾向としては，朝食の欠食，食事量が少ない，不規則な食事時刻，乳製品の摂取不足，飲酒，さらに，野菜の摂取不足などがみられる．

4　食品選択

　1）食事方針

更年期の特徴をふまえて，心身の不調を改善し，第二の人生を健康で豊かにすごすために，食生活の見直しをする．骨量減少や脂質異常症の発症を予防し，心身ともにはつらつと生きるための食事のポイントをあげる．

① 良質のたんぱく質をきちんととる

　　肉類，魚介類，卵類などに含まれる良質のたんぱく質は，筋肉や血管壁，内臓などの構成成分になり，神経伝達機能や免疫機能の強化，基礎代謝の活性化に欠かせない．

② 脂肪は控えめにして，エネルギーの過剰摂取をさける

　　肉類や牛乳・乳製品などの脂肪に多く含まれる飽和脂肪酸は，体内でコレステロールの合成を促し，肥満や脂質異常症を招く．

③ カルシウムを十分にとる

　　骨の主成分であるカルシウムは，毎日十分補給する必要がある．推奨量の650 mg/日以上の摂取を目標にする．牛乳・乳製品はカルシウムの体内吸収率が高い．骨の強化には，たんぱく質やビタミンD・K，マグネシウム，イソフラボンなどが重要な役割をはたす．牛乳・乳製品，魚介類，大豆，藻類，きのこなどをまめにとる．

④ 各種ビタミン，ミネラルを十分にとる

　　ビタミン，ミネラルは，抵抗力や免疫力の維持，精神状態の安定のために十分摂取する．野菜類をはじめ多種の食品をとることが大事である．ビタミンA（カロテン），ビタミンE・C，ポリフェノールには抗酸化作用がある．とくに，緑黄色野菜をはじめ，植物性の食品に幅広く含まれているので積極的にとる．

⑤ 主食はしっかりとり，間食は控えめにする

　　穀類は，エネルギー，ビタミン，ミネラル，食物繊維の供給源である．菓子類は，糖分や飽和脂肪酸を多く使ったものが多く，とりすぎによる肥満や脂質異常症，糖尿病などが危惧される．

⑥ 塩分は控えめにする

表 2-G-2　更年期献立例（1,900 kcal）

	献　立	材　料	1人分分量 (g)	調理上のポイント
朝食	ごはん	精白米	85	
	生揚げとかぶの含め煮[1]	生揚げ	50	1) 生揚げは，熱湯をかけて油抜きし，ひと口大に切る
		かぶ	50	
		かぶ（葉）	20	
		しょうが	1	
		酒	5	
		しょうゆ	6	
		みりん	5	
		だし汁	80	
	小松菜のお浸し	こまつな	60	
		かつお削り節	0.5	
		しらす干し	3	
		しょうゆ	2	
		だし汁	5	
	牛乳	牛乳	150	
昼食	けんちんうどん[2]	うどん（ゆで）	280	2) なべに油を熱し，鶏肉，野菜を炒め，だし汁を加える
		鶏むね肉（皮なし）	40	
		酒	1	煮立ったら弱火にし，アクを取り，15分間煮て調味する
		しょうが	1	
		だいこん	40	
		にんじん	20	うどんを入れて，ねぎを加える
		こんにゃく	30	
		さといも	30	
		油揚げ	5	
		植物油	4	
		だし汁	150	
		しょうゆ	12	
		根深ねぎ	5	
		とうがらし	少々	
	キャベツの香り漬け	キャベツ	50	
		塩	0.2	
		しそ	1	
		ごま	0.5	
	フルーツ	オレンジ	200	
間食	スイートポテト[3]	さつまいも	70	3) さつまいもは，水に入れてアク抜きしたあと，やわらかく蒸し，熱いうちに裏ごす
		砂糖	10	
		塩	0.1	
		牛乳	20	200℃のオーブンで8〜10分焼く
		バター	3	
		卵（卵黄）	2	
		バニラエッセンス	少々	

	献　立	材　料	1人分分量 (g)	調理上のポイント
夕食	ごはん	精白米	85	
	マッシュルームとレタスのスープ	マッシュルーム	20	
		レタス	20	
		固形コンソメ	1.5	
		こしょう	0.01	
		かたくり粉	1.5	
		パセリ	0.1	
	豆腐入りミートローフ[4]	豆腐（木綿）	40	4) 豆腐は，よく水気をきり，肉，パン粉，塩，こしょう，ハーブを加え，手でよく混ぜる
		豚ひき肉	40	
		牛ひき肉	40	
		パン粉	10	
		塩	0.8	
		こしょう	0.01	200℃のオーブンで30分焼く
		ハーブ	少々	
		トマト	50	
		たまねぎ	30	
		植物油	2	
		トマトピューレ	16	
		固形コンソメ	1.0	
		ぶどう酒（白）	20	
		さやいんげん	20	
		スイートコーン（缶）	30	
	ピクルス[5]	にんじん	10	5) にんじん，セロリ，きゅうりは，好みの大きさに切り，漬け汁に入れ，20〜30分間漬ける
		セロリ	10	
		きゅうり	20	
		酢	5	
		酒	2	
		塩	0.5	

	エネルギー (kcal)	たんぱく質 (g)	脂　質 (g)	炭水化物 (g)	食塩相当量 (g)
朝食	505	17.2	11.5	81.0	1.5
昼食	505	18.9	7.5	88.0	3.0
間食	167	1.6	3.6	32.1	0.2
夕食	655	23.0	19.8	90.0	2.8
合計	1,832	60.7	42.4	291.1	7.5

たんぱく質エネルギー比　13.3%
脂質エネルギー比　20.8%
炭水化物エネルギー比　63.6%

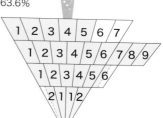

塩分のとりすぎは血圧を上げるだけでなく，動脈硬化を促進し，がんのリスクを高める．塩分が多く含まれている調味料や加工食品の使用をできるだけ控え，減塩を工夫する．

⑦ **アルコールは控えめにする**

アルコールのとりすぎは，肝臓での中性脂肪の合成を促し，悪玉コレステロールが増加する要因となる．アルコールは適量摂取にとどめる．

 ## 2）献立例

更年期の栄養管理は，更年期のさまざまな症状を軽減し，骨量減少や脂質異常症の発症を予防し，心身ともに健康ではつらつと生きるための食生活を見直す好機とする．更年期の献立例を**表2-G-2**に示した．

5 　栄養関連疾患とケア

 ## 1）不定愁訴，更年期うつ

更年期にみられる不定愁訴の出現状態と栄養状態との関連において，不定愁訴の出現が，閉経から1年以上前と1年以上後では違いがあるとの報告がある．閉経の1年以上前から不定愁訴が出現する人たちは，やせ型で全身持久力や柔軟性などの行動体力が低下し，血液中の水溶性ビタミンなどの濃度の低下がみられ，潜在性の栄養素欠乏状態に移行する傾向がある．一方，閉経の1年以上後から不定愁訴が出現する人たちは，太り気味で行動体力があり，血清総コレステロール値が高く，潜在性の栄養素過剰状態に移行する傾向がある．

これにより，潜在性の栄養素欠乏状態にある人たちには，微量栄養素を食事から補給して，行動体力の保持・増進のために健康・栄養教育を行う必要がある．一方，潜在性の栄養素過剰状態にある人たちには，生活習慣病発症のリスクファクターを解消するために，ライフスタイル改善のための健康・栄養教育を行う必要がある．イソフラボンを多く含む大豆や豆腐を多く摂取する食習慣は，更年期症状を軽減させるといわれている．

 ## 2）血管運動系疾患

更年期の栄養問題の対策として，閉経に伴うエストロゲンの減少により引き起こされる血管運動系疾患や骨粗鬆症に対する予防に注目が向けられている．

脂質異常症 →p.157参照

 ## 3）骨粗鬆症

骨粗鬆症とは，骨量が減少し，かつ骨組織の微細構造が変化し，そのために骨がもろく骨折しやすくなった状態をいう．骨形成には，カルシウムやビタミンDに加え，たんぱく質を十分に摂取する．

カルシウムは牛乳・乳製品に多く含まれ，体内での吸収率が高い．小魚，大豆製品，藻類，緑黄色野菜にもカルシウムは多く含まれるが，吸収率は牛乳・乳製品よりも劣る．カルシウムの吸収を阻害するリン（加工食品にはリン酸塩などが多量に添加されている）の過剰摂取に注意する．カルシウムとリンの摂取量の比率は，1：1～2が望ましいとされている．さらに，カルシウムの尿中排泄量を増加させる食塩の過剰摂取をさけ，カルシウムの吸収率を低下させるアルコールやカフェイン飲料を控える（p.186，表2-H-9参照）．

　また，適度な運動は，新陳代謝を活発にし，カルシウムの骨への沈着を促進する．日光浴（紫外線）は皮膚にあるプロビタミンDを活性型ビタミンDに変える働きがあるので，野外での活動は重要である．

　エストロゲン，カルシトニンは骨からのカルシウムの溶出を抑える（骨形成）のに対し，副甲状腺ホルモンはカルシウムの溶出を促進（骨吸収）する．このエストロゲン，カルシトニンの分泌は加齢とともに低下し，骨量が減少する．とくに，エストロゲンの分泌は，閉経を迎えることにより低下し，年間2～3％の骨密度減少が数年つづく．そのため，骨粗鬆症の罹患率は急上昇し，増加をたどる．

　骨粗鬆症を予防するには，骨粗鬆症の早期発見と，更年期の骨密度減少を最小限に抑えることである．

演 習 問 題

1　更年期症状があり食欲低下傾向がみられる52歳，主婦の食事について，栄養的に望ましい1食のメニューを考えなさい．

2　1のメニューをもとに，栄養のバランスを考えた1日分のメニューを作成しなさい．

（食品選択のポイント，食品構成，献立作成，調理の工夫）

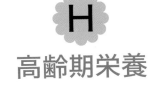

高齢期栄養

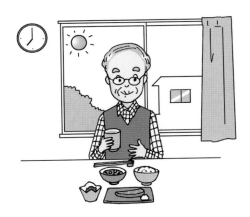

1 生理的特性

　高齢期栄養では，加齢に伴い心身機能の低下をきたす高齢期の生理的・栄養的特徴を学ぶことを目的とする．高齢者とは，一般的に65歳以上の人をいい，まだ社会的に活躍できる75歳未満の人を前期高齢者，老化が進み適応力の減退してくる75歳以上の人を後期高齢者と分ける場合もある．

　1950年と2065年において，年齢3区分別に総人口に占める割合をみてみると，1950年当時は0〜14歳と15〜64の合計で総人口の95.1%を占めており，65歳以上は4.9%と，非常に若い人口構成であったことがうかがえる．これに対し，2065年推計結果では，前者の割合は61.6%にまで低下する一方，後者の割合は38.4%にまで上昇する見通しとなっている（**図2-H-1** 令和4年版高齢社会白書より）．このような高齢化の進行により，高齢者の心身の健康保持はますます不可欠となってきた．その基盤となるのは正しい食生活である．高齢者の特異性および個人差を十分考慮した適正な栄養素の摂取が望まれる．

　老化現象は多岐にわたるが，生理的老化と病的老化に大別される．記憶力の低下や軽度の動脈硬化は誰にでも起こる生理的老化である．老人性認知症，高血圧，糖尿病，重い動脈硬化症や，これにもとづく脳血管障害，心臓病は，生理的老化になんらかの要因が加わったときに起こる病的老化である．しかし，生理的老化と病的老化を分離することは容易ではない．老化の機序はまだ解明されていないが，これまでに提唱された老人学説としては，遺伝子によって寿命が規定される（プログラム説），ホメオスタシス保持能力の衰え（機能衰退説），遺伝子の損傷や変異（変性生体物質説），活性酸素・フリーラジカルによる細胞障害（フリーラジカル説）などがある．

　老化による形態学的な変化としては，最も目につきやすい皮膚や頭髪，体型の変化のほか，それぞれの臓器の細胞数の減少がみとめられる．細胞数の指標となる体内カ

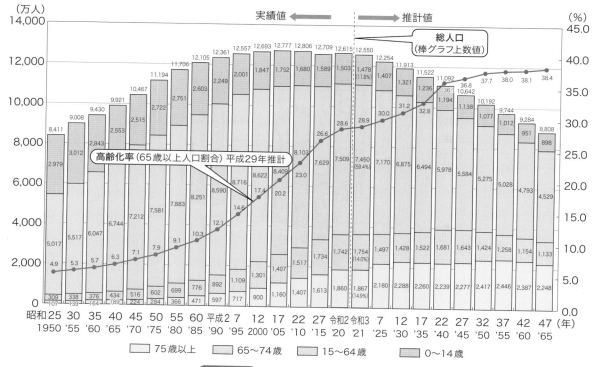

図 2-H-1 高齢化の推移と将来推計

※ 2020 年までは総務省「国勢調査」，2021 年は総務省「人口推計（令和 3 年 10 月 1 日確定値）」，2025 年以降は国立社会保障・
人口問題研究所「日本の将来推計人口（平成 29 年推計）」の出生中位・死亡中位仮定による推計結果
注）1950 年〜 2010 年の総数は年齢不詳を含む．高齢化率の算出には分母から年齢不詳を除いている．
（内閣府：令和 4 年版高齢社会白書）

リウム量は，20 歳前後から 65 〜 85 歳までのあいだに 20％の減少を示す．重量は，肝臓約 30％，腎臓 40％，筋肉 20％の減少を示す．また，脳の重量は，20 〜 40 歳のあいだが最大で，60 歳前後から減少をはじめ，70 歳以上で有意に減少するとの報告がある．その結果，身体機能にもさまざまな加齢による変化が現れる．

 1）身体機能および臓器の変化

生体の機能は，一般に動物と植物のいずれにもみられる循環，呼吸，消化，生殖，内分泌系の植物性機能と，とくに，動物でよく発達している神経，筋，感覚，骨格系の動物性機能とに分類される（**表 2-H-1**）．

(1) 循 環 系

加齢により心臓の拍動とそのシステムが変化する．高齢になるほど，あらゆる不整脈の頻度は増加する．心房が規則正しく拍動しない心房細動を起こすと，心臓のポンプ機能が低下し，心房内側の壁に血栓ができ，脳，腎臓，腸，下肢，肺などの動脈で塞栓症を起こすことがある．中高年期の高血圧は拡張期血圧が高くなりがちだが，加齢とともに収縮期血圧が上昇するため，拡張期血圧との差（脈圧）は大きくなる傾向がみられる．

表2-H-1　生体の系統・器官とその機能

系　統	器　官	機　能		
1．循　環	心臓，血管，リンパ球	植物性機能	個体の生命維持	血液，リンパの循環
2．呼　吸	気道，肺臓			ガスの交換（外呼吸，内呼吸）
3．消　化	消化管と付属腺			食物の消化と吸収
4．泌　尿	腎臓，膀胱など			尿の生成と排泄（液体の調節）
5．生　殖	精巣，前立腺，卵巣，子宮など		種族の保存	個体の繁殖
6．内分泌	下垂体，甲状腺，膵臓，副腎など			成長，発育，生殖の調節
7．神　経	神経，脊髄，脳	動物性機能	高次の生活活動	生体情報の伝達と処理
8．筋	筋			運動，筋収縮
9．感　覚	視・聴・平衡・味・嗅覚，その他の受容器			視・聴・平衡・味・嗅・体性感覚
10．骨　格	骨，骨髄			身体の支持と内臓の保護，Caイオンの貯蔵，血球の生成

(2) 呼吸系

　加齢により肺活量が減少する．一方，肺の残気量はつねにあり，加齢に伴って若干増加する傾向がある．その結果，肺活量と残気量を合わせた全肺気量は，減少ないし不変ということになる．

(3) 消化系

　加齢の影響を受ける機能として，唾液腺からの唾液分泌量の減少，食道収縮能の低下，ヘリコバクター・ピロリ菌による萎縮性胃炎，肝臓重量の減少，薬剤の副作用が現れやすくなる肝臓での薬物代謝の低下，脂肪分解が悪くなる小腸・膵臓の消化酵素量の減少などがあげられる．これらはとくに，75歳以上の後期高齢者にみられる．また，高齢者では大腸の運動機能が低下し，便秘になりやすい．

(4) 泌尿系

　腎臓の機能が低下し，糸球体濾過率，腎血流量，尿濃縮力の平均値も加齢に伴い減少するが，その低下率は個人差が大きい．

(5) 生殖系

　男性ホルモン（アンドロゲン）は70歳前後までは減少は軽度だが，女性ホルモン（エストロゲン）は閉経を境に激減し，それ以前の10〜20%程度まで低下する．骨粗鬆症は，エストロゲンの減少と深い関係がある．

(6) 内分泌系

　空腹時血糖値は，高齢になっても変化しないが，食後血糖値はかなり高くなるという特徴がある．その結果，軽症糖尿病を含めた糖尿病患者数は，加齢とともに増加する．理由として，おもに，膵臓からのインスリン分泌量低下による筋肉や肝臓の機能低下が関係すると考えられている．

(7) 神経系

　加齢に伴い発症しやすいのは，脳細胞の変性・壊死によるアルツハイマー型認知症である．脳細胞の栄養血管障害による脳血管性認知症もある．

(8) 筋　系

全身の筋量を反映する24時間クレアチニンにおいて，20歳と90歳のあいだで約半分の減少がみられる．この筋量減少が，加齢に伴う筋力低下と直接関係している．

(9) 感 覚 系

遠近調節力の低下によって起こる老眼（老視）は，誰にでもおとずれる老化現象である．また，加齢により瞳孔の縮瞳傾向（瞳孔が小さくなり，暗い場所に順応するのに時間がかかる）や，水晶体の混濁（白内障）がみられる．

(10) 骨 格 系

加齢やそのほかの原因により骨吸収と骨形成のバランスがくずれ，骨吸収優位の状態となり，骨量（骨基質と骨塩の両者）が減少し，骨粗鬆症になりやすい（p.167, 186 参照）．また，骨量の減少は，筋力の低下と互いに作用しあって骨折の原因となる．

2 栄養上の特徴

高齢者の良好な栄養状態を維持していくには，老化による機能低下を把握したうえで，自立した日常生活の期間を少しでも長くしていくことが重要である．とくに，エネルギー摂取量の減少は食欲と関連があり，高齢者の食欲は，精神的ストレス，ホルモンバランスの変化，慢性炎症の増加により低下するといわれている．

食欲の低下は，必要なエネルギー不足の大きな要因であり，除脂肪体重（LBM）を減少させる．除脂肪体重の減少は，寝たきりや骨折の原因となり，さらには，廃用症候群へとつながる．高齢者の身体状況は必ずしも実年齢とは相関せず個人差があるため，それぞれに合わせた適切な栄養管理を行うことが必要不可欠である．

1）高齢者の食事

経口摂取をできるだけ基本とし，食事量減少の予防，食欲低下の予防，なによりもおいしく食べてもらうことに努める．「食べられてこそ」を念頭に置く．

高齢者は，多種多様な生活歴，嗜好，食事に対する考え方が基盤となるだけに，それらの背景を無視した治療食は長つづきしない．また，高齢者の治療食は，可能なかぎりその疾患の治癒のための基本であるが，それとともに，老化の加速現象をできるだけ抑制し，さらに，老年症候群の発症ならびに合併症を予防することでもある．

2）食事に関する機能変化

加齢により歯が老化すると，咀嚼運動を阻害するだけでなく，状態の悪化によって顎関節の機能障害を引き起こす原因ともなる．また，味覚機能，とくに，甘味と塩味の識別能の低下，唾液分泌量・成分濃度の減少などにより，舌運動や嚥下運動を阻害することになる．咀嚼・嚥下機能の低下は，脱水症や栄養状態悪化の原因となる．

う歯や歯周病などによる歯の喪失もみられる．

(1) 感覚機能の低下

視覚：老眼や白内障が進むと視力の低下につながる．料理の微妙な色合いを感じに

くくなり，食が進まなくなる．

聴覚：耳が遠くなり，口腔内（飲食時）の音に影響し，食欲減退につながる．

嗅覚：鼻腔内嗅細胞の萎縮が起こり鈍くなる．料理の香りや，においを感じにくくなるため，食欲減退につながる．

温覚：温度感覚も鈍化する．熱いものと気づかず口に入れて，やけどにつながる．

味覚：味を感知する味蕾の減少・萎縮により，味覚閾値が上昇し，鈍化する．これは，高齢者の味つけが相対的にこいといわれる原因の1つである．とくに，甘味，塩味の感覚の低下が著しい．

(2) 口渇感の鈍化

体内の水分量の減少は，おもに細胞内水分（細胞内液）の減少による．つまり，全体の細胞数の減少によるものと考えられる．成人期に約60兆個ある細胞が70歳ころには2/3程度に減少するといわれる．いずれ口渇感もなくなり，さらには，脱水症状を起こしやすくなる．脱水症状では，意欲の低下，不眠，認知症状などの精神症状や脳血栓などを生じやすく，脳梗塞を引き起こす可能性が大きくなる．

(3) 唾液分泌量の減少

唾液腺が萎縮し，唾液の分泌量が少なくなり，質的にも粘稠度が高くなる．そのため，口の中が乾いて食べ物が飲み込みにくくなる．口腔内での炭水化物の消化が不良となり，胃での消化にも影響を及ぼす．

(4) 歯の欠損，義歯の使用

加齢とともに歯の変化は最も早くはっきり現れる．歯に隙間ができ，バランスが保てず抜けやすくなったり，歯根やセメント質が萎縮するなど，もともとの自分の歯が減っていく．欠損が多くなると，咀嚼能力の問題が生じ，義歯に頼らざるを得ない．あごの骨や関節にも変化が起こる．義歯を使用することで味覚や温感を鈍化させ，自分の歯の場合より咀嚼力が低下する．また，義歯が合っていないと，かたいものや細かいもの，歯にくっつきやすいものが食べにくくなる．このため，やわらかい炭水化物の多い食品を好むようになり，バランスのくずれた食事になる傾向がある．

(5) 嚥下機能の低下

加齢とともに，口腔，咽頭，食道などの嚥下にかかわる筋力の低下，う歯や歯の欠損による咀嚼力の低下，注意・集中力の低下，精神・筋肉系の障害などが重なって嚥下機能が低下する．水や食べ物が飲み込めない，誤嚥してしまうなど，嚥下機能が低下すると，肺炎，低栄養，脱水などを起こしやすくなる．

(6) 消化液の分泌量の減少

加齢とともに胃粘膜や胃腺の萎縮などが進行し，胃酸の分泌が低下する．そのため，たんぱく質の消化能力や，ビタミン，カルシウム，鉄などの吸収能力を低下させる．さらに，膵臓でつくられる消化液の分泌も衰え，脂肪の消化・吸収も低下する．そのため，胃内停滞感，食欲不振，不定愁訴などを訴えることが多くなる．高齢期の食事は，消化しやすいものを適量とることが大切である．

(7) 腸管の蠕動運動の低下

大腸の動きが悪くなり，高齢者では一般に便秘を訴えることが多い．食物繊維不足，

水分不足，運動不足なども，さらに便秘傾向を強める．食欲不振，腹部膨満などにより栄養不足になりやすい．

(8) 食欲の低下

高齢者の食欲低下の原因として，体調の変化（義歯が合わない，味覚・嗅覚・視覚の衰退，発熱，便秘，不眠，運動不足など），薬剤の影響（副作用），社会・心理的な原因（不安，抑うつ，睡眠不足，生きがい，ストレスなど）などがあげられる．食欲不振を起こすと食事の質や量が不足して低栄養を招くことになる．早めに原因を特定し，対処することが大切である．

3）食品選択と調理上の要点

(1) 食品の選択
　① 飲み込みやすいもの
　② かみ切りやすいもの
　③ 消化のよいもの
　④ 嗜好に合ったもの
　⑤ 調理しやすいもの
　⑥ たんぱく質，ビタミン，ミネラルの豊富なもの
　⑦ 常備品の活用
　　　（いりこ，さくらえび，しらす干し，切干しだいこん，ヨーグルトなど）
　⑧ 塩分の多いものは，なるべくさける．

(2) 調理上の要点

高齢者の身体・生理機能の低下に伴い，調理上あらゆる角度から留意する必要がある．あくまでもその人に合った調理法を取り入れるようにする．
　① 食べやすい大きさにする
　　・食品の種類によって切り方を変える．
　　・形を残したいものや，かたい食品は，隠し包丁を入れる．
　② うす味でもおいしくする工夫
　　・だしを濃くし，しっかり食材に吸収させる．
　　・新鮮な材料を選び，食品のもち味を生かす．
　　・ゆず，レモン，酢などの酸味を利用する．
　　・しその葉，セロリ，しょうが，パセリなどの香りや，うま味を生かす．
　　・塩味は，重点的に用いて調理の工夫をする．
　③ 食欲を起こさせる工夫
　　・五感を刺激する．
　　・色彩を生かして，きれいな盛りつけにする．
　　・軽くて持ちやすい，料理に合った食器を選ぶ．
　　・適温の料理を提供するタイミングをはかる．
　　・食事環境を整える．
　④ 飲み込みやすい調理の工夫

・汁物は，かたくり粉や増粘剤などでとろみをつける．
・時間をかけてゆっくり煮込み，なるべく形のままで提供する．
・魚の骨には十分注意する．
⑤ 生活を楽しむための食事づくり
・高齢者の生活に，変化や潤いをもたせる工夫をする．

4) 水分管理

　高齢期は一般に，水分や食物の摂取量も少なく，また，多くの疾患をもつため，脱水，浮腫，電解質異常をきたしやすい．高齢者は加齢により身体構成成分が変化する（**図2-H-2**）．細胞内水分量は減少し，水電解質のバランスがくずれやすい要因となる．さらに，心肺機能，腎臓機能などの低下がみられ，口渇感などの自覚症状もなく，飲水量が不足し，知らないあいだに脱水，溢水などの体液異常をきたす．ふだん摂取する水分の約80%は食事中の含有水量として摂取されているので，高齢者の通常食では1,000 kcal あたり約500～800 mLの水分が含まれる．つまり，食事量が減少すると，脱水状態に陥りやすい．食事を規則正しくとり，そのほかに，1日1,000 mL程度の水分補給が必要である．むせて水分が飲めない場合は，少し濃度があるスープやゼリーにしてとるとよい．また，脱水症の種類も考慮して，ミネラルなども摂取できるスポーツ飲料の利用も効果的である（**表2-H-2**）．

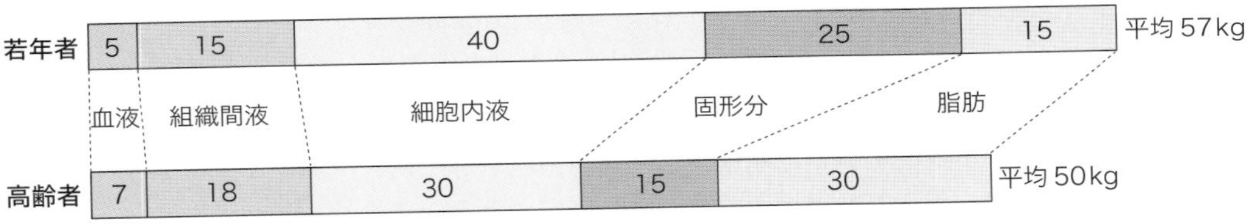

若年者	5	15	40	25	15	平均57kg
	血液	組織間液	細胞内液	固形分	脂肪	
高齢者	7	18	30	15	30	平均50kg

図2-H-2 若年者と高齢者の身体構成成分の比較（%）

表2-H-2 高齢者が摂取しやすい飲料（水分）

お茶ゼリー	バナナジュース	カルピスくず湯
ウーロン茶 （またはスポーツ飲料）　150 mL ゼラチン　2.0 g	牛乳　150 mL バナナ　1/2本	くず粉　大さじ1 カルピス　大さじ2 湯　1カップ

3　栄養アセスメント

　栄養アセスメントは，「いま栄養状態はどうなのか」「なぜ異常値を示したのか」などを，その時点で，臨床検査などにより判断するが，高齢者の場合は，生活環境，身体活動の影響と，これまでの生き方などに一人ひとりの問題が複雑にからんでいるため，多面的な方法が必要である．身体計測，生化学検査，臨床診査，食事調査などの

表 2-H-3　高齢者に対する栄養アセスメント項目

身体計測	身長，体重，体重減少率 皮下脂肪厚（上腕三頭筋，肩甲骨下部） 周囲長（上腕，下腿）
生化学的検査	血液検査：血清アルブミン，プレアルブミン，ヘモグロビン，血清総コレステロール 尿検査：窒素バランス，クレアチニン
臨床診査	病歴，身体症状
身体機能	ADL，IADL（手段的日常生活活動），摂食時運動機能
口腔状態・口腔機能	歯，義歯，舌，口腔粘膜，唾液分泌状態 口腔内の麻痺の有無，嚥下障害の有無
食 環 境	食事時間，共食者の有無，食事環境全体の雰囲気，食事に対する満足度
食事摂取状況	食物摂取頻度調査，食事摂取記録，嗜好調査
薬剤の使用状況	投与薬剤の点検と観察 悪心，食欲減退，味覚の減退，唾液量の減少，便秘の有無の確認
心理状態	うつ的傾向，孤独感，あきらめ，QOL

（佐藤和人，本間　健，小松龍史 編：エッセンシャル臨床栄養学 第 7 版，医歯薬出版，2013 より一部抜粋）

項目を中心に，しかも，心理面，社会面，生活面などを引き出し，よく観察することが重要である（表 2-H-3）．また，幼いころからの食歴と同時に，一番輝いていたころの様子を聞くことも大切で，独自の指標も考えるべきである．精神面，心理的愁訴，認知症，ADL（日常生活動作），介護度などを判定する必要がある．

薬剤の使用状況については，高齢者では，服用種類も多いため，食品と薬剤の相互に及ぼす影響や，副作用（味覚減退，食欲不振，下痢，悪心，嘔吐など）の問題も含め，飲み方の指導と内容確認が必要である．

4　食事摂取基準と食品選択

 ## 1）食事摂取基準

「日本人の食事摂取基準（2020 年版）」では，高齢者の低栄養との関連がきわめて高い認知症や転倒とならんで，フレイル予防などを視野に入れている．

高齢者を 65 歳以上とし，年齢区分は 65〜74 歳と 75 歳以上の 2 つの区分が設けられた．さらに，生活習慣病の発症予防の観点から，ナトリウム（食塩相当量）の目標量を引き下げられ，男性 7.5 g 未満・女性 6.5 g 未満となった．フレイル予防の視点から，総エネルギー量に占めるたんぱく質由来エネルギー量の割合について，65歳以上の目標量の下限を 13% エネルギーから 15% エネルギーに引き上げられた．身長・体重が参照体位に比べて小さい者や，75 歳以上で加齢に伴い身体活動量が大きく低下した者など必要エネルギー摂取量が低い者では，下限が推奨量を下回る場合があり得る．この場合でも下限は推奨量以上とすることが望ましい．

表 2-H-4 65 歳以上の食事摂取基準（身体活動レベルⅡ「ふつう」）

		65 〜 74 歳		75 歳以上[*1]		食事摂取基準の指標
		男性	女性	男性	女性	
エネルギー	（kcal/日）	2,400	1,850	2,100	1,650	推定エネルギー必要量
たんぱく質エネルギー比（%）		15 〜 20				目標量[*2]
脂質エネルギー比 （%）		20 〜 30				
炭水化物エネルギー比 （%）		50 〜 65				
食物繊維	（g/日）	20 以上	17 以上	20 以上	17 以上	
ビタミン A	（μgRAE/日）	850	700	800	650	推奨量
ビタミン B$_1$	（mg/日）	1.3	1.1	1.2	0.9	
ビタミン B$_2$	（mg/日）	1.5	1.2	1.3	1.0	
ビタミン C	（mg/日）	100	100	100	100	
カルシウム	（mg/日）	750	650	700	600	
鉄	（mg/日）	7.5	6.0	7.0	6.0	
食塩相当量	（g/日）	7.5 未満	6.5 未満	7.5 未満	6.5 未満	目標量

[*1] 自立している者に相当する.
[*2] 範囲については，おおむねの値を示したものである.

表 2-H-5 食品構成案

食 品 群		摂取量	食 品 群		摂取量
穀 類	（g）	285	緑黄色野菜	（g）	120
いも類	（g）	70	その他の野菜類	（g）	235
砂糖類	（g）	10	果実類	（g）	120
油脂類	（g）	25	藻 類	（g）	5
豆 類	（g）	90	調味料類	（g）	30
魚介類	（g）	60	栄養価計算値 エネルギー（kcal）		2,006
肉 類	（g）	45	たんぱく質（g）		70.4
卵 類	（g）	40	脂 質（g）		56.4
乳 類	（g）	210			

65 歳以上のおもな栄養素の食事摂取基準を**表 2-H-4** に示す.

2）食品構成と献立例

　表 **2-H-4** にもとづいた高齢者の食品構成案と献立例を**表 2-H-5, 6** に示した.

5　栄養関連疾患とケア

　高齢者に多い疾患として，高血圧，脳血管障害，消化器疾患，老人性肺炎，肝疾患，肥満症，脂質異常症，糖尿病，心疾患，腎不全，骨粗鬆症，低栄養，褥瘡，サルコペニア，フレイル，嚥下障害などがあげられるが，慢性化すると治療に反応しにくくなる．そこで，疾患の予防と早期発見・早期治療，ADL の確保が必要である.

表 2-H-6 高齢者献立例

	献　立	材　料	1人分分量 (g)	調理上のポイント
朝食	軟飯	精白米	75	
	だいこんのみそ汁	だいこん	20	
		油揚げ	5	
		長ねぎ	3	
		みそ	8	
		だし汁	160	
	炒り豆腐[1]	豆腐（絹ごし）	60	1) 豆腐は水をきり，たまねぎは薄くスライス，にんじんは細切りにする
		卵	40	
		たまねぎ	20	フライパンに油を熱し，野菜を炒める．豆腐を手でくずしながら加え，汁気がなくなるまで炒める
		にんじん	5	
		きぬさや	5	
		油	4	
		しょうゆ	1	
		砂糖	2	溶き卵を入れて炒め，最後にきぬさやを飾る
		だし汁	10	
	小松菜の磯辺あえ	こまつな	60	
		はくさい	20	
		のり	1.5	
	フルーツ	キウイフルーツ	100	
昼食	中華あんかけうどん[2]	ゆでうどん	160	2) 鶏肉は一口大，にんじんはいちょう切り，しいたけとたまねぎは薄くスライス，ピーマンはせん切りにする
		鶏もも肉	30	
		にんじん	15	
		しいたけ（生）	10	
		たまねぎ	10	野菜は油で炒め，調味料で味を調える
		ピーマン	5	
		みつ葉	3	
		油	2	
		しょうゆ	3	
		酒	1	かたくり粉でとろみをつけ，ゆでたうどんにかける．最後にみつ葉を飾る
		中華スープ	160	
		かたくり粉	2	
	チンゲン菜のスープ	チンゲン菜	10	
		トマト	40	
		長ねぎ	10	
		さくらえび	10	
		卵	20	
		中華スープ	150	
	中華サラダ	きゅうり	30	
		もやし	30	
		ロースハム	10	
		酢	3	
		砂糖	3	
		ごま	2	
		ごま油	1	
	ヨーグルト	ヨーグルト	80	
		バナナ	50	

	献　立	材　料	1人分分量 (g)	調理上のポイント
夕食	五目炊き込みご飯[3]	精白米	75	3) にんじんは細切り，ごぼうはささがきにし，水を通す
		にんじん	15	
		大豆（水煮）	10	
		ごぼう	5	ひじきは水で戻し，すべて一緒に炊き上げる
		ひじき（乾）	2	
		しょうゆ	3	
		みりん	2	
	しめじのすまし汁	しめじ	20	
		ほうれんそう	30	
		だし汁	160	
		しょうゆ	2	
		塩	0.5	
	さばの竜田揚げ[4]	さば	50	4) さばに下味をつける
		しょうゆ	1	
		しょうが	5	かたくり粉をつけて揚げる．
		かたくり粉	4	
		揚げ油	6	
		ししとう	10	5) こんにゃくは1cm幅に切り，下ゆでする．エリンギと厚揚げも1cm幅にそろえる
	こんにゃく甘辛煮[5]	こんにゃく	30	
		エリンギ	20	
		厚揚げ	30	
		ごま油	4	
		唐辛子	少々	ごま油で炒め，調味料で味を調える
		しょうゆ	2	
		みりん	3	
		酒	3	
	さつまいもとりんごの重ね煮[6]	さつまいも	100	6) さつまいもは5mmくらいの厚さの輪切り，りんごはいちょう切りにする
		りんご	40	
		砂糖	5	
		バター	2	
		レーズン	5	
	牛乳	牛乳	150	

	エネルギー (kcal)	たんぱく質 (g)	脂　質 (g)	炭水化物 (g)	食塩相当量 (g)
朝食	508	16.6	12.5	78.2	1.5
昼食	481	24.4	14.3	61.4	2.0
夕食	872	25.3	28.0	125.4	2.4
合計	1,861	66.3	54.8	265.0	5.9

たんぱく質エネルギー比　14.3%
脂質エネルギー比　26.5%
炭水化物エネルギー比　57.0%

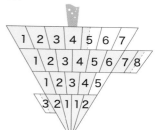

症状として，意識障害，不眠，うつ症状，手足のしびれ，尿失禁，転倒，骨折，熱発，低体温，頭痛，胸痛，腹痛，腰背部痛，呼吸困難，めまい，吐血，下血，浮腫，脱水，便秘，多臓器障害などがある．

1）嚥下障害

　食べることは，生きていくうえで生命維持のために必要不可欠であるばかりでなく，人が人としての尊厳を保ち，QOL の向上にも密接にかかわることである．飲み込めない，むせるなど，食べ物を口腔から胃へうまく移送させることができない状態を，嚥下障害という．嚥下障害は，誤嚥性肺炎，低栄養，脱水などを起こしやすい．嚥下障害の管理には，医師，歯科医師，看護師，管理栄養士，栄養士，言語聴覚士，理学療法士，作業療法士，歯科衛生士，臨床検査技師，放射線技師，保健師など，さまざまな分野のスタッフがかかわっていくことが望ましい．

(1) 嚥下のメカニズム（図 2-H-3）

① **先行期**（認知期）

　食べ物が口に入る前の段階をいう．目で見て，形，大きさ，かたさ，温度，におい，味や過去の経験や記憶を照らし合わせて，一口量や口へ運ぶスピードを判断する．

② **準備期**（咀嚼期）

　食べ物を口腔に送り込み，舌，頰，歯で咀嚼し，唾液を混ぜ合わせて飲み込みやすい「食塊」を形成する．

③ **口腔期**（嚥下第Ⅰ期）

　食塊を口腔から咽頭へ送り込む段階をいう．

④ **咽頭期**（嚥下第Ⅱ期）

　食塊を咽頭から食道へ送り込む段階をいう．食塊が咽頭へ達すると「ごっくん」という嚥下反射がはじまる．気管の入口は閉じられ，同時に食道の入口が開く．

⑤ **食道期**（嚥下第Ⅲ期）

　食塊が食道から胃に送り込まれる段階をいう．再び食道が閉じると，鼻腔と気管の入口が開く．

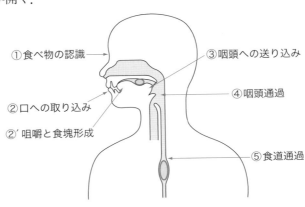

図 2-H-3　摂食・嚥下の流れ

(2) 原因（障害のタイプ）

① 静的嚥下障害（器質的嚥下障害）

口腔や喉頭，咽頭，食道などに，腫瘍による狭窄や炎症性疾患があったり，外傷，手術などの異常が生じることで起こる．

② 動的嚥下障害（機能的嚥下障害）

脳血管障害，多発性硬化症，パーキンソン病，脳腫瘍などによって，嚥下運動をつかさどる神経系に異常を生じたり，筋肉の障害による動きや感覚の異常によって生じる．

高齢者はとくに，老人性認知症や，加齢に伴う機能の低下および疾患頻度の増加の影響などによる嚥下障害もある．ひとたび嚥下障害をきたすと，誤嚥性肺炎や窒息の危険，脱水症や低栄養などの合併症の危険性が増大し，なによりも食べる楽しみが奪われてしまう．

(3) 不顕性誤嚥　silent aspiration

食べ物が誤って喉頭から気管に入り込むことを誤嚥という．さらに，肺まで入ってしまうと誤嚥性肺炎を引き起こし，高齢者では死に至ることもある．食道からの逆流物が気道に入ることもある．不顕性誤嚥とは，むせのない誤嚥をいう．嚥下障害者の約30〜50％にみられ，重度の場合が多い（才藤氏）．むせなくても，実際に障害があり，気づかないまま無理して食事をつづけた結果，肺の中に食べ物がたまり，誤嚥性肺炎を引き起こすこともある．

(4) 嚥下障害の診断指標

① VF 検査（嚥下造影検査）　video fluorography

造影剤や造影剤入りの液体，ゼリー状，固形状のものを飲み込んで嚥下機能を評価する．

② 反復唾液嚥下テスト　repetitive saliva swallowing test（RSST）

のど仏（喉頭隆起）と舌骨に指を当て，何度も唾液を飲み込んでもらう．飲み込むと，のど仏が指を乗り越え上方に，舌骨も同様に前上方へ上がるので，30秒間に何回「移動」するかを数える．高齢者の場合，3回できれば問題ない．

③ 改訂水飲みテスト

水を3 mL飲んでもらう．そのときの「むせ」の状態を観察する．水は比較的飲み込みにくいが，簡単で安全に行える．水は誤嚥しやすく，不顕性誤嚥を見落とす場合もあるため，注意が必要である．

④ フードテスト

ティースプーン1杯（3〜4 g）のプリンや粥などを嚥下させて，その状態を観察する．嚥下が可能な場合は，さらに2回の嚥下運動を追加して評価する．

(5) 食事方針

かたさや質感が均一性のものがよく，適度な粘度があって，口腔内でバラバラになりにくいもの，べたつかないものがよい．むせやすいものとして，お茶，水，ジュースのように，のどの通りが早いもの，たけのこ，ごぼう，ぼそぼそした魚，カステラや凍り豆腐のようなスポンジ状のもの，ナッツ類，ごま，こんにゃく，わかめ，のり，

かまぼこ，酸味の強いものなどがある．咀嚼しにくいからといって，料理を極きざみ食や，きざみ食にすると食塊ができにくく，誤嚥につながる場合もある．それぞれの咀嚼・嚥下能力に合わせた個別調理が原則となる．

(6) 嚥下補助食品

水分などでむせる場合は，食べやすくするために各種嚥下補助食品がある．

① 増 粘 剤

液体や食べ物に「とろみ」をつけるもの．温・冷にかかわらず混ぜるだけでとろみをつけられる．ただし，時間とともに，とろみが増すため注意が必要である．

② ゲル化剤

液体状のものを流動性のない固形状に変えるゼラチン，カラギーナンなど．対象者に合わせて，かたさの調節が必要である．

③ 栄養補助食品

低・高エネルギー食，たんぱく質強化・低下食など．ゼリー，プリン，ムースなどのタイプがあり，栄養状態や用途に応じて使用する．

(7) 『日本摂食・嚥下リハビリテーション学会嚥下調整食分類 2021』

嚥下調整食の共通用語づくりのため 2013 年に考案されたが，新たな知見などから 2021 年に，学会分類 2021（食事）（**表 2-H-7**），学会分類 2021（とろみ）が作成

表 2-H-7　学会分類 2021（食事）早見表（抜粋）

コード		名　称	形　態
0	j	嚥下訓練食品 0 j	・均質で，付着性・凝集性・かたさに配慮したゼリー ・離水が少なく，スライス状にすくうことが可能なもの
	t	嚥下訓練食品 0 t	・均質で，付着性・凝集性・かたさに配慮したとろみ水（原則的には，中間のとろみあるいは濃いとろみ*のどちらかが適している） *学会分類 2021（とろみ）参照
1	j	嚥下訓練食 1 j	・均質で，付着性・凝集性・かたさ・離水に配慮したゼリー・プリン・ムース状のもの
2	1	嚥下訓練食 2-1	・ピューレ・ペースト・ミキサー食など，均質でなめらかで，べたつかず，まとまりやすいもの ・スプーンですくって食べることが可能なもの
	2	嚥下訓練食 2-2	・ピューレ・ペースト・ミキサー食などで，べたつかず，まとまりやすいもので不均質なものも含む ・スプーンですくって食べることが可能なもの
3		嚥下訓練食 3	・形はあるが，押しつぶしが容易，食塊形成や移送が容易，咽頭でばらけず嚥下しやすいように配慮されたもの ・多量の離水がない
4		嚥下訓練食 4	・かたさ・ばらけやすさ・貼りつきやすさなどのないもの ・箸やスプーンで切れるやわらかさ

「『日摂食嚥下リハ会誌 25（2）：135-149，2021』または日本摂食嚥下リハ学会 HP ホームページ https://www.jsdr.or.jp/wp-content/uploads/file/doc/classification2021-manual.pdf『嚥下調整食学会分類 2021』を必ずご参照ください．」

（日本摂食・嚥下リハビリテーション学会嚥下調整食分類 2021 より抜粋）

された．これまで嚥下障害食といわれていた用語は，嚥下調整食という名称になった．

2) 低 栄 養

　高齢者の栄養は，加齢に伴う生理的変化などに影響され，低栄養（protein energy malnutrition：PEM）が深刻な社会問題となっている．低栄養は，たんぱく質ならびにエネルギーが欠乏することによって生じる栄養失調のことで，高齢者に比較的多く，生理的ストレスや，さまざまな慢性疾患などで起こりやすいといわれている．ADLやQOLの低下を引き起こすばかりでなく，嚥下障害，嗜好の問題，歯や消化器の機能低下，褥瘡・尿路感染などにより栄養が奪われ，健康寿命の短縮につながる．
　判定方法として，血清アルブミン値（3.5 g/dL以下）や，尿中に排出される窒素量，体重減少率がある．

3) 褥　　瘡

　褥瘡は，別名「床ずれ」といわれるように，多くの場合，寝たきり状態が原因となって生じる．皮膚の不衛生や持続的な圧迫による血液循環の障害などが原因で皮膚組織が壊死する．脳血管障害で片麻痺になった人や，整形外科の手術後で体動に制限のある人，栄養状態の悪化した人，寝たきりの人の，とくに，骨が突起した部位にみられる．血清たんぱく質の低下，ビタミン不足といった栄養障害も要因の1つといわれる．治療の原則は，第一に除圧である．高齢者の場合は，圧交換型エアマットレスが利用しやすい．
　褥瘡治療の3原則は，「つくらない」「悪化させない」「早く治す」である．褥瘡の予防や治癒には良質なたんぱく質，十分なビタミン，適正なエネルギー，亜鉛，カルシウム，鉄，水分補給などが大切であり，栄養素の欠乏を早期に発見し，補充することが重要な決め手となる．基本的には，経口摂取であるが，不可能なときは症状に合わせて補助食品，経管栄養，高エネルギー輸液を選択する．

4) 肺　　炎

　肺炎は，細菌やウイルスなどが肺の奥にある肺胞に感染し，肺胞に炎症が起こる感染症である．死因の統計でも「がん」「心疾患」に次いで3番目に多い病気であり，年間12万人を超える人が亡くなり，その95％以上は，体力や免疫力の働きが低下する65歳以上の高齢者である．
　また，老人性肺炎は，脳血管障害に伴う防御反射の低下と夜間睡眠中の不顕性誤嚥があり，無症候性であることが多い．加齢とともに唾液分泌量が低下し，かぜや気管支炎などにかかりやすくなる．高齢者の口腔，咽頭部には病原性の強い細菌が存在し，さらに，嚥下反射低下や咳反射低下などの防御機能の低下が加わると，繰り返し誤嚥する．それらの細菌を含む分泌量が次第に蓄積され，やがて肺における細菌処理能力を超えて肺炎が発症する．
　誤嚥を起こしている危険信号として，①食事中の咳，②食事中から食事後にかけての音声の湿性化，③食事のパターンの変化，④体重の減少などがあげられる．高齢者

では水分や電解質の保持能力が低く，また，低栄養の存在は肺炎の治癒を遅らせる．糖尿病，腎不全，肝不全，慢性呼吸器疾患があると肺炎を難治化しやすいとともに，肺炎により，それらの基礎疾患も増悪する．患者の病態に応じたきめ細かい対応が必要である．栄養管理や食事介助の占める比重は高い．

 5) 認知症

認知症とは，いったん正常に発達した高次の精神機能（認知，記憶，判断，言語，感情，性格など）が，後天的な脳の器質障害により持続的に低下し，日常生活や社会生活の支障をきたす状態をいう．

(1) 認知症の代表的な疾患

① アルツハイマー型認知症

脳内の神経細胞が死滅することで，脳が次第に萎縮していく．最終的には知的機能や精神機能がまさに消しゴムで消し去ったかのように消滅する．基本的心理として，強い不安や自信のなさが現れる．人格の核心が崩壊する傾向が強い病識は，はじめからない場合が多い．発症は緩徐である．

② レビー小体型認知症

大脳と脳幹の神経細胞脱落と，レビー小体の多数の出現を特徴とする変性性認知症である．幻視や幻聴，パーキンソン症状が現れやすく，日により頭がハッキリしたり，ボーっとしたり，変動が目立つことがあると，この病気が疑われる．

③ 脳血管性認知症

髄質に大小さまざまな梗塞や出血がみられる．髄質には神経細胞はなく，大脳内部を交互にネットワークする神経線維が走っているため，随所でこのネットワークが断ち切られ，表面の神経細胞は残っていても，有効利用できなくなる．しかし，残りの部分は正常に保たれているため，記憶障害などの認知症の症状は，部分的なものにとどまる．これが「まだらぼけ」である．せん妄の意識混濁や感情失禁がしばしばみられる．精神的・身体的能力の低下について自覚はある．

④ 前頭側頭型認知症

50代の働き盛りに多い．前頭葉から側頭葉前方に障害を受ける．

若年性認知症の代表的なもので，40歳代で起こることもある．初期には認知機能の低下はみられず記憶はよい．前頭葉の抑制する機能がこわれてしまうので，やりたいと思ったことはなんでもやる，自分の意見を曲げず，正義にこだわるなどの症状がある．

(2) 食事の留意点

脳血管性では，嚥下障害を合併している場合が多いので，誤嚥性肺炎を予防する意味でも，増粘剤などによる工夫が必要である．

アルツハイマー型認知症の多くは，食物を判断できないため，食事を口にしないこともある．運動量が減り，空腹感もわからない場合もある．逆に，今食べたことすら忘れ，再三の食事要求もまれではない．そのときは否定せず，「今，用意していますからね」の一声が大切である．

6）悪性新生物（がん）

　　高齢者のがんは，若年者とは異なった徴候を示したり，症状が出にくい．高齢者は
同一臓器または別の臓器のがんを複数もつことや，ほかの疾患を合併することが多い．
薬物代謝の変化があり，化学療法への耐容能，放射線療法，根治的外科手術に耐える
能力の低下がみられる．すでにほかの病気があると，体重減少，疲労感，衰弱などの
全身症状が存在していても，がんの徴候と気がつかないことがある．

　　便秘は，高齢者に多くみられるが，大腸がんの唯一の症状の場合があるので，十分
に注意する．

 7）消化器系疾患

(1) 胃・腸疾患

　　高齢者の胃の変化は，加齢とともに臓器の萎縮，機能の低下が起こり，消化酵素の
分泌減少，胃腺の減少などがみられる．そのため消化能力は減少し，多量のたんぱく
質をとると，消化不良や下痢を起こす危険が高くなる．萎縮性胃炎では胃酸分泌が低
下し，無酸症となりやすい．

　　胃・十二指腸潰瘍は，胃や十二指腸に生じ，治癒と再発を繰り返し，慢性的に経過
する．要因としては，ヘリコバクター・ピロリ菌の感染や非ステロイド性抗炎症薬
（NSAIDs）の副作用などがあげられる．高齢者は，加齢とともに起こる生理的老化
現象（歯肉・歯根の萎縮，舌・味蕾の萎縮，神経節反射機能障害など）により，胃潰
瘍になりやすい．高齢者は自覚症状が乏しいことも多いため，注意を要する．

(2) 便　　秘

　　高齢期では，消化・吸収機能の低下に加えて，食が細く，水分が不足するため，糞
便量が少なくなる．さらに，腸内で水分が吸収されて便がかたくなり，排泄しにくく
なる．この頑固な便秘を放置しておくと，腸閉塞（イレウス）を起こしかねない．排
便の習慣は個人によって異なるので，何日間排便がないと便秘であるというような一
定した診断基準はない．しかし，高齢者は一般に，排便感覚が低下していることや，
自覚症状に乏しいことなどから，3日以上排便がなければ便秘として治療する．高齢
者の便秘の大半は，大腸の運動機能の低下による弛緩性便秘である．

　　規則正しい日常生活，食生活を心がける．食物繊維（**表2-H-8**），残渣の多い食品
や，脂肪酸を含む催便食品をバランスよくとり，糞便量を増加し，腸の運動を刺激し
て，排便を習慣化させる．ストレスの解消をはかることも大切である．

 8）う歯（むし歯）と歯周病（歯槽膿漏）

　　老化現象のなかでも歯の衰えは早く，高齢者の咀嚼力は，成人期の 1/3 〜 1/10 に
低下するといわれる．咀嚼によって促される唾液分泌量も減少するので，嚥下困難を
招く．従来，う歯と歯周病が歯科の二大疾患といわれ，現在でも，高齢者は歯が少な
いこと，義歯の必要な人が多いことが特徴である．特徴的な合併症として，高齢者は
加齢に伴う歯の喪失のほか，唾液分泌減少，感覚閾値の上昇，筋力低下などがある．

表 2-H-8　食物繊維含量（目安表）

食品名	食品目安量	(g)	目安量あたり食物繊維含量 (g)
（穀類）			
オートミール		20	1.9
押し麦	大さじ1	10	1.2
ライ麦パン	6枚切り1枚	60	3.4
小麦胚芽	小さじ1	3	0.4
玄米（米）	茶碗1杯分	65	2.0
マカロニ・スパゲッティ(乾)		70	3.8
うどん（ゆで）		250	3.3
そば（ゆで）		250	7.3
ポップコーン	1/2袋	30	2.8
（いもおよびでん粉類）			
こんにゃく	1/6枚	30	0.7
しらたき	すき焼き1人分	30	0.9
さつまいも	中1/4本	80	1.8
さといも	中1個	50	1.2
じゃがいも	小1個	80	7.1
いちょういも	小1個	80	1.1
（種実類）			
カシューナッツ	10粒	15	1.0
日本くり	大3個	60	2.5
ごま（乾，炒り）	小さじ1	3	0.4
落花生（炒り）	20粒	10	0.7
ピーナッツバター	大さじ1弱	15	1.1
（豆類）			
あずき（乾）	ぜんざい1人分	20	5.0
いんげん豆（乾）		20	3.9
うずら豆（煮豆）	1人分	50	3.0
えんどう（ゆで）	豆ごはん1人分		1.9
	大さじ2	25	
そらまめ（乾）	10粒	20	1.9
おたふく豆	7粒	50	3.0
だいず（乾）		20	4.3
（ゆで）		50	4.3
きな粉（全粒大豆）	大さじ1	10	1.8
凍り豆腐	1個	20	0.5
糸引き納豆	小1包	50	3.4
甘みそ	みそ汁1杯分	15	0.8
淡色辛みそ	みそ汁1杯分	15	0.7
赤色辛みそ	みそ汁1杯分	15	0.6
おから（生）	うの花1人分	50	5.8
（野菜類）			
グリーンアスパラガス	太1本	30	0.5
さやいんげん	5〜6本	40	1.0
えだまめ	1/2カップ（正味）	20	1.0
さやえんどう	5さや	10	0.3
えんどう（水煮缶）	大さじ1	10	0.7
オクラ	3本	30	1.5
かぼちゃ（西洋）	4cm角2切れ	60	2.1
かんぴょう（乾）	のり巻1本分	5	1.5
ごぼう	中3cm2本	40	2.3
こまつな	2株	60	1.1
しゅんぎく	1/3束	30	1.0
セロリ	1/3束	30	0.5
干しぜんまい（ゆで）		50	2.6
だいこん葉		10	0.4
根（皮むき）	2.5cm輪切り	50	0.7
切干しだいこん		10	2.1
たけのこ（ゆで）		30	1.0
とうもろこし（ゆで）	1/2本	70	2.2
にんじん	中1/5本煮物	30	0.8
ピーマン	7cm1個	30	0.7
ブロッコリー	1/5株1房	40	2.0
ほうれんそう	1/3束おひたし	50	1.8
らっきょう（甘酢漬け）	3個	20	0.6
レタス	大1枚	30	0.3
キャベツ	付合せ	30	0.5
きゅうり	1/2本	50	0.6
たまねぎ	あえ物1人分	20	0.3
なす	中1本	80	1.8
（果実類）			
あんず（乾果）	3個	30	2.9
かき	1/2個	80	1.3
干しがき	1個	30	4.2
キウイフルーツ（緑）	1個	100	2.6
バナナ	中1本	100	1.1
（乾果）	1/2本分	10	0.7
干しぶどう	20粒	10	0.4
もも	1/2個	80	1.0
（缶詰，果肉）	1/2切れ	30	0.4
りんご（皮なし）	1/4個	80	1.1
（きのこ類）			
えのきたけ		50	2.0
あらげきくらげ（乾）	2個	2	1.6
生しいたけ	1枚	10	0.5
乾しいたけ	1枚	2	0.9
ほんしめじ（生）	あえ物1人分	20	0.4
なめこ	汁物1人分	20	0.7
マッシュルーム（生・水煮）	2個	5	0.2
（藻類）			
あおのり		0.5	0.2
焼きのり	1枚	2	0.7
まこんぶ，素干し		2	0.6
塩昆布		5	0.7
角寒天	みつ豆・ゼリー1人分	2	1.5
ひじき（ステンレス釜・乾）	煮物1人分		5.2
	大さじ1	10	
わかめ（生）	みそ汁1杯分	10	0.4
（乾）		2	0.7
（その他）			
コーヒー（インスタント）	大さじ2	2	0.0
カレー（ルウ）	1人分	15	1.0
即席みそ（粉末タイプ）	1杯分	15	1.0

〔日本食品標準成分表2020年版（八訂）より〕

65歳以上の食物繊維の食事摂取基準
　　男性：目標量　20g/日以上
　　女性：目標量　17g/日以上

表 2-H-9 の部分は以下に示す

表 2-H-9	腸管からのカルシウム吸収を増加させる因子と減少させる条件		
身体的条件		**食べ物における条件**	
増加させる因子	減少させる条件	カルシウム吸収の増加因子	カルシウム吸収の抑制因子
成長期（成長ホルモン） 妊娠，授乳（女性ホルモン） 運動 日光浴 血中 1,25-ジヒドロキシビタミン D_3 の増加 胃腸内の酸性基質	加齢，老化 閉経 不動 ビタミン D の欠乏 胃切除後の無酸症 疾病（糖尿病，肝障害，腎障害など） 治療薬剤（空腹時のカルシウム剤単独服用）	乳糖 カゼインホスホペプチド 食物と一緒の消化	ビタミン K の欠乏 マグネシウムの欠乏 シュウ酸 （ほうれんそうなど） フィチン酸 食物繊維 過剰なリン 過剰なたんぱく質 （100 g/日以上） 過剰な食塩 過度のアルコール摂取

（骨粗鬆症の治療ガイドラインなど）

また，脳血管障害などがあると誤嚥を起こしやすく，その結果，誤嚥性肺炎を生じやすいといわれている.

9) 骨粗鬆症

骨粗鬆症は，一般に，骨の容量が減少し，骨自体がもろくなり骨損傷が起こりやすくなる疾患である. 骨の生理的加齢に伴ってカルシウム摂取量ならびに吸収の低下，必須とされるたんぱく質の摂取量の減少，骨に対する日常活動の低下，ビタミン D 活性化障害や，副腎皮質ホルモンなどの長期使用が複雑にからんで発症する. 症状として頻度が高いのは，慢性の腰背痛であり，疲れやすさ，重さ，だるさも訴える.

骨粗鬆症の高齢者では，脊椎椎体骨折，大腿骨頸部骨折などが多発する. 骨の粗鬆化は加齢現象であり，骨の弱化は筋力の低下を意味し，体力の低下につながる.

骨粗鬆症の予防は，運動療法，禁煙，多量の飲酒やコーヒーの制限，そして，栄養管理である. 初老期以降の QOL を高め，自立した老後を送るために骨の強さを維持することが重要である. 腸からのカルシウム吸収を増加させる因子と減少させる因子を表 2-H-9 に示した. カルシウム吸収を高めるには，カルシウム摂取量の増加とともに，吸収増加因子を増強し，吸収抑制因子を減らすようにつとめる. さらに，腸管からのカルシウム吸収率の高い食品を有効的に摂取する. 日光浴を兼ねた速歩も効果的である.

10) サルコペニア　sarcopenia

サルコペニアとは，「加齢に伴う筋力の低下または老化に伴う筋肉量の減少」をいい，高齢者の自立を妨げる原因の 1 つでもある. 一般的に，20 歳代と比べて骨格筋面積は 25 ～ 30%，筋力は 30 ～ 40% 減少し，50 歳以降は 1 年ごとに 1 ～ 2% 程度筋肉量が減少するといわれている. 要因として，運動不足，栄養障害，酸化ストレス，成

長ホルモン，性ホルモン異常などがあげられる．

高齢者における筋肉量の減少や機能低下の要因として，たんぱく質の摂取量不足が考えられる．筋肉量を保つためにも良質のたんぱく質が必要とされる．

11) フレイル　frailty

フレイルとは，加齢とともに心身の機能が衰え，流動性自立度が低下し，要介護状態となり，認知症や転倒，高齢による衰弱を起こすことである．

原因の1つにサルコペニアがある．低栄養はサルコペニアにつながり，身体機能や筋力・活力が低下し，活動量・消費エネルギー量の減少，食欲低下，栄養不良状態の悪循環が生じる．したがって，低栄養はフレイルをもたらす．

12) COPD（慢性閉塞性肺疾患）

COPDとは，喫煙歴があり，咳と喀痰，呼吸困難がある高齢者の疾患である．日本の患者数は500万人以上といわれているが，診断されている患者は1/25と少ない．

定義は，「タバコ煙を主とする有害物質を長期に吸入曝露することで生じた肺の炎症性疾患である．呼吸機能検査で正常に復することのない気流閉塞を示す．気流閉塞は末梢気道病変がさまざまな割合で複合的に作用することにより起こり，通常は進行性である．臨床的には徐々に生じる労作時の呼吸困難や慢性の咳，痰を特徴とする」とされている．

COPDにおける栄養障害の要因は，エネルギー消費量の増大と摂取量の減少によるエネルギー不足によるもので，体重減少もリスクファクターとなる．COPDになると，①呼吸が苦しいので，体を動かさなくなる，②動かないので，お腹が空かない，③食事量が減るので，筋力も体力も減る，④ますます体を動かさなくなるという悪循環に陥り，結果的にエネルギーや栄養素不足となり「やせ」の人が多い．

COPDの予防と進行を防ぐには，まず禁煙することである．そのうえで良質なたんぱく質をとり，塩分のとりすぎに注意しながら，抗酸化ビタミンやカルシウムを十分にとり，バランスのよい食生活を心がけることが重要である．

6　高齢者介護食

1) 献立の展開方法

介護食を必要とする高齢者は咀嚼能力が低下し，唾液の分泌も悪いため，飲み込みにくい食材については調理上の工夫が大切である．さらに，口への取り込みや，まとめる機能も低下しているので，食べやすい大きさにし，咀嚼しやすく飲み込みやすいやわらかさと，素材の特性を生かした食事づくりが大切である（表2-H-10～13）．

また，体調（症状の違い）に合わせた調理法も重要で，安易にきざみ食にすると，咀嚼力の低下している人にはよいが，嚥下障害のある高齢者はうまく食塊をつくることができず，さらにむせやすくなり，嚥下障害の悪化の原因になりやすい．

表2-H-10 高齢者の介護食用献立例

（さばの西京漬け）

	材料	1人分分量 (g)	つくり方	ポイント
常食	さば みそ みりん 砂糖 （上白糖） しそ（葉） だいこん	70 12 2 3 1枚 40	①さばはみそ,みりん,砂糖で漬け込み,コンベクションオーブンで蒸し焼きする ②食べやすく3等分に切る ③だいこんおろしを添える	骨はあらかじめ取り除いておく
刻み食	さば みそ みりん 砂糖 （上白糖） しそ（葉） だいこん	70 12 2 3 1枚 40	①作り方は常食と同じ ②スプーンで食べやすいように,スプーンサイズにカットする	片手に障害がある人でも食べやすく
介護食A	さば みそ みりん 砂糖 （上白糖） だし汁 酵素 しそ（葉） だいこん	60 12 2 3 40 2 1枚 40	①軽く塩を振ったさばは,蒸し焼きにして熱いだし汁（90℃以上）と酵素を加え,ミキサーにかける ②①をバットに入れ,冷蔵庫で固める ③みそたれを作る ④固めた魚を切り分け,器に盛りつける ⑤しその葉とおろしを添える	咀嚼が悪く,魚が口腔内に残渣がみられる人に対応 見た目は常食と同じで
介護食B	さば みそ みりん 砂糖 （上白糖） だし汁 酵素 しそ（葉） だいこん とろみ剤	60 12 2 3 40 2 1 40 適宜	介護食Aの工程①〜③は同じだいこんもおろしにして,とろみ剤と一緒にミキサーにかける	咀嚼嚥下機能が悪い人には,だいこんおろしも食べやすく

（常食）

エネルギー（kcal）	たんぱく質（g）	脂質（g）	食塩相当量（g）
195	13.6	9.3	0.9

表2-H-11 高齢者の介護食用献立例

（高野豆腐の煮しめ）

	材料	1人分分量 (g)	つくり方	ポイント
常食	高野豆腐 にんじん さやえんどう しょうゆ （薄口） みりん 砂糖 だし汁	10 20 5 5 2 5 150	①高野豆腐は水で戻し,やや小さめにカットし,にんじんは6gの乱切りにする ②高野豆腐とにんじんを煮含める。さやえんどうは塩ゆでし,添える	
刻み食	高野豆腐 にんじん さやえんどう しょうゆ （薄口） みりん 砂糖 だし汁	10 20 5 5 2 5 150	つくり方は常食と同じ	
介護食A	高野豆腐 酵素 だし汁 にんじん グリンピース しょうゆ （薄口） みりん 砂糖 だし汁	10 2 50 20 5 5 2 5 150	①高野豆腐は煮汁と合わせ,煮たたせてすぐ酵素を加え,ミキサーにかける ②にんじん,グリンピースは煮汁といっしょにとろみ剤を加え,具は別々にフードカッターにかける	高野豆腐はパサパサして咀嚼しにくく,噛むと液体と固体に分かれ,むせやすくなり,誤嚥の原因となるので,酵素でなめらかに仕上げる
介護食B	高野豆腐 酵素 だし汁 にんじん グリンピース しょうゆ （薄口） みりん だし汁 とろみ剤	10 1 50 20 5 5 2 150 適宜	介護食Aの工程①は同じにんじん,グリンピースは煮汁と一緒にとろみ剤を加え,具は別々にミキサーにかける	

（常食）

エネルギー（kcal）	たんぱく質（g）	脂質（g）	食塩相当量（g）
88	5.7	3.3	1.1

表 2-H-12 高齢者の介護食用献立例

（三色いももち）

	材　料	1人分分量(g)	作り方	ポイント
常食	もち米 さつまいも あんこ 　小豆（乾） 　ざらめ きな粉 　きな粉 　砂糖 　塩 ごま 　すりごま 　砂糖 　塩	50 50 10 8 5 5 0.1 5 5 0.1	①もち米は前日から浸漬させ，小豆はもどし，三度ゆでてこぼし，ざらめで煮詰める ②さつまいもは皮をむき，大きく切り，もち米と炊きあがりが同じくらいに蒸し上げる ③炊きあがったもち米とさつまいもは臼でよく混ぜ合わせ，半分くらい潰れる程つく ④③のもちを，小スプーン大にちぎり，あえ，衣をまぶす ⑤器に盛りつける	さつまいもを入れることで，歯切れよさと甘みが加わる もち米はさつまいもとよく混ざる程度で，米の粒が残っていることが粘らなくするポイント 粒があってもあんこなどと絡めると気にならない
刻み食				

エネルギー(kcal)	たんぱく質(g)	脂　質(g)	食塩相当量(g)
388	7.9	4.4	0.2

表 2-H-13 高齢者の介護食用献立例

（二色もち風）

	材　料	1人分分量(g)	作り方	ポイント
介護食A	全かゆ 酵素 ねりあん とろみ剤 きな粉 牛乳 砂糖 塩	150 3 30 1 4 50 8 0.1	①炊きあがったかゆに酵素を加え，ミキサーにかけバットで冷やし固める ②ねりあんはお湯でのばしとろみ剤を加える ③きな粉に砂糖と牛乳を加え，熱を加えてよく溶かし，とろみ剤でとろみを加える ④①を切り分け，器に盛り②③のあんをかける	きな粉と牛乳でクリーミーな食感に
介護食B	とろみ剤	2		

エネルギー(kcal)	たんぱく質(g)	脂　質(g)	食塩相当量(g)
254	5.7	2.9	0.1

🌼 2）介護食調理上の要点

① できるだけ形を残して，やわらかく調理する．

② ゼラチンやテクスチャー改良剤，寒天などを使って，やわらかい寄せものにする（ムース，フルーツゼリー，牛乳寒天など）．

③ 水分や汁物，煮汁は，状態に合わせてとろみをつけたり，あんかけにする．

④ 油は適宜使用して，のどごしをスムーズにする．

⑤ 飲み込みにくいものは，やまいもやおかゆと一緒に食べるとよい．

⑥ めん類は，すすることが困難なため，ゆで方と切り方に気をつける．

⑦ 卵は，やわらかい蒸し物にする．

⑧ 肉類は，加熱しすぎるとかたくなるため，つなぎに豆腐やおから，パン粉を入れて工夫する．

⑨ 調理器具を活用し，食材を食べやすい大きさにする（あたり鉢など）．

⑩ ペースト状やゼリー食などがつづくと摂取エネルギー量が減少するので，注意

する．

7　高齢社会の対策

わが国の高齢化スピードは著しく速く，今や男女平均で世界一の長寿国でもある．
単に長生きの人が多いだけでは健康な社会とはいえない．認知症や寝たきりにならない状態で自立して生活できる時間とされる「健康寿命」も長いほうである．人生の幸せは寿命の長さだけの問題ではなく，活動的な平均寿命をいかに伸ばすか，つまり寿命の質が問われる時代である．健康で生き生きと暮らせることこそ，だれもが望んでいる姿であり，平均寿命と健康寿命の差をどう縮めていくかが重要な問題となる．

寝たきりなどで介護を必要とする高齢者（要介護者）も急速に増加しつつあり，たとえ病気や障害をもっていても，長年住み慣れた自分の家で生活したいというのが高齢者の願いであり，在宅介護の重要性が強調され，介護サービスの整備もすすんでいる．

 ### 1）介護保険制度

（1）介護保険制度の概要

高齢社会に適切に対応し，高齢者が住み慣れた地域で安心して暮らし続けられるよう，社会全体で支えるための社会保険制度の1つとして2000年4月施行された．高齢者の生活を支える制度として定着しており，3年ごとに見直されている．2021年4月には介護報酬が引き上げられ，市区町村にもよるが介護保険料も見直された．

この介護保険制度は，加齢に伴う病気などにより介護を必要とする状態になっても，尊厳を保持し，できる限り自立した日常生活を送れるよう，利用者の選択にもとづいて，必要なサービスを総合的かつ一元的に提供する仕組みである．

介護保険の運営に必要な財源は，国・都道府県・市区町村が半分を負担し，残りを介護保険加入者（40歳以上の国民）が負担する．65歳以上を第一号被保険者，40〜64歳を第二号被保険者という．

（2）要支援・要介護認定

保険給付（サービス）を受ける人は，市区町村に申請し，要支援・要介護の認定を受けなければならない．2015年度からは要支援・要介護に加えて，サービス利用者区分に事業対象者が追加された（**表2-H-14**）．

事業対象者とは，基本チェックリスト（25項目）に該当（生活機能の低下がみられた人）し，地域包括支援センターなどに介護予防・生活支援サービスを利用する必要があると判断された人である．

表2-H-14　認定区分

事業対象者	要支援		要介護				
	1	2	1	2	3	4	5
介護予防・生活支援サービス	予防給付		介護給付				

（3）要支援・要介護状態区分

　要支援・要介護の区分は，利用者の状態により決められる（**表2-H-15**）.
　要支援は，要介護となるおそれがあり日常生活に支援が必要な人であり，要介護は，寝たきりや認知症などで介護サービスが必要な人である.

（4）介護支援専門員（ケアマネジャー）

　要支援・要介護者や家族からの相談に応じて，市区町村，サービス事業所，施設などと連絡調整やケアプラン作成を行い，要支援・要介護者が適切な介護サービスを利用できるようにする役割を担う. 医療・福祉の有資格者（栄養士・管理栄養士も含む）で5年以上の実務経験を有する者が，試験と研修を経て資格を習得する（5年更新制）. 居宅介護支援事業所や地域包括支援センターなどに所属する.

表 2-H-15　要支援・要介護状態区分

定　義		区分	状態の目安
要支援	日常生活は自分で行えるが，多少の支援が必要な状態	1	日常生活はほぼ自分でできる. 要介護状態に至らぬよう，支援が必要.
		2	日常生活に支援が必要だが，要介護に至らずに機能が改善する可能性が高い.
要介護	自分一人で生活を送ることが難しく，誰かの介護が必要な状態	1	立ち上がりや歩行が不安定. 日常生活のなかで，排泄や入浴などで部分的な介助が必要.
		2	自力での立ち上がりや歩行が困難. 排泄や入浴などで一部または全介助が必要.
		3	立ち上がりや歩行などが自力ではできない. 日常生活においても，排泄・入浴・衣類の着脱などで全面的な介助が必要.
		4	排泄・入浴・衣類の着脱など，日常生活の全般において全面的な介助が必要.
		5	日常生活において，全面的な介助が必要であり，意思の伝達が難しいことも多い.

演 習 問 題

1　高齢期の身体的変化を述べなさい.

2　加齢とともに変化する食事に関する機能を述べなさい.

3　高齢者に食事を提供する場合の，献立上および調理上の注意点を述べなさい.

4　高齢者の栄養アセスメントの方法として，おもに，どのような項目に注意しなければいけないか述べなさい.

5　高齢者の栄養上の，おもな問題点をあげなさい.

6　自分の地域の在宅医療関連サービス施設の状態について調べなさい.

ライフスタイルと栄養

　これまで，出生から終生まで加齢に伴う生理学変化を中心に「ライフステージと栄養」として述べてきた．生活習慣は人によりさまざまである．本章では，年代別変化のほかに，一人ひとりの生活環境や生活習慣により「健康生活」の条件が異なる点を考慮し，「ライフスタイルと栄養」として著す．

1　生活活動（労働条件，運動習慣）の差によるエネルギー代謝の違い，健康増進と運動栄養学，さらに，スポーツ選手などのライフスタイルと栄養について

2　生活環境の異なるライフスタイルに対応できるよう，特殊環境やストレスなどと栄養について

3　厚生労働省が，健康づくりのための生活習慣の指針として示している，運動・休養・睡眠に影響する食生活と健康生活の側面について

1 　身体活動とエネルギー代謝

1）身体活動（生活活動）について

　人は，睡眠中など無意識の状態であっても体温の維持や代謝，神経伝達などが行われており，食事から得た栄養素を分解してエネルギーを産生し，利用している．必要なエネルギー量は，性，年齢，体重，身長，身体活動の強さや持続時間によって増減する．『日本人の食事摂取基準（2020年版）』（以下，食事摂取基準）では，成人の推定エネルギー必要量を次の式により算出する．

> 推定エネルギー必要量（kcal / 日）
> ＝ 基礎代謝量（kcal / 日）× 身体活動レベル（physical activity level：PAL）

　小児（1〜17歳）では，身体活動に必要なエネルギーに，組織合成に要するエネルギーと組織増加分のエネルギー（エネルギー蓄積量）を加える（表3-1）．

> 小児の推定エネルギー必要量（kcal / 日）
> ＝ 基礎代謝量 × 身体活動レベル ＋ エネルギー蓄積量(kcal / 日)

　また，妊婦・授乳婦では，妊娠前体重における推定エネルギー必要量に付加量を追加する．

表 3-1　成長に伴う組織増加分のエネルギー（エネルギー蓄積量）

年・月齢	男児				女児			
	参照体重(kg)	体重増加量(kg/年)	組織増加分		参照体重(kg)	体重増加量(kg/年)	組織増加分	
			エネルギー密度(kcal/g)	エネルギー蓄積量(kcal/日)			エネルギー密度(kcal/g)	エネルギー蓄積量(kcal/日)
0〜 5（月）	6.3	9.4	4.4	115	5.9	8.4	5.0	115
6〜 8（月）	8.4	4.2	1.5	15	7.8	3.7	1.8	20
9〜11（月）	9.1	2.5	2.7	20	8.4	2.4	2.3	15
1〜 2（歳）	11.5	2.1	3.5	20	11.0	2.2	2.4	15
3〜 5（歳）	16.5	2.1	1.5	10	16.1	2.2	2.0	10
6〜 7（歳）	22.2	2.6	2.1	15	21.9	2.5	2.8	20
8〜 9（歳）	28.0	3.4	2.5	25	27.4	3.6	3.2	30
10〜11（歳）	35.6	4.6	3.0	40	36.3	4.5	2.6	30
12〜14（歳）	49.0	4.5	1.5	20	47.5	3.0	3.0	25
15〜17（歳）	59.7	2.0	1.9	10	51.9	0.6	4.7	10

（厚生労働省：日本人の食事摂取基準 2020 年版，p.80，表 9）

| 表3-2 | 参照体重における基礎代謝量 |

年　齢 （歳）	男　性			女　性		
	基礎代謝基準値 （kcal/kg 体重／日）	参照体重 （kg）	基礎代謝量 （kcal／日）	基礎代謝基準値 （kcal/kg 体重／日）	参照体重 （kg）	基礎代謝量 （kcal／日）
1〜 2	61.0	11.5	700	59.7	11.0	660
3〜 5	54.8	16.5	900	52.2	16.1	840
6〜 7	44.3	22.2	980	41.9	21.9	920
8〜 9	40.8	28.0	1,140	38.3	27.4	1,050
10〜11	37.4	35.6	1,330	34.8	36.3	1,260
12〜14	31.0	49.0	1,520	29.6	47.5	1,410
15〜17	27.0	59.7	1,610	25.3	51.9	1,310
18〜29	23.7	64.5	1,530	22.1	50.3	1,110
30〜49	22.5	68.1	1,530	21.9	53.0	1,160
50〜64	21.8	68.0	1,480	20.7	53.8	1,110
65〜74	21.6	65.0	1,400	20.7	52.1	1,080
75 以上	21.5	59.6	1,280	20.7	48.8	1,010

（厚生労働省：日本人の食事摂取基準2020年版，p.74，表5）

　基礎代謝量（表3-2）は，身体的，精神的に安静な覚醒状態で代謝されるエネルギー消費量である．基礎代謝基準値を用いた次の式により推定される．

> 基礎代謝量（kcal／日）＝ 基礎代謝基準値（kcal／kg／日）× 体重（kg）

　また，基礎代謝量は，性，年齢，体格に影響されることから，個人差の考察が必要な場合は，実測値をもとに各種推定式が報告されている．しかし，利用にあたっては，妥当性に留意する．

2）身体活動レベルの分類

　身体活動レベルは，次の式によって求められる．

> 身体活動レベル ＝ エネルギー消費量 ÷ 基礎代謝量

　成人の身体活動レベルは，健康な日本人の成人（20〜59歳，150人）で測定したエネルギー消費量と推定基礎代謝量から求め，3種類の指数が設定されている（**表3-3**）．身体活動レベルⅡ（ふつう）は「座位中心の仕事だが，通勤や買い物などの移動や家事労働などで1日合計2時間，仕事中の職場内での移動で合計30分程度を費やしている状態」をさす．年齢階級別にみた身体活動レベルの群分けを**表3-4**に示す．

　前期高齢者（65歳以上）の身体活動レベルの代表値は1.70とし，レベルⅠ〜レベルⅢの3区分とした．後期高齢者(75歳以上)はレベルⅠとレベルⅡの2区分とした．レベルⅡは自立している者，レベルⅠは自宅にいてほとんど外出しない者に相当するが，高齢者施設で自立に近い状態で過ごしている者にも適用できる値である．

表 3-3 **身体活動レベル別にみた活動内容と活動時間の代表例**

身体活動レベル[*1]	低 い（Ⅰ）	ふつう（Ⅱ）	高 い（Ⅲ）
	1.50 （1.40 ～ 1.60）	1.75 （1.60 ～ 1.90）	2.00 （1.90 ～ 2.20）
日常生活の内容[*2]	生活の大部分が座位で，静的な活動が中心の場合	座位中心の仕事だが，職場内での移動や立位での作業・接客など，通勤・買い物での歩行，家事，軽いスポーツ，のいずれかを含む場合	移動や立位の多い仕事への従事者，あるいはスポーツなど，余暇における活発な運動習慣をもっている場合
中程度の強度（3.0 ～ 5.9 メッツ）の身体活動の 1 日あたりの合計時間（時間 / 日）[*3]	1.65	2.06	2.53
仕事での 1 日あたりの合計歩行時間（時間 / 日）[*3]	0.25	0.54	1.00

[*1] 代表値．（　）内はおよその範囲
[*2] Black, et al., Ishikawa-Takata, et al. を参考に，身体活動レベル（PAL）に及ぼす仕事時間中の労作の影響が大きいことを考慮して作成
[*3] Ishikawa-Takata, et al. による.

（厚生労働省：日本人の食事摂取基準 2020 年版，p.76，表 6）

表 3-4 **年齢階級別にみた身体活動レベルの群分け**

年齢（歳） ＼ 身体活動レベル	低 い（Ⅰ）	ふつう（Ⅱ）	高 い（Ⅲ）
1～ 2	—	1.35	—
3～ 5	—	1.45	—
6～ 7	1.35	1.55	1.75
8～ 9	1.40	1.60	1.80
10～11	1.45	1.65	1.85
12～14	1.50	1.70	1.90
15～17	1.55	1.75	1.95
18～29	1.50	1.75	2.00
30～49	1.50	1.75	2.00
50～64	1.50	1.75	2.00
65～74	1.45	1.70	1.95
75 以上	1.40	1.65	—

（厚生労働省：日本人の食事摂取基準 2020 年版，p.79，表 8）

3) エネルギー消費量の推定

(1) エネルギー収支バランスと BMI

　エネルギー収支バランスは,「エネルギー摂取量 － エネルギー消費量」として定義され, 成人においては, その結果が BMI や体重変化に現れる. 摂取量が消費量を上回る（正）状態がつづくと BMI や体重は増加し, 逆に下回る（負）状態がつづくと減少する. また, 肥満や, やせ・低栄養状態の者も, 体重・BMI に変化がみられなければ「その体重を維持する熱量素を摂取し, かつ消費している」と考えられる.

　食事摂取基準では, 観察疫学研究から得られた総死亡率, 疾患別の発症率と BMI との関連, 死因と BMI との関連, 喫煙や疾患の合併による BMI や死亡リスクへの影響, さらに, 日本人の BMI の実態に配慮し, 総合的に判断した結果として, 当面目標とする BMI の範囲を示した（**表 3-5**）.

　目標とする BMI から, 対象者または対象集団の目標体重を次の式より算出する.

$$目標体重（kg）= 目標とする BMI × 身長（m）× 身長（m）$$

表 3-5　**目標とする BMI の範囲**（18 歳以上）[1,2]

年　齢（歳）	目標とする BMI（kg/m²）
18～49	18.5 ～ 24.9
50～64	20.0 ～ 24.9
65～74[3]	21.5 ～ 24.9
75 以上[3]	21.5 ～ 24.9

[1] 男女共通. あくまでも参考として使用すべきである.
[2] 観察疫学研究において報告された総死亡率が最も低かった BMI をもとに, 疾患別の発症率と BMI との関連, 死因と BMI との関連, 喫煙や疾患の合併による BMI や死亡リスクへの影響, 日本人の BMI の実態に配慮し, 総合的に判断し目標とする範囲を設定.
[3] 高齢者では, フレイルの予防および生活習慣病の発症予防の両者に配慮する必要があることもふまえ, 当面目標とする BMI の範囲を 21.5～24.9 kg/m² とした.
（厚生労働省：日本人の食事摂取基準 2020 年版, p.61, 表 2）

(2) タイムスタディ法による推定

　1 日のエネルギー消費量の測定方法には二重標識水法（doubly labeled water method：DLW 法）, ヒューマンチャンバー法, 体動時の上下・左右・前後方向の加速度から歩数や活動強度を推定するアルゴリズム加速度計や, 心拍数変動から推定する活動量計による計測法などがある.

　タイムスタディ法は, 24 時間または単位時間内の生活活動を細かく記録し, メッツ（METs）などの各身体活動強度の指標と所要時間, 対象者の体格からエネルギー消費量を推定する方法である（**表 3-6**）.

　測定値・推定値は, 真値に比べ, 少なからず誤差を含む. 対象者, 対象集団のエネルギー出納の結果は, 体重・BMI であることを念頭におきながら, 測定値・推定値を栄養マネジメントに活用されたい.

表 3-6 タイムスタディ法

＜活動記録＞　　　　　　　　手順 1）24 時間前（昨日の今ごろ）からの行動を書き出す.
　　　　　　　　　　　　　　手順 2）行動を資料①に準じて A 〜 F に分類し, かかった時間（分）を集計する.

昨日	行動内容	分類		行動内容	分類		行動内容	分類
:00			:00			:00		
:15			:15			:15		
:30			:30			:30		
:45			:45			:45		
:00			:00			:00		
:15			:15			:15		
:30			:30			:30		
:45			:45			:45		
:00			:00			:00		
:15			:15			:15		
:30			:30			:30		
:45			:45			:45		
:00			:00			:00		
:15			:15			:15		
:30			:30			:30		
:45			:45			:45		
:00			:00			:00		
:15			:15			:15		
:30			:30			:30		
:45			:45			:45		
:00			:00			:00		
:15			:15			:15		
:30			:30			:30		
:45			:45			:45		
:00			:00			:00		
:15			:15			:15		
:30			:30			:30		
:45			:45			:45		
:00			:00			:00		
:15			:15			:15		
:30			:30			:30		
:45			:45			:45		
:00			:00			:00		

表 3-6 つづき

資料① 活動記録表からエネルギー消費量を求める.

1. 対象者の生活活動内容を下表に整理する.

	活動分類	例・留意事項	各活動の所要時間（分）	①所要時間の合計（分）	METs	=①×METs
A	睡 眠	居眠りは入れない			0.9	
B	座 位	テレビ，読書，会話・電話，食事，運転，授業をきく，入浴，通勤（座）			1.5	
C	立 位	身支度，炊事（準備，片づけ含む），洗濯，掃除，ストレッチ，通勤（立）			2.5	
D	ゆっくり移動（歩行）	家事，散歩，自転車走行			3.5	
E	急いで移動	急ぎ足，小走り，荷物を持って歩く，通勤（歩）			4	
F	休みが必要な運動	<u>実働部分のみ</u>移動や待機中は除く			6	
				計（分）		②合 計

(厚生労働省：日本人の食事摂取基準 2010 年版，p.54，表 8)

2. 対象者のエネルギー消費量
   ＝ ②÷60（分）×対象者の体重（kg）
3. 対象者の身体活動レベル（physical activity level：PAL）
   ＝ 対象者のエネルギー消費量（kcal／日）÷ 基礎代謝量（kcal／日）
   ＝ 対象者のエネルギー消費量（kcal／日）÷（基礎代謝基準値 kcal／kg／日×対象者の体重 kg）

2 運動・スポーツと栄養

「運動」と「スポーツ」を明確に定義することはむずかしい．本書では，栄養マネジメントの違いから，運動とは，健康の維持・増進を目的とした身体活動，スポーツとは，競技力向上を目的として，日常的に過負荷を含んだトレーニングを中心とした身体活動とする．

1) 運動とエネルギー代謝

エネルギー源となる栄養素が酸化されたときに排出された二酸化炭素量（V_{CO_2}）と，消費された酸素量（V_{O_2}）の体積比を呼吸商（respiratory quotient：RQ）という．たんぱく質摂取量が極端に多かったり，激しい運動中の呼気に限定されなければ，呼

199

気分析によるV_{CO_2}とV_{O_2}の比から活動時のエネルギー源（糖質と脂質）の燃焼比率が推定される．この値を，非たんぱく質呼吸商（non protein respiratory quotient：NPRQ）という．

2）エネルギー供給系

体内のエネルギー源は，アデノシン三リン酸（ATP）やクレアチンリン酸（CP）であり，高エネルギーリン酸結合により，大きなエネルギーを蓄えている．ATPがアデノシン二リン酸（ADP）へ分解されるときにエネルギーが発生する（図3-1）．

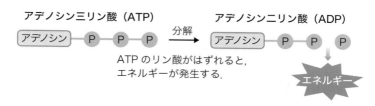

図3-1 エネルギー発生のしくみ

ATPは，体内にわずかしか存在しないため，炭水化物，脂質などの各栄養素をATP–CP系，解糖系，電子伝達系で分解して，ATPを産生する．ATP–CP系と解糖系は無酸素下で，電子伝達系は有酸素下でTCA回路で産生した水素の電子を利用して，ATPを産生する．短時間に終了する瞬発性の高い高強度運動時には無酸素的エネルギー産生系が動員される．一方，長時間にわたる持久力の必要な運動では，酸素下でエネルギーが産生される．エネルギー代謝過程を図3-2に示した．

（1）無酸素的エネルギー（ATP–CP系，解糖系）

ATP–CP系は，骨格筋に存在するクレアチンリン酸（CP）を分解してATPを産生する．単位時間あたりに供給されるエネルギー量は大きいが，CPは骨格筋中にわずかしか存在しないため，10秒未満でATP供給が停止する．

解糖系は，骨格筋中のグリコーゲンをピルビン酸や乳酸まで分解してエネルギーを得る．エネルギー供給時間は30秒程度である．

（2）有酸素的エネルギー

脂質から得られた脂肪酸は，β酸化によりアセチルCoAとなり，TCA回路に入る．TCA回路では水素が発生し，電子伝達系が，その水素から電子を受け取って，ATPを生成する．アセチルCoAが利用されるには酸素が必要となることから，このエネルギー供給系を有酸素系ともいう．有酸素系では無酸素的なエネルギー供給系に比べ，大量のATP産生が行われる．1分間あたりの心拍数が100〜120拍レベルを維持する有酸素運動には，ウォーキング，ジョギング，水泳などがある．これらの運動時には，脂肪酸が分解されてエネルギー源として利用されるため，体脂肪を減少させる効果がある．

（3）最大酸素摂取量

運動負荷をかけつづけると，運動量に伴い酸素消費量は増加するが，あるレベルか

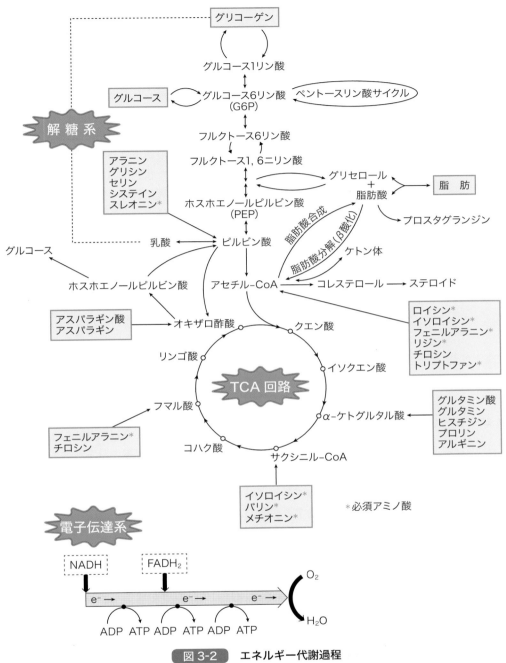

グリコーゲン

グルコース1リン酸

グルコース　グルコース6リン酸　ペントースリン酸サイクル
（G6P）

解糖系

フルクトース6リン酸

フルクトース1,6ニリン酸

アラニン
グリシン
セリン
システイン
スレオニン*

グリセロール
＋
脂肪酸　脂肪

ホスホエノールピルビン酸
（PEP）

プロスタグランジン

脂肪酸合成
脂肪酸分解（β酸化）

グルコース　乳酸　ピルビン酸

ケトン体

ホスホエノールピルビン酸　アセチル-CoA　コレステロール　ステロイド

ロイシン*
イソロイシン*
フェニルアラニン*
リジン*
チロシン
トリプトファン*

アスパラギン酸
アスパラギン　オキザロ酢酸　クエン酸

リンゴ酸　イソクエン酸

TCA 回路

フマル酸　α-ケトグルタル酸

グルタミン酸
グルタミン
ヒスチジン
プロリン
アルギニン

フェニルアラニン*
チロシン

コハク酸　サクシニル-CoA

イソロイシン*
バリン*
メチオニン*

*必須アミノ酸

電子伝達系

NADH　FADH$_2$

O$_2$

e$^-$ →　e$^-$ →　e$^-$ →

H$_2$O

ADP ATP ADP ATP ADP ATP

図 3-2　エネルギー代謝過程

（樋口　満　編著：新版コンディショニングのスポーツ栄養学，p.39，市村出版，2009）

ら増加しなくなり，運動を継続できなくなる．このときの酸素消費量を最大酸素摂取量（Vo$_2$max）といい，持久性運動能力の高さを示す．また，最大酸素摂取量が高いほど生活習慣病の発症率が低いことから，健康づくりの指標として用いられる．

3) 健康増進と運動

(1) 健康と各栄養素の働き

① たんぱく質

成人の推定平均必要量は，下式で求められた．

推定平均必要量（体重 1 kg あたり / 日）

＝窒素出納法で得られたたんぱく質維持必要量（0.66 g/kg/ 日）

÷日常食混合たんぱく食の利用効率（90%）

これは，エネルギーが十分補給された状態における窒素出納維持量をもとに策定された．運動不足は体たんぱく質の異化状態を招きやすく，適度な運動は食事性たんぱく質の利用を高める．小児では，適度な運動が成長を促し，食事性たんぱく質の利用を高める．なお，軽度〜中等度の運動では，たんぱく質必要量は増大しない．

② 脂　質

脂質は，脂質エネルギー比として目標量が示されている．これは，炭水化物やたんぱく質の摂取量を考慮に入れて摂取する必要があるためである．肥満，糖尿病予防などを考慮すると，エネルギー比 30% 未満が望ましい．このうち飽和脂肪酸は，生活習慣病予防の観点からエネルギー比率（% E）が示された．

③ 炭水化物

炭水化物のおもな役割は，脳，神経組織，酸素不足の骨格筋など，ブドウ糖のみをエネルギー源として利用する組織にブドウ糖を供給することである．エネルギー代謝において，脂質は，アセチル CoA を経て TCA 回路を介し，電子伝達系で ATP を産生するが，アセチル CoA が代謝されるときオキザロ酢酸が必要となる（p.201, 図 3-2 参照）．このオキザロ酢酸は，糖質の代謝産物であるピルビン酸が供給源である．炭水化物は，体内で血糖やグリコーゲンとして貯蔵されるが，毎食補給する必要がある．

④ ビタミン

エネルギー消費量の増加とともに，補酵素として代謝されるビタミン B 群の要求量が亢進する．ビタミン B_1 は 0.45 mg / 1,000 kcal，ビタミン B_2 は 0.50 mg / 1,000 kcal 程度補給することが望ましい．また，ビタミン B_6 はアミノ酸や生理活性アミンの代謝の際に消費されるので，たんぱく質の摂取量増大に伴い十分な補給が必要である．

運動による酸素消費量の増大に伴い活性酸素の発生量が増加するため，酸化ストレスにさらされやすい．抗酸化ビタミンであるビタミン C・E，β-カロテンを多く含む食品を取り入れる．

⑤ ミネラル

鉄は，血液中の酸素運搬に必要なヘモグロビンやミオグロビンの構成成分である．そのため，鉄が不足すると酸素運搬能力が低下して，運動能力が低下する．また，発汗に伴い電解質の損失が増えるほか，経皮的損失も増加しやすい．

(2) 健康増進と運動効果

　健康増進や生活習慣病の予防，特定保健指導における運動指導ツールの必要などから，2006年，『健康づくりのための運動基準2006』および『健康づくりのための運動指針2006』が発表された．その後，厚生労働省による健康づくり運動『健康日本21（第2次）』では，身体活動・運動に関して，①歩数の増加，②運動習慣者の割合の増加，③運動しやすいまちづくり・環境整備に取り組む自治体の増加などが目標として掲げられた．2013年，厚生労働省より報告された『健康づくりのための身体活動基準2013』（以下，身体活動基準2013）および『健康づくりのための身体活動指針』（以下，アクティブガイド）は，これらの目標を達成する教育媒体としての役割が期待されている．

　身体活動基準2013は，関連文献のシステマティックレビューとメタ解析の結果にもとづき，次のように提言している．

① 身体活動（physical activity）を，「安静にしている状態よりも多くのエネルギーを消費するすべての動作」とし，日常生活における労働，家事，通勤・通学などの「生活活動」と，体力の維持・向上を目的として計画的・意図的に実施するものを「運動」に区分した．

② 18〜64歳を対象とした身体活動の基準値は23メッツ・時/週とし，そのうち運動：4メッツ・時/週とした．具体的には，「1日60分の身体活動量」「1日約8,000歩」とし，運動量の基準4メッツ・時/週は，「息が弾み，汗をかく程度の運動を週60分」と表現した．

③ 65歳以上の高齢者については，3メッツ未満も含む身体活動量として10メッツ・時/週を基準とした．具体的には，「座ったままや横になったままでなければどんな動きでもよいので，身体活動を1日40分」と表現した．

④ 多忙な人でも手軽に身体活動量の増加に取り組む基準として，「今より毎日10分ずつ長く動く」という考え方を提案した．アクティブガイドでは「プラステン（＋10）」をメインメッセージとした．

⑤ 全身持久力の基準値を，性・年代別にメッツで表示した（**表3-7**）．この強度の運動を約3分以上持続できた場合に，基準をみたすと評価される．また，参照値として高齢者を対象とした握力の参照値（男性：38kg重，女性：32kg重），歩行速度（74m/分）が示された．

⑥ 糖尿病，高血圧症，脂質異常症など，日常生活に支障をきたさない程度の疾患を有する者も，重症化予防のために，かかりつけ医や健康運動指導士などの専門

表3-7　全身持久力の基準値

年齢（歳）	男　性	女　性
40未満	11.0メッツ（39mL/kg/分）	9.5メッツ（33mL/kg/分）
40〜59	10.0メッツ（35mL/kg/分）	8.5メッツ（30mL/kg/分）
60〜69	9.0メッツ（32mL/kg/分）	7.5メッツ（26mL/kg/分）

注）（　）は最大酸素摂取量を示す．

（厚生労働省：健康づくりのための身体活動基準2013, p.8）

家と相談のうえ，身体活動基準に則った運動を実施することを推奨した．

⑦ 身体活動を普及・啓発する「まちづくり」や「職場づくり」を促進するために，事例集を集載した．

⑧ 身体活動・運動によるエネルギー消費量は次の式により算出する．

> 活動時の総エネルギー消費量（kcal）
> ＝ 各身体活動のメッツ × 時間（時） × 体重（kg）

生活活動のメッツを**表 3-8** に，運動のメッツを**表 3-9** に示した．

表 3-8 生活活動のメッツ

メッツ	3メッツ以上の生活活動の例
3.0	普通歩行（平地，67 m/ 分，犬を連れて），電動アシスト付き自転車に乗る，家財道具の片付け，子どもの世話（立位），台所の手伝い，大工仕事，梱包，ギター演奏（立位）
3.3	カーペット掃き，フロア掃き，掃除機，電気関係の仕事：配線工事，身体の動きを伴うスポーツ観戦
3.5	歩行（平地，75〜85 m/ 分，ほどほどの速さ，散歩など），楽に自転車に乗る（8.9 km/ 時），階段を下りる，軽い荷物運び，車の荷物の積み下ろし，荷づくり，モップがけ，床磨き，風呂掃除，庭の草むしり，子どもと遊ぶ（歩く / 走る，中強度），車椅子を押す，釣り（全般），スクーター（原付）・オートバイの運転
4.0	自転車に乗る（≒ 16 km/ 時未満，通勤），階段を上る（ゆっくり），動物と遊ぶ（歩く / 走る，中強度），高齢者や障がい者の介護（身支度，風呂，ベッドの乗り降り），屋根の雪下ろし
4.3	やや速歩（平地，やや速めに＝ 93 m/ 分），苗木の植栽，農作業（家畜に餌を与える）
4.5	耕作，家の修繕
5.0	かなり速歩（平地，速く＝ 107 m/ 分），動物と遊ぶ（歩く / 走る，活発に）
5.5	シャベルで土や泥をすくう
5.8	子どもと遊ぶ（歩く / 走る，活発に），家具・家財道具の移動・運搬
6.0	スコップで雪かきをする
7.8	農作業（干し草をまとめる，納屋の掃除）
8.0	運搬（重い荷物）
8.3	荷物を上の階へ運ぶ
8.8	階段を上る（速く）

メッツ	3メッツ未満の生活活動の例
1.8	立位（会話，電話，読書），皿洗い
2.0	ゆっくりした歩行（平地，非常に遅い＝ 53 m/ 分未満，散歩または家の中），料理や食材の準備（立位，座位），洗濯，子どもを抱えながら立つ，洗車・ワックスがけ
2.2	子どもと遊ぶ（座位，軽度）
2.3	ガーデニング（コンテナを使用する），動物の世話，ピアノの演奏
2.5	植物への水やり，子どもの世話，仕立て作業
2.8	ゆっくりとした歩行（平地，遅い＝ 53 m/ 分），子ども・動物と遊ぶ（立位，軽度）

厚生労働科学研究費補助金（循環器疾患・糖尿病等生活習慣病対策総合研究事業）
「健康づくりのための運動基準 2006 改定のためのシステマティックレビュー」
（研究代表者・宮地元彦）

表 3-9　運動のメッツ

メッツ	3メッツ以上の運動の例
3.0	ボーリング，バレーボール，社交ダンス（ワルツ，サンバ，タンゴ），ピラティス，太極拳
3.5	自転車エルゴメーター（30〜50ワット），自体重を使った軽い筋力トレーニング（軽・中等度），体操（家で，軽・中等度），ゴルフ（手引きカートを使って），カヌー
3.8	全身を使ったテレビゲーム（スポーツ，ダンス）
4.0	卓球，パワーヨガ，ラジオ体操第1
4.3	やや速歩（平地，やや速めに＝93m/分），ゴルフ（クラブを担いで運ぶ）
4.5	テニス（ダブルス）*，水中歩行（中等度），ラジオ体操第2
4.8	水泳（ゆっくりとした背泳）
5.0	かなり速歩（平地，速く＝107m/分），野球，ソフトボール，サーフィン，バレエ（モダン，ジャズ）
5.3	水泳（ゆっくりとした平泳ぎ），スキー，アクアビクス
5.5	バドミントン
6.0	ゆっくりとしたジョギング，ウェイトトレーニング（高強度，パワーリフティング，ボディビル），バスケットボール，水泳（のんびり泳ぐ）
6.5	山を登る（0〜4.1kgの荷物を持って）
6.8	自転車エルゴメーター（90〜100ワット）
7.0	ジョギング，サッカー，スキー，スケート，ハンドボール*
7.3	エアロビクス，テニス（シングルス）*，山を登る（約4.5〜9.0kgの荷物を持って）
8.0	サイクリング（約20km/時）
8.3	ランニング（134m/分），水泳（クロール，ふつうの速さ，46m/分未満），ラグビー*
9.0	ランニング（139m/分）
9.8	ランニング（161m/分）
10.0	水泳（クロール，速い，69m/分）
10.3	武道・武術（柔道，柔術，空手，キックボクシング，テコンドー）
11.0	ランニング（188m/分），自転車エルゴメーター（161〜200ワット）

メッツ	3メッツ未満の運動の例
2.3	ストレッチング，全身を使ったテレビゲーム（バランス運動，ヨガ）
2.5	ヨガ，ビリヤード
2.8	座って行うラジオ体操

*試合の場合

厚生労働科学研究費補助金（循環器疾患・糖尿病等生活習慣病対策総合研究事業）
「健康づくりのための運動基準2006改定のためのシステマティックレビュー」
（研究代表者・宮地元彦）

(3) 運動負荷時の栄養管理

　運動負荷の目的が，肥満改善など，エネルギー消費量増大であれば，エネルギーは現状より少なめに摂取しながら，ほかの栄養素量は確保する．一方，現在の体重・体調を維持するのであれば，運動で代謝が増えた分，体重や体調をモニタリングしながら食事量を見直すとよい．

食事内容を簡易的に見直すには，『食事バランスガイド』を活用するとよい．1日に何をどれだけ食べたらよいのか，料理イラストを用いて具体的に提案されている（p.16，**図1-B-1** 参照）．コマの形のなかに5つの料理グループ（主食，副菜，主菜，牛乳・乳製品，果物）ごとに，望ましい「つ〈SV〉」の組み合わせと，1日に必要なエネルギー量を示している．活動量の少ない成人女性は1,400〜2,000 kcal，男性は2,200 ± 200 kcal を目安とする（p.16参照）．

　一般の人が，健康増進のために運動を行っている場合の食品構成案と献立例を**表3-10〜13** に示す．

4) スポーツ選手と栄養

（1）競技力と体重管理

　スポーツ選手にとって，自己の体重は競技力を左右するものである．

　格闘技系スポーツや階級制スポーツの重量級選手では，高い競技力を維持するためにBMI 30レベルの体重を望むこともある．女子長距離走選手では，物理的移動に負担が少ない軽い体が望まれる一方，正常な月経周期を維持するには，適正な体脂肪量を維持したほうがよい．

　競技レベルにかかわらず，競技力を維持・向上する一助として，定期的な体重と体組成測定を行い，選手本人の体調，トレーニング量・密度とリンクさせたモニタリングが望ましい．また，エネルギー摂取量の提案は，選手の体重・体組成を考慮する．

（2）トレーニングと期分け

　トレーニングは，競技目標の実現に向けて計画的に実施される．トレーニング計画では，重要な試合への準備から，試合終了後の移行期（オフ期）までの期間を1周期としており，これを期分け（ピリオダイゼーション periodaization）とよぶ（**表3-14**）．エネルギー消費量は，1週間，1か月単位で変化することが多い．エネルギー摂取量の設定には，対象者・集団の期分けおよびトレーニング内容を考慮する．

（3）スポーツ選手の食事

　食事内容は，期分けや練習内容，試合スケジュール，体重や体調のアセスメント・モニタリングにもとづいて計画する．高強度のトレーニングを日常的に行う場合に，各栄養素はどの程度消費されるのか，参照となる科学的根拠は十分に報告されていない．そのため，定期的な栄養アセスメントにもとづいた食事を提供する必要がある．

a　トレーニングと栄養素

① エネルギー

　前述の推定エネルギー消費量を，競技力維持・向上に必要な体重を用いて算出する．身体活動レベルはトレーニング量を考慮した値を用いることが望ましい（**表3-15**）．

② たんぱく質

　食事たんぱく質は，体たんぱく質合成の材料となるアミノ酸を供給し，エネルギー不足状態では熱量素としても利用される．運動選手のたんぱく質必要量について研究者間の合意は得られていないが，食事摂取基準の推奨量レベルから体重あたり

表 3-10　運動負荷時の食品構成案

			ジョギング	テ ニ ス	水 　泳
対象者	年齢・性別 身長・体重 身体活動レベル 運動状況		40 歳代・男子 170 cm・70 kg ふつう（Ⅱ） 夕食　2 時間後に 1 時間, 毎日行う	20 歳代・女子 165 cm・60 kg ふつう（Ⅱ） 昼食　3 時間後に 1 時間, 毎日行う	30 歳代・男子 170 cm・70 kg 高い（Ⅲ） 1 日の仕事のあとに 1 時間, 毎日行う
	目標値	エネルギー　　　（kcal） たんぱく質　　　　（g）	2,500 80	2,000 70	2,800 90
食品構成	食品群（g）	穀　類　精白米	300	240	350
		パ　ン	60	60	80
		麺	40	20	60
		その他の穀類	20	10	20
		いも類　じゃがいも	80	50	80
		こんにゃく	5	5	5
		砂糖類	20	10	20
		油脂類　植物性	25	20	30
		豆　類　大豆製品	80	80	80
		み　そ	15	10	15
		魚介類	70	60	80
		肉　類	60	50	70
		卵　類	50	60	60
		乳　類　牛　乳	300	200	300
		その他の乳類	50	40	50
		野菜類　緑黄色野菜	150	150	150
		その他の野菜	250	200	250
		果実類	200	200	250
		藻　類	3	5	3
		調味料	20	20	20
栄養価計算値		エネルギー　　　（kcal） たんぱく質　　　　（g） 脂　質　　　　　　（g）	2,536 85.8 65.1	2,046 80.1 52.3	2,820 98.5 69.1
	ミネラル	カルシウム　　　（mg） 鉄　　　　　　　（mg）	728 12.5	648 9.7	946 12.0
	ビタミン	A　　　　　（μgRAE） B$_1$　　　　　　（mg） B$_2$　　　　　　（mg） C　　　　　　　（mg）	785 1.05 1.47 159	603 1.37 1.21 125	644 1.33 1.52 168
	備考	穀類エネルギー比　（％） 脂質エネルギー比　（％） 動物性たんぱく質比（％）	53.0 23.1 45.4	51.9 23.0 45.6	53.7 22.1 47.2

留意点）①運動前の食事は，糖質（炭水化物）を主体としたメニューがよい.
　　　　②食後 30 分以内は運動をしない.
　　　　③運動時および運動後には，発汗に応じて水分を補給する. その際，果汁，スポーツドリンクなどを状況に合わせて利用することが望ましい.
　　注）食品構成の栄養価は，付表 6 の食品類別荷重平均成分表，食品分類表による.

表3-11　運動負荷時の献立例（ジョギング）

献　立	材　料	1人分分量(g)	調理上のポイント
朝食			
パンの盛り合わせ	ロールパン（2個）	60	
	ぶどうパン	40	
	ジャム	20	
スクランブルエッグ	卵	50	
	牛乳	10	
	チーズ	10	
	バター	5	
	塩	0.3	
	ブロッコリー	20	
	ケチャップ	15	
野菜のトマトあえ[1]	トマト	50	1) トマトをみじん切りして塩と合わせ，ドレッシング状にし，切った野菜をあえる
	きゅうり	20	
	セロリ	10	
	ピーマン（黄）	10	
	塩	1	
カフェオレ	コーヒー（液）	50	
	牛乳	150	
フルーツ	キウイフルーツ	80	
昼食			
ビビンバ	精白米	110	
牛肉のつけ焼き	牛肉（かたロース）	50	
	砂糖	1	
	しょうゆ（薄口）	3	
	植物油	3	
ナムルほうれんそう	ほうれんそう	30	
	塩	0.5	
	ごま	1	
	ごま油	0.5	
もやし	もやし	30	
	葉ねぎ	10	
	ごま油	0.5	
にんじんの甘酢あえ	にんじん	20	
	塩	0.5	
	酢	1	
	砂糖	1	
わかめスープ	わかめ（乾）	1.5	
	葉ねぎ	2	
	水	150	
	固形コンソメ	1	
	塩	1	
	しょうゆ	2	
	酒	4	
	こしょう（白）	少々	
根菜の煮物	かぶ	30	
	にんじん	10	
	さといも	30	
	切りみつば	5	
	だし汁	60	
	しょうゆ	3	
	酒	5	
みょうがのおろしあえ	みょうが	30	
	きゅうり	20	
	だいこん	10	
	しょうゆ	2	
	だし汁	10	
	焼きのり	0.5	
間食（休憩後）			
あべかわもち	切りもち	80	
	きな粉	8	
	砂糖	8	
ほうじ茶	ほうじ茶（浸出液）	180	
夕食			
ごはん	精白米	120	
もずく汁	もずく	20	
	糸みつば	3	
	だし汁	150	
	塩	0.1	
	しょうゆ	0.5	
サバの洋風みそ煮[2]	さば（切り身）	90	2) さばに薄力粉をまぶし，油を熱して焼く
	薄力粉	4	
	植物油	4	
	みそ（淡辛）	8	煮汁の調味料をすべて合わせてなべに加え，魚に火をとおす
煮汁	トマトケチャップ	10	
	酒	10	
	だし汁	50	皿に盛りつけ，ゆでたこまつなを添える
	こまつな	40	
切り干し大根の酢の物	切り干しだいこん	10	
	刻み昆布	4	
	にんじん	10	
	酢	10	
	砂糖	10	
	塩	1	
ネギの甘辛炒め	根深ねぎ	70	
	ピーマン	20	
	植物油	3	
	砂糖	5	
	しょうゆ	4	
	みりん	5	

		エネルギー(kcal)	たんぱく質(g)	脂　質(g)	炭水化物(g)
朝	食	647	22.9	23.2	84.4
昼	食	650	16.2	17.9	100.6
間	食	246	5.6	2.4	49.7
夕	食	863	26.8	19.9	136.7
合	計	2,406	71.5	63.4	371.4

脂質エネルギー比　　　23.7%
動物性たんぱく質比　　49.8%
穀類エネルギー比　　　52.7%

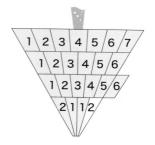

表 3-12　運動負荷時の献立例（テニス）

献　立	材　料	1人分分量 (g)	調理上のポイント
朝食 トーストサンド[1]	食パン（6枚切）	120	1）ロースハムはみじん切りして，カッテージチーズとよく練り合わせる 　トーストしたパンにマーガリンとチーズを塗ってサラダなをはさむ
	マーガリン	3	
	ロースハム	30	
	カッテージチーズ	30	
	サラダな	10	
青菜のソテー	こまつな	50	
	たまねぎ	20	
	植物油	5	
	塩	1	
	黒こしょう	0.01	
ミルクティー	牛乳	150	2）トマトは5mm厚さに切る 　ホキに下味をつけて薄力粉をまぶし，ムニエルにする 　ホキを焼いたフライパンでトマトを両面焼き，ホキに添える
	紅茶（浸出液）	50	
	砂糖	8	
フルーツ	りんご	80	
昼食 ごはん	精白米	100	
ジュリアンスープ	はくさい	20	
	にんじん	10	
	固形コンソメ	1	
	塩	1	
ホキのトマト焼き[2]	ホキ（切り身）	80	3）だいこんは，いちょう切りにして塩をふり，葉はゆでてみじん切りする 　だいこんに葉，かぼす果汁を加え，味をなじませる
	薄力粉	8	
	トマト	40	
	オリーブ油	5	
	クレソン	8	
	塩	1	
	黒こしょう	0.01	
大根の浅漬け[3]	だいこん	50	4）卵はゆで，じゃがいもは一口大に切って，ゆでたあと粉をふかせ，カレー粉をふる 　じゃがいもを盛りつけ，みじん切りにした卵とパセリを，上からかける
	だいこん（葉）	10	
	かぼす（果汁）	3	
	塩	2	
カレー風味粉吹き芋[4]	じゃがいも	70	
	卵	25	
	パセリ	1	
	塩	1.5	
	カレー粉	0.01	

献　立	材　料	1人分分量 (g)	調理上のポイント
夕食 ごはん	精白米	100	
みそ汁	さといも	20	
	えのきたけ	10	
	みつば	5	
	みそ（淡辛）	12	
	だし汁	150	
マーボ豆腐	豆腐（木綿）	100	
	豚ひき肉	30	
	根深ねぎ	10	
	にんにく	1	
	しょうが	1	
	植物油	4	
	トウバンジャン	1	
	オイスターソース	6	
	しょうゆ	3	
	酒	6	
	みそ（赤辛）	4	
	砂糖	2	
	かたくり粉	3	
レタスの中華風サラダ	レタス	50	5）一口大に切ったかぼちゃとかぶを，だし汁と調味料で煮る 　ごまを乾煎りし，軽くすっておく 　野菜に火がとおったら，ごまを加えて，汁が少なくなるまで煮含める
	たまねぎ	10	
	きゅうり	20	
	焼きのり	0.5	
	ごま油	3	
	しょうゆ	4	
	酢	2	
かぶとかぼちゃの利休煮[5]	かぶ	30	
	かぼちゃ	40	
	だし汁	50	
	砂糖	8	
	しょうゆ	4	
	ごま（黒）	5	

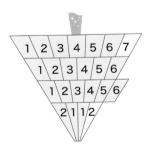

	エネルギー (kcal)	たんぱく質 (g)	脂　質 (g)	炭水化物 (g)
朝　食	636	23.1	22.3	83.9
昼　食	582	21.9	9.1	98.3
夕　食	744	22.9	20.6	112.7
合　計	1,962	67.9	52.0	294.9

脂質エネルギー比　　23.9%
動物性たんぱく質比　47.4%
穀類エネルギー比　　51.5%

表 3-13　運動負荷時の献立例（水泳）

献立	材料	1人分分量 (g)	調理上のポイント
ごはん	精白米	120	
みそ汁	わかめ（乾）	1	
	油揚げ	10	
	みそ（淡辛）	15	
ちくわの	焼き竹輪	60	
ソース炒め	グリーンアスパラガス	30	
	ウスターソース	5	
	ごま（白）	1	
	植物油	4	
鶏肉と	鶏もも肉	40	
野菜の煮物	（皮つき）		
	だいこん	30	
	にんじん	10	
	しいたけ（生）	10	
	しゅんぎく	10	
	だし汁	50	
	砂糖	1.5	
	酒	10	
	しょうゆ	4	
長芋の	ながいも	30	1) ながいも，きゅ
酢の物 1)	きゅうり	30	うりは，せん切り
	糸みつば	10	にし，糸みつばは，
	酢	3	ゆでてほかの野菜
	しょうゆ	5	と同じ長さに切る
			野菜と調味料を
			合わせる
カレー	精白米	120	
ピラフ	さやいんげん	10	
	パプリカ（赤）	10	
	たまねぎ	10	
	植物油	7	
	カレー粉	2	
	塩	0.8	
	固形コンソメ	1.5	
	水	150	
コンソメ	キャベツ	10	
スープ	マッシュルーム	10	
	ほうれんそう	10	
	塩	1	
	こしょう	0.01	
	固形コンソメ	1	
魚介の	いか	30	
トマト煮	あさり	30	
	えび（大）	30	
	たまねぎ	10	
	トマト	60	
	マカロニ	20	
	にんにく	2	
	オリーブ油	6	
	白ワイン	30	
	固形コンソメ	2	
	ローリエ	1/2 枚	
	塩	1.2	
	こしょう	少々	
	パセリ	0.5	2) れんこんはい
れんこんの	れんこん	40	ちょう切りし，酢
サラダ 2)	グリーン	25	水にさらし，かた
	アスパラガス		めにゆで，アスパ
	酢	5	ラガスもゆでて斜
	塩	0.5	め切りする
	植物油	3	調味料を合わせ
	こしょう	0.01	て，食べる直前に
フルーツ	オレンジ	100	野菜にかける

（朝食／昼食欄：左表）

献立	材料	1人分分量 (g)	調理上のポイント
ごはん	精白米	120	
かきたま汁	卵	15	
	かいわれだいこん	2	
	かたくり粉	3	
	だし汁	160	
	塩	1	
わかさぎの	わかさぎ	80	
南蛮漬け	薄力粉	6	
	植物油（吸油）	8	
	たまねぎ	10	
	ピーマン	10	
	にんじん	5	
	酢	8	
	砂糖	2	
	塩	1	
	しょうゆ	3	
きゅうりと	きゅうり	50	3) きゅうりは縦
きのこの	エリンギ	30	半分に切って，わ
炒め物 3)	しょうが	1	たの部分をこそげ
	ごま油	3	とり，5mm厚さ
	塩	1	に切る．エリンギ
	酒	5	は薄切りする
	オイスターソース	0.5	ごま油を熱し，
	かたくり粉	4	しょうがを炒めた
かぼちゃと	さつまいも	30	あと，野菜，調味
さつまいも	かぼちゃ	40	料を入れて加熱す
のサラダ	スライス	1	る
	アーモンド		水溶きかたくり
	マヨネーズ	8	粉を加えて，全体
	レモン（果汁）	2	に調味料をからめ
牛乳	牛乳	200	る
ジャム	ロールパン	40	
サンド	いちごジャム	25	

（夕食／間食欄：右表）

	エネルギー (kcal)	たんぱく質 (g)	脂質 (g)	炭水化物 (g)
朝食	740	26.8	15.9	117.7
昼食	824	22.5	17.8	134.8
夕食	804	20.7	20.6	130.5
間食	308	9.5	10.4	45.6
合計	2,676	79.5	64.7	428.6

脂質エネルギー比　21.8%
動物性たんぱく質比　51.7%
穀類エネルギー比　51.4%

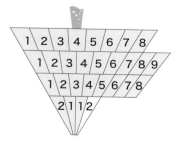

表 3-14 トレーニング計画における期分けの例

準備期	一般的準備期	・体づくり，体力づくり ・エネルギー消費量はオフ期より増加
	専門的準備期	・競技の専門的な能力を高める． ・トレーニング強度，時間は，年間で最大になり，エネルギー消費量は最も高い． ・疲労による食事量減少に注意する．
試合期		・試合時に疲労を残さないため，トレーニング量は減少傾向 ・体重変化を少なくするため，食事量に注意する．
移行期（オフ期）		・試合期までに疲労した心身をリフレッシュさせる．積極的休養の時期 ・準備期，試合期に比べ，エネルギー消費量は減少 ・生活リズムの乱れ，暴飲暴食を繰り返さないように注意する． ・体重や体脂肪率の上限・下限値を設けて，モニタリングする．一方，計画的なレジスタンストレーニングと食事量増加を組み合わせると，体重を増加させやすい．

表 3-15 日本人競技選手の栄養素等摂取基準例

エネルギー（kcal）	4,500	3,500	2,500	1,500	備　考
たんぱく質　（g）	154	130	100	80	エネルギー比：15～18%
脂　質　（g）	150	115	70	45	：25～30%
炭水化物　（g）	640	480	370	270	：55～60%
カルシウム　（mg）	1,000～1,500	1,000～1,500	1,000	800	
鉄　（mg）	15～20	15～20	15	12	
ビタミンA（μgRAE）*	900～1,500	900～1,200	900	900	
ビタミンB$_1$　（mg）	2.7～3.6	2.1～2.8	1.5～2.0	1.0～1.3	0.6～0.8 mg/1,000 kcal
ビタミンB$_2$　（mg）	2.2～2.7	1.8～2.1	1.3～1.5	0.8～1.0	0.5～0.6 mg/1,000 kcal
ビタミンC　（mg）	200	200	200	200	
食物繊維　（g）	36～45	28～35	20～25	13～16	8～10 g/1,000 kcal

*RAE：レチノール活性当量

（小林修平 編：アスリートのための栄養食事ガイド，第一出版，2001）

2.0 g/kg/日未満を推奨する報告が多い．トレーニングを日常的に行っている場合は，必要なエネルギー量をさまざまな食品から摂取すれば，たんぱく質エネルギー比 20% 前後になる．

③ 脂　質

脂質は，細胞膜の構成成分や性ホルモンの材料であり，脂溶性ビタミンの吸収を高める．トレーニング期など，練習疲れで食が細い場合，揚げ物や油を使った料理を適宜加えると，食事のかさを増やさずにエネルギー摂取を保持しやすい．脂質エネルギー比は 30% 未満に抑える．

④ 炭水化物

骨格筋や肝臓に蓄えられた糖質（グリコーゲン）は，運動中の骨格筋のエネルギー源として，脂質に比べ素早く ATP を供給できる．体内に貯蔵できるグリコーゲン量は，成人男性では 500 g 程度であり，食事ごとに穀類に含まれるでんぷんを中

心に摂取する．エネルギー比は60％以上を目安とする．
※グリコーゲンローディング
　持久性能力の高さは，筋グリコーゲン量と正相関する．運動負荷や炭水化物摂取制限によってグリコーゲン貯蔵量を低下させたあと，高炭水化物食をとってグリコーゲン貯蔵量を低下させる前よりも大幅に増加させる方法を，グリコーゲンローディングという．筋グリコーゲン量を通常より増加させて運動すると，体を重たく感じやすい，運動中の血中乳酸濃度が上昇しやすい，という特徴がある．

⑤ ミネラル，ビタミン類
　エネルギー代謝の増加や運動後の超回復を考慮すると，運動習慣がない者より必要量は増加する．食事は，主食，主菜のみならず，野菜，藻類，きのこなど，副菜も十分にとる．

⑥ 水　　分
　水は，体の約60％を占める主要成分であるとともに，体温調節や物質輸送などにかかわる重要な働きがある．また，食品中には多くの水分が含まれており，食事からとる水分量は1L以上に及ぶ．
　体水分量の低下は，血液粘度を上昇させるだけでなく，身体活動時の酸素や栄養素，老廃物などの運搬ができなくなり，疲れやすくなる．また，発汗や不感蒸泄に使われる水分量が減少することから，体温調節にも影響を及ぼし，熱中症を発現させやすい．
　スポーツ活動時の発汗量は，環境条件，運動強度と継続時間，エネルギー消費量などに加え，暑熱馴化の程度にも影響される．男子大学生による暑熱環境下（WBGT30℃前後）の屋外活動では，1時間に700〜1,000 mLの発汗が観察された．脱水による熱中症を予防するためにも，こまめな水分摂取が必要である．
　運動時の熱中症予防を促すガイドブックでは，たとえば，マラソンでは400〜800 mL/時間の補給量が目安として示されており，電解質，糖質を含む飲料をすすめている．一方，強度が低く継続時間が短いとき，または，すごしやすい環境条件であれば，水やお茶などの水分と食事を十分にとることが望ましい．
　肥満予防を目的とした運動では，スポーツドリンクを多量に摂取すると，エネルギーのとりすぎにもつながりやすい．目的に合わせた飲料の摂取が必要である．

(4) スポーツ選手の栄養管理と献立例
　女子選手で，審美系スポーツや長距離走，階級制競技の軽量級選手のなかには，軽い体重を維持するために，自己流の食事制限を行うことがある．体構成成分であるたんぱく質や鉄，カルシウムなどを食事から十分にとりながら，エネルギー制限を行うためには，選手本人にも食に関する知識が必要である．たとえば，「100 kcalあたり，1食あたりでミネラル，ビタミン量が多い食品を知る」，「ビュッフェスタイルの食事で何をどのくらいとればよいか」など，日ごろから食事に関する知識を提供する．
　スポーツ選手を対象とした合宿時の献立例を**表3-16, 17**に示す．

(5) トレーニング前後の食事タイミング
　運動に適した栄養状態にするには，体内に蓄えられた栄養素量と同様に，競技力が

表 3-16　高校ラグビー選手の夏期合宿時の献立例

朝食

献立	材料	1人分分量(g)	調理上のポイント
ごはん	精白米	160	
そうめん入りみそ汁	そうめん(乾)	10	
	おかひじき	10	
	だし汁	160	
	みそ(淡辛)	12	
中華風炒り卵[1]	卵	50	1) 野菜ときくらげは，大きさをそろえたせん切りにしておく
	ごま油	5	
	砂糖	3	
	ロースハム	10	
	きくらげ(乾)	1	卵液に砂糖を加えて大きめの炒り卵をつくり，皿に取り出す
	にんじん	15	
	ピーマン	20	
	塩	1	
	こしょう	0.01	野菜を炒め，調味したあと，卵を加えて全体をからめる
	かき油	3	
おくら入り納豆	糸引き納豆	50	
	オクラ	15	
	梅びしお	5	
	しょうゆ	1	
マセドアンサラダ	じゃがいも	60	
	とうもろこし(粒)	10	
	グリーンアスパラガス	15	
	ミニトマト	20	
	マヨネーズ	15	
バナナヨーグルト	ヨーグルト	100	
	バナナ	50	
	砂糖	8	

昼食

献立	材料	1人分分量(g)	調理上のポイント
焼きうどん	うどん(ゆで)	220	
	豚もも肉	50	
	しいたけ(生)	10	
	キャベツ	50	
	しょうが	1	
	植物油	7	
	塩	1.0	
	こしょう	0.01	
	しょうゆ(薄口)	6	
	紅しょうが	5	
いなり寿司	油揚げ	50	
油揚げの煮汁	だし汁	30	
	砂糖	4	
	みりん	10	
	酒	1	
	しょうゆ(薄口)	6	
すし飯	胚芽米	70	
	酒	5	
	昆布(炊飯用)	少々	
合わせ酢	酢	10	
	砂糖	6	
	塩	0.8	
	ごま(白)	2	
つみれ汁	つみれ	30	2) 油を熱して，ひき肉を炒め，だし汁，調味料を加える
	糸みつば	5	
	だし汁	150	
	塩	1	
	しょうゆ(薄口)	1.2	
	ゆず(果皮)	0.1	
かぼちゃの鶏煮[2]	かぼちゃ	80	かぼちゃを一口大に切り，煮汁に加えて煮含める
	鶏ひき肉	30	
	だし汁	60	
	しょうゆ	5	
	植物油	2	
(補食)(練習前) 変わりおにぎり[3]	精白米	90	3) 洗米後，刻んだ梅干しと塩昆布を加えて炊飯する
	梅干し	5	
	塩昆布	5	

夕食

献立	材料	1人分分量(g)	調理上のポイント
ごはん	精白米	180	
みそ汁	さといも	30	
	わかめ(乾)	1	
	葉ねぎ	3	
	だし汁	160	
	みそ(淡辛)	12	
たらのホイル焼き	まだら(切り身)	120	
	プロセスチーズ	15	
	たまねぎ	20	
	しめじ	10	
	ピーマン	10	
	マーガリン	3	
	塩	1.5	
鶏の照り焼き	鶏もも肉	100	
	しょうゆ	5	
	みりん風調味料	5	
	調合油	3	
付合せ[4]	さやいんげん	30	4) さやいんげんは，塩ゆでにする
	にんじん	20	にんじんは，コンソメで炊く
	固形コンソメ	1	
変わりきんぴら[5]	ごぼう	40	5) ごぼうは，せん切りして，かためにゆでる
	絹さや	20	
	植物油	3	絹さやは，ゆでてせん切りする
	だし汁または水	15	
	しょうゆ(薄口)	6	ごぼうを油で炒めて調味料で味つけし，絹さやを加えて，火を止める
	カレー粉	0.01	
春雨サラダ	はるさめ(乾)	15	
	きゅうり	10	
	セロリ	10	
	にんじん	5	
	しょうゆ	5	
	酢	0.5	
	ごま油	1	
フルーツ盛り合わせ	パインアップル(缶)	30	
	オレンジ	50	

栄養成分

	エネルギー (kcal)	たんぱく質 (g)	脂質 (g)	炭水化物 (g)	カルシウム (mg)	鉄 (mg)
朝食	1,167	31.7	31.9	181.1	270	6.1
昼食	1,093	32.6	38.8	139.1	270	4.5
間食	319	4.8	0.7	71.5	20	1.0
夕食	1,246	55.9	29.0	189.9	259	4.5
合計	3,825	125.0	100.4	581.6	819	16.1

脂質エネルギー比　23.6%　　炭水化物エネルギー比　60.8%
動物性たんぱく質比　51.7%　　穀類エネルギー比　52.4%
たんぱく質エネルギー比　13.1%

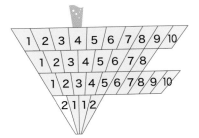

表3-17　　大学女子新体操選手の減量合宿時の献立例

	献　立	材　料	1人分分量 (g)	調理上のポイント
朝食	ごはん	精白米	60	
	みそ汁	なす	20	
		おかひじき	10	
		みそ（淡辛）	12	
	ほうれん草の卵炒め	ほうれんそう	50	
		卵	50	
		砂糖	3	
		塩	0.5	
		ごま油	4	
	キャベツの中華風あえ[1]	キャベツ	30	1) キャベツは幅1cmに切り，かためにゆでる
		きゅうり	10	きゅうりは薄切り，わかめは湯で戻す
		わかめ（乾）	3	
		根深ねぎ	2	
		しょうが	1	ねぎとしょうがをみじん切りして調味料とごまと合わせ，あえる
		酢	7	
		ごま油	1	
		しょうゆ（薄口）	3	
		ごま（白）	1	
昼食	ロールパン	ロールパン	60	
	あさりのミルクスープ	あさり	30	
		キャベツ	10	
		にんじん	20	
		さやいんげん	10	
		じゃがいも	30	
		牛乳	80	
		固形コンソメ	1	
		塩	1	
		こしょう	0.01	
	バジル風味サラダ[2]	トマト	70	2) 鶏肉は皮をのぞいて下味をつけて蒸したあと，そぎ切りにする
		鶏むね肉	40	トマトは一口大に切る
		塩	0.5	
		バジル（生）	5	バジルは，みじん切りにして調味料と合わせる
		果実酢（ぶどう）	5	
		砂糖	2	
		塩	1	鶏肉とトマトを皿に盛りつけ，バジルをかける
		オリーブ油	0.5	
	フルーツ	グレープフルーツ	50	

	献　立	材　料	1人分分量 (g)	調理上のポイント
夕食	ごはん	精白米	60	
	とろろ昆布汁	かいわれだいこん	3	3) 木綿豆腐は十分に水切りし，薄力粉をまぶしてごま油で両面焼く
		すだち（薄切り）	1枚	
		しょうゆ（薄口）	5	
		とろろ昆布	4	
		かつおぶし	0.1	
	豆腐ステーキ[3]	豆腐（木綿）	150	だいこんおろし，おろししょうがが，しその葉とともに盛りつける
		薄力粉	5	
		ごま油	4	
		だいこん	40	4) こまつなは，ゆでて4cmに切る
		しょうが	1	
		しそ（葉）	1	
		しょうゆ	9	沸騰した湯に酢を加えて，菊のりを戻したあと，軽く水洗いする
	小松菜の菊あえ[4]	こまつな	60	
		菊のり	1	こまつなと菊のりを軽くあわせ，調味料をかける
		しょうゆ（薄口）	5	
		だし汁	15	
		酢	2	

	エネルギー (kcal)	たんぱく質 (g)	脂質 (g)	炭水化物 (g)	カルシウム (mg)	鉄 (mg)
朝食	392	12.2	11.4	56.9	134	3.2
昼食	364	18.0	9.3	49.1	177	2.2
夕食	409	16.0	11.3	57.0	299	5.1
合計	1,165	46.2	32.0	163.0	610	10.5

脂質エネルギー比	24.7%
動物性たんぱく質比	37.4%
たんぱく質エネルギー比	15.9%
炭水化物エネルギー比	56.0%
穀類エネルギー比	52.5%

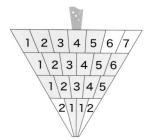

十分に発揮される状態にしておくことも必要である.

　飲食に伴って，体内の自律神経バランスは副交感神経優位となり，消化器系機能が働く．運動時は，心拍数が増加し，酸素消費量が増える交感神経優位な状態であり，消化・吸収などの副交感神経機能は抑制される．これらのことから，食事は，運動・トレーニングを開始する2時間前までにすませることが望ましい.

　一方，日常のトレーニングによる筋肉の損傷を修復し，筋肉から失われたたんぱく質の再合成・補充を効果的に進めるには，トレーニング終了後，できるだけ早いタイミングで食事をとることがすすめられる．筋グリコーゲンの再補充をできるだけ増大させるには，運動後，早い時点で食事か補食をとるようにする.

3 特殊環境と栄養

1）高温・低温環境

　人の体温は，視床下部の体温調節中枢によって，脳内の血液温度，末梢神経からの温熱情報をもとに調節される．体温は，新陳代謝や活動によって体内でつくられる「産熱量」と，体から逃げていく「放熱量」のバランスによって一定に調節されている．入浴後や運動後に血色がよくなるのは，皮膚表面の血管が拡がって体表面を流れる血液量が増え，血液から熱放散することで深部体温が下がることによる．また，低温環境では体表面の血管が収縮し，さらに，骨格筋が収縮して，ふるえによって産熱する（図3-3）.

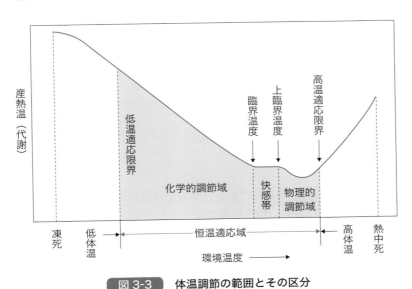

図 3-3　**体温調節の範囲とその区分**

（大原孝吉：体温とその調整，医科生理学要綱／吉村寿人ほか編，p.223，1978，南江堂）

(1) 高温環境

　高温環境下では，体温上昇に伴って発汗量が増大する．汗が気化するときに体温が

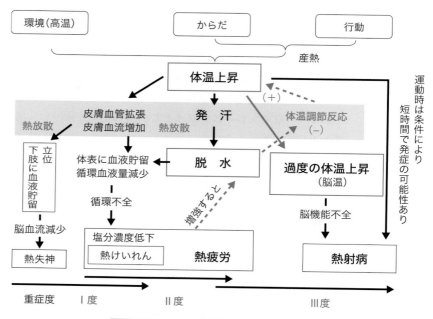

図 3-4　体温調節反応と熱中症の病態

（環境省環境保健部環境安全課：熱中症環境保健マニュアル, p.5, 2018）

表 3-18　熱中症の重症度分類

新分類	症　状	治　療	従来の分類
Ⅰ度	めまい, 大量の発汗, あくび, 筋肉痛, 筋肉の硬直（こむら返り）, 意識障害をみとめない.	冷所での安静, 体表冷却, 経口的に水分と Na 補給	熱失神 熱けいれん
Ⅱ度	頭痛, 嘔吐, 倦怠感, 虚脱感, 集中力や判断力の低下	医療機関での診察が必要 ⇒体温管理, 安静, 十分な水分と Na の補給	熱疲労
Ⅲ度	意識障害など中枢神経症状, 肝・腎機能障害, 血液凝固異常	入院加療, 呼吸・循環管理	熱射病

　利用されるために体温は下がる. 水分不足などによって発汗が停止すると, 体内に熱が蓄積し（うつ熱）, 熱中症を起こす. 熱中症のおもな症状には, 高体温, 異常な発汗または発汗停止, 失神, 頭痛などがある（図 3-4, 表 3-18）. 熱中症の発生件数は, 気候の温暖化と高齢者人口の増加が背景となって増加している.

　暑熱期には, 大量発汗時だけでなく, 1 日をとおして意識的に水分を摂取する. 高齢者では, 一般成人に比べ生理的に口喝感に乏しくなりやすい. あらかじめ 1 日分の飲料水をボトルで準備するなど, 摂取量を自覚でき, 周囲の者にもわかるようにすることが望ましい. 飲料の温度は, 5〜15℃が体温上昇を抑制しやすく, 飲みやすい. また, 食事量が減ると水分摂取量も不足しやすく, 疲労の原因にもなる. 欠食や減食

を防止し，次に示すような献立の工夫を行う．

① 食欲をそそるように，カレー粉や，しょうが，にんにくなどの香辛料，香味野菜を利用する．

② 汁物，果物，牛乳，果汁100％ジュース，野菜ジュース，豆乳などを毎食つけて，水分摂取量を増やす．

③ のどごしのよい冷たいめん類は好まれるが，単品にならないように，主菜と副菜を組み合わせたり，前後の食事でさまざまな食品が含まれるように工夫する．

(2) 低温環境

外気温の低下に伴い放熱が抑制される．また，寒冷刺激に伴ってエネルギー代謝を促進するホルモンが分泌し，筋収縮によるふるえが生じる．

栄養補給について，エネルギー源となるたんぱく質，脂質，炭水化物の十分な補給とともに，エネルギー代謝で消費されるビタミンB群・C，各種ミネラルを補給する．また，とうがらしの辛味成分であるカプサイシンの少量摂取は，食事性産生熱を促進し，体温上昇に役立つ．しかし，過剰摂取は熱放散を促進し，逆に体を冷やすことになるため注意する．

2) 高圧・低圧環境

(1) 高圧環境

潜水・潜函作業時は，高圧環境にさらされる．水深が10m増すごとに1気圧増加する．潜水時には圧縮空気が用いられ，炭酸ガスの排出がしにくい傾向がある．高圧環境そのものはエネルギー代謝に影響しないが，閉鎖空間内における精神的なストレスと，低温環境下による熱産生の必要から，十分なエネルギーと，ビタミンC・Eなどの抗酸化ビタミンを摂取する．

(2) 低圧環境

低圧環境は低酸素環境でもあり，呼気の酸素分圧が低下し，動脈血の酸素飽和度も低下する．低酸素下では，酸素を必要とするエネルギー産生が抑制され，糖質利用が亢進する．また，酸素の取り込み促進のため，短期的な代償作用として呼吸数や心拍数が増加する．高地馴化が進むと，造血ホルモンであるエリスロポエチン分泌が亢進し，赤血球数やヘモグロビン濃度が増加する．

低圧下では食欲低下と脱水がみられやすい．そのため，エネルギー源としての糖質，補酵素として消費されるビタミンB群，さらに，紫外線照射による活性酸素に対する抗酸化ビタミンの摂取がすすめられる．また，呼吸数増加と低圧による湿度低下に伴って脱水が生じやすい．常圧下の1.5～2倍の水分摂取がすすめられる．

3) 無重力，宇宙空間

地表付近では，どんな物体でも地面の方向への力（重力）を受けており，その大きさはその物体の質量に比例する．この比例定数が重力加速度である．重力は地球の中心から離れれば離れるほど小さくなり，この極限として重力がゼロになった状態を，無重力環境という．

表3-19 宇宙飛行士のための1日あたり推奨栄養量

栄養素等		推 奨 量	栄養素等		推 奨 量
エネルギー		WHO 指針	葉 酸	(μg)	400
		（中等度の身体活動レベル）	ナイアシン	(mg)	20（ナイアシン当量）
たんぱく質エネルギー比	(%)	12〜15	ビオチン	(μg)	100
糖質エネルギー比	(%)	50	パンテトン酸	(mg)	5.0
脂質エネルギー比	(%)	30〜35	カルシウム	(mg)	1,000〜1,200
水 分	(mL/MJ)	238〜357	リ ン	(mg)	1,000〜1,200
		（1.0〜1.5 mL/kcal）	マグネシウム	(mg)	350（男性），280（女性）
食物繊維	(g)	10〜25	ナトリウム	(mg)	1,500〜3,500
ビタミンA	(μg)	1,000（レチノール当量）	カリウム	(mg)	3,500
ビタミンD	(μg)	10	鉄	(mg)	10
ビタミンE	(mg)	20（α-トコフェロール当量）	銅	(mg)	1.5〜3.0
ビタミンK	(μg)	80（男性），65（女性）	マンガン	(mg)	2.0〜5.0
ビタミンC	(mg)	100	フッ素	(mg)	4.0
ビタミンB$_1$	(mg)	1.5	亜 鉛	(mg)	15
ビタミンB$_2$	(mg)	2.0	セレン	(μg)	70
ビタミンB$_6$	(mg)	2.0	ヨウ素	(μg)	150
ビタミンB$_{12}$	(μg)	2.0	クロム	(μg)	100〜200

(Lane HW, Smith SM : Modern Nutrition in Health and Disease, 9 th ed, Lippincott Williams & Wilkins, p.784, 1999)

　無重力環境における生体は，筋肉の萎縮と骨ミネラルの損失が顕著となる．また，筋肉を使って自重を支える必要がなくなるため，筋肉の廃用性萎縮が進行しやすい．十分なエネルギーや，たんぱく質を含む食事をとっていても尿中窒素の排出が増加し，体内平衡が負に傾く．骨ミネラルは1か月あたり0.35％の減少がみられており，高齢者よりも脱灰速度が速い．

　宇宙食には，宇宙飛行士の健康を維持し，かぎられた空間の中で安全性，長期保存性，衛生性が高く，おいしく食べられるものが求められる．国際宇宙食供給の基準文書『ISS FOOD PLAN』に準じ，国内でも各食品会社から宇宙食が提供されている．

　宇宙飛行士のための1日あたり推奨栄養量を**表3-19**に示した．

　宇宙飛行士が宇宙に長期滞在する場合に必要とされる1日のエネルギー量は，次の式によって算出される．

男性　18〜30歳　1.7 × [15.3 × 体重 (kg) ＋ 679] (kcal)
　　　30〜60歳　1.7 × [11.6 × 体重 (kg) ＋ 879] (kcal)
女性　18〜30歳　1.6 × [14.7 × 体重 (kg) ＋ 496] (kcal)
　　　30〜60歳　1.6 × [8.7 × 体重 (kg) ＋ 829] (kcal)
※船外活動を行う場合は，500 kcal を付加する．

4 ストレスと栄養

現代社会における人間を取り巻く環境は複雑多岐にわたり，環境からの刺激を数多く受けている．セリエ（Selye）は，「ストレスとは，外部からの刺激（ストレッサー）を受けたとき，生体内で生じるさまざまな反応のことである」と，ストレス学説によって定義している．

1）ストレス反応

人間は，ストレスを受けたとき，ストレッサーの種類にかかわらず，体の恒常性を維持しようとする働きが生じ，共通の反応を示す．これは，外部の刺激に対して，その環境に適応しようとする生体反応で，「汎（全身）適応症候群」といい（図3-5），次の3段階に分けられる．

警告反応期：ストレスの刺激を受けた際の初期反応で，体温・血圧・血糖値の低下や神経系の活動が低下する一時的なショック状態（ショック相）．ショック状態を解消するために生体防御反応によって副腎からホルモン（アドレナリン，グルココルチコイド）が働き，体温・血圧・血糖値などが上昇する（反ショック相）．

抵抗期：ストレスによる刺激に生体が適応した時期で，ストレスに対する抵抗性が高まる．

疲憊期：ストレスが長くつづくとストレスに対する抵抗性はなくなり，生体の諸機能が低下して，身体に変調をきたす．

（1）ストレス性の疾患

ストレスからの刺激を防御するために，さまざまな生体反応が生じる．それが過剰になると自律神経系や内分泌系を介して全身の臓器に影響を与える．とくに，胃・十二指腸と心臓が影響を受けやすい．

① 胃・十二指腸潰瘍

自律神経の変調をきたし，胃の血流量や胃壁を守る粘液の分泌量が減少し，胃

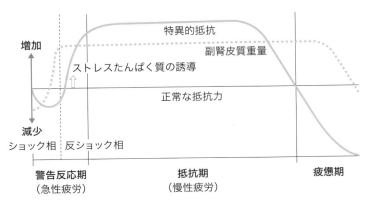

図3-5　セリエのストレス学説と生体のストレス反応

219

表 3-20　ストレスと症候

	症　状	原因・治療法など
アルコール依存症	・酒を飲まないと落ち着かなくなる. ・症状が重くなると朝から飲み，心身ともに破綻する.	・原因：仕事などのストレス ・適量飲酒を心がける. ・酒好きの人は注意する.
円形脱毛症	・毛髪が円形に脱毛する. ・若い女性に増えているが，数か月で治ることが多い.	・原因：精神・神経系のストレス ・あまり気にせず，早めに気分転換をする.
過換気症候群	・息が早く苦しくなり，症状が重いと気を失う.	・原因：興奮やショックのために血液中の CO_2 が必要以上に吐き出される. ・気にせず，前向きに考える.
過敏性腸症候群	・通勤途中などで突然腹痛に襲われ，下痢を起こす. ・休日には起こらない.	・原因：仕事や人間関係のストレス ・疲労を残さず，規則正しい生活をする.
過労死	・心臓，血管，血圧，脳血管など，循環器が直接の死因となる.	・原因：仕事のしすぎやストレスの積み重ね ・休養をとることが一番
帰宅恐怖症候群	・家に帰るのが不安で嫌になる. ・帰宅すると下痢や不眠に悩まされる.	・原因：家にいると文句をいわれるなどの存在価値の喪失や家庭問題 ・家族とよく話し合う.
ジストニア	・首が曲がったままになる斜頸や，OA 機器が使えなくなる書痙などが主	・原因：職場のストレスが多い. ・完璧な対策はまだないが，ストレスをためないこと.
出社拒否症	・体はどこも悪くないのに，会社に行きたくなかったり，行けない.	・原因：OA 化についていけないなどの仕事上のストレス ・仕事以外の生きがいをみつける.
不安神経症	・突然，心臓や呼吸の異常を訴える.	・原因：神経質で安心感の乏しい人に多い. ・ストレスを発散させ，疲労を減らす.
VDT 症候群	・コンピュータやワープロを扱う仕事のとき，目の痛みや肩こり，疲労，いらいら，うつ状態などを起こす.	・原因：VDT（ビジュアル・ディスプレイ・ターミナルズの略） ・休養をとり，ディスプレイばかり見ないようにする.
慢性頭痛	・頭蓋骨のまわりの筋肉が緊張して収縮し，いつも痛む.	・原因：考えすぎやとり越し苦労 ・頭痛薬よりも運動し，体を動かし緊張をほぐす.
慢性疲労症候群 （CFS）	・最初は，のどの痛みや微熱が起こり，やがて持続性の激しい疲労感で仕事も遊びも困難になる.	・原因：ウイルス説もある. ・ストレスをためない.

（日本栄養士会　編：管理栄養士・栄養士必携　データ・資料集〈2013 年度版〉，第一出版より一部改変）

酸の分泌が促進されるため，胃や十二指腸に潰瘍を生じる.

② 虚血性心疾患，脳血管疾患

　　ストレスによる精神的興奮は，血圧を上昇させ，虚血性心疾患の発作を誘発させる. また，脳血管疾患は，精神的ストレスが原因となって脳梗塞や脳内出血などを発症する場合がある.

（2）ストレスと生活習慣

　仕事や人間関係など，生活環境，ライフステージやライフスタイルなどの生活習慣のなかで，生体のストレス反応が心身の異常症候として現れる症候を**表 3-20** に示

した．重症化を防止するには，慢性疲労を軽減することである．厚生労働省の施策『健康づくりのための休養指針』（p.146，**表2-F-2**）『健康づくりのための身体活動基準2013』などを日常生活に取り入れることもストレス軽減に役立つと考えられる．

 ## 2) ストレスと栄養素

　ストレスを受けると糖質の消費が増大するため，炭水化物からのエネルギー補給を必要とする．また，ストレスは，たんぱく質に影響を与え，体たんぱく質が崩壊しやすくなるため，消化のよい良質なたんぱく質を十分補給する．

　ストレスと関係の深いビタミンは，ビタミンCで，ストレスに対抗する副腎皮質ホルモンの合成のために消費される．また，ビタミンCは抗酸化作用があるため100 mg / 日以上の十分な補給が必要である．

　ストレスによる糖質代謝に必要な補酵素としてビタミンB_1がある．ストレスを受けると極度に消費するので，不足しないよう十分な摂取を心がける．さらに，ビタミンEは，ストレスに対する抵抗性を高める働きがあるので，十分な摂取を心がける．ミネラル代謝では，カルシウム，マグネシウムの尿中排泄量が増加するため，摂取量の増加に心がける．とくに，カルシウムは，神経の鎮静作用があるので，積極的に摂取すると効果的である（p.143参照）．

　　■積極的に摂取したい食品
　　　たんぱく質：豚肉，さけ，大豆および加工品，卵
　　　ビタミンB_1：豚肉，種実類，胚芽パン
　　　ビタミンC：葉菜類，いも類，いちご，トマト
　　　ビタミンE：かぼちゃ，大豆油，ごま，種実類
　　　カルシウム：ひじき，チーズ，こまつな，昆布，小魚類
　　　マグネシウム：種実類，大豆類，藻類

演 習 問 題

1　エネルギー代謝について説明しなさい．

2　「身体活動レベル」について説明しなさい．

3　高温環境下での栄養補給について述べなさい．

4　低圧環境下での栄養補給について述べなさい．

5　ストレス時に積極的に摂取したい食品を使って，1日分の献立を作成しなさい．

　年齢25歳，男性，身体活動レベルⅠ

付　表

① 成人期，高齢期

栄養素の分類	栄養素名	指標	成人期 18~29歳 男性	18~29歳 女性	30~49歳 男性	30~49歳 女性	50~64歳 男性	50~64歳 女性
エネルギー・マクロ栄養素（身体活動レベルⅡ）	エネルギー　（kcal/日）	EER	2,650	2,000	2,700	2,050	2,600	1,950
	たんぱく質　（g/日）	RDA	65	50	65	50	65	50
	（%エネルギー）	DG*1	13~20	13~20	13~20	13~20	13~20	13~20
	脂質　（%エネルギー）	DG*1	20~30	20~30	20~30	20~30	20~30	20~30
	飽和脂肪酸　（%エネルギー）	DG	7以下	7以下	7以下	7以下	7以下	7以下
	n-6系脂肪酸　（g/日）	AI	11	8	10	8	10	8
	n-3系脂肪酸　（g/日）	AI	2.0	1.6	2.0	1.6	2.2	1.9
	炭水化物　（%エネルギー）	DG*1	50~65	50~65	50~65	50~65	50~65	50~65
	食物繊維　（g/日）	DG	21以上	18以上	21以上	18以上	21以上	18以上
ビタミン（脂溶性）	ビタミンA　（µgRAE/日）	RDA*2	850	650	900	700	900	700
		UL*3	2,700	2,700	2,700	2,700	2,700	2,700
	ビタミンD　（µg/日）	AI	8.5	8.5	8.5	8.5	8.5	8.5
		UL	100	100	100	100	100	100
	ビタミンE*4　（mg/日）	AI	6.0	5.0	6.0	5.5	7.0	6.0
		UL	850	650	900	700	850	700
	ビタミンK　（µg/日）	AI	150	150	150	150	150	150
ビタミン（水溶性）	ビタミンB1　（mg/日）	RDA	1.4	1.1	1.4	1.1	1.3	1.1
	ビタミンB2　（mg/日）	RDA	1.6	1.2	1.6	1.2	1.5	1.2
	ナイアシン　（mgNE/日）	RDA	15	11	15	12	14	11
		UL*5	300 (80)	250 (65)	350 (85)	250 (65)	350 (85)	250 (65)
	ビタミンB6　（mg/日）	RDA	1.4	1.1	1.4	1.1	1.4	1.1
		UL	55	45	60	45	55	45
	ビタミンB12　（µg/日）	RDA	2.4	2.4	2.4	2.4	2.4	2.4
	葉酸　（µg/日）	RDA	240	240	240	240	240	240
		UL*6	900	900	1,000	1,000	1,000	1,000
	パントテン酸　（mg/日）	AI	5	5	5	5	6	5
	ビオチン　（µg/日）	AI	50	50	50	50	50	50
	ビタミンC　（mg/日）	RDA	100	100	100	100	100	100
ミネラル（多量）	ナトリウム　（mg/日）	AI	—	—	—	—	—	—
	食塩相当量　（g/日）	DG	7.5未満	6.5未満	7.5未満	6.5未満	7.5未満	6.5未満
	カリウム　（mg/日）	AI	2,500	2,000	2,500	2,000	2,500	2,000
		DG	3,000以上	2,600以上	3,000以上	2,600以上	3,000以上	2,600以上
	カルシウム　（mg/日）	RDA	800	650	750	650	750	650
		UL	2,500	2,500	2,500	2,500	2,500	2,500
	マグネシウム*7　（mg/日）	RDA	340	270	370	290	370	290
	リン　（mg/日）	AI	1,000	800	1,000	800	1,000	800
		UL	3,000	3,000	3,000	3,000	3,000	3,000
ミネラル（微量）	鉄　（mg/日）	RDA*8	7.5	6.5 (10.5)	7.5	6.5 (10.5)	7.5	6.5 (10.5)
		UL	50	40	50	40	50	40
	亜鉛　（mg/日）	RDA	11	8	11	8	11	8
		UL	40	35	45	35	45	35
	銅　（mg/日）	RDA	0.9	0.7	0.9	0.7	0.9	0.7
		UL	7	7	7	7	7	7
	マンガン　（mg/日）	AI	4.0	3.5	4.0	3.5	4.0	3.5
		UL	11	11	11	11	11	11
	ヨウ素　（µg/日）	RDA	130	130	130	130	130	130
		UL	3,000	3,000	3,000	3,000	3,000	3,000
	セレン　（µg/日）	RDA	30	25	30	25	30	25
		UL	450	350	450	350	450	350
	クロム　（µg/日）	AI	10	10	10	10	10	10
	モリブデン　（µg/日）	RDA	30	25	30	25	30	25
		UL	600	500	600	500	600	500

注）EER：推定エネルギー必要量，RDA：推奨量，AI：目安量，UL：耐容上限量，DG：目標量

*1 範囲については，おおむねの値を示したものであり，弾力的に運用すること．
*2 推奨量はプロビタミンAカロテノイドを含む．
*3 耐容上限量はプロビタミンAカロテノイドを含まない．
*4 α-トコフェロールについて算定した．α-トコフェロール以外のビタミンEは含んでいない．
*5 耐容上限量は，ニコチンアミドの重量（mg/日），（　）内はニコチン酸の重量（mg/日）．

食事摂取基準のまとめ（抜粋）

高齢期[*9]				妊 婦			授乳婦
65〜74 歳	65〜74 歳	75 歳以上	75 歳以上				
男性	女性	男性	女性	初期	中期	後期	
2,400	1,850	2,100	1,650	+50	+250	+450	+350
60	50	60	50	+0	+5	+25	+20
15〜20	15〜20	15〜20	15〜20	13〜20	13〜20	15〜20	15〜20
20〜30	20〜30	20〜30	20〜30		20〜30		20〜30
7 以下	7 以下	7 以下	7 以下		7 以下		7 以下
9	8	8	7		9		10
2.2	2.0	2.1	1.8		1.6		1.8
50〜65	50〜65	50〜65	50〜65		50〜65		50〜65
20 以上	17 以上	20 以上	17 以上		18 以上		18 以上
850	700	800	650	+0	+0	+80	+450
2,700	2,700	2,700	2,700		—		—
8.5	8.5	8.5	8.5		8.5		8.5
100	100	100	100		100		100
7.0	6.5	6.5	6.5		6.5		7.0
850	650	750	650		—		—
150	150	150	150		150		150
1.3	1.1	1.2	0.9		+0.2		+0.2
1.5	1.2	1.3	1.0		+0.3		+0.6
14	11	13	10		+0		+3
300 (80)	250 (65)	300 (75)	250 (60)		+0.2		+0.3
1.4	1.1	1.4	1.1		+0.2		+0.3
50	40	50	40		—		—
2.4	2.4	2.4	2.4		+0.4		+0.8
240	240	240	240		+240		+100
900	900	900	900		—		—
6	5	6	5		5		6
50	50	50	50		50		50
100	100	100	100		+10		+45
—	—	—	—		—		
7.5 未満	6.5 未満	7.5 未満	6.5 未満		6.5 未満		6.5 未満
2,500	2,000	2,500	2,000		2,000		2,200
3,000 以上	2,600 以上	3,000 以上	2,600 以上		—		
750	650	700	650		+0		+0
2,500	2,500	2,500	2,500		—		—
350	280	320	360		+40		+0
1,000	800	1,000	800		800		800
3,000	3,000	3,000	3,000		—		
7.5	6.0	7.0	6.0	+2.5	+9.5	+9.5	+2.5
50	40	50	40		—		—
11	8	10	8		+2		+4
40	35	40	30		—		—
0.9	0.7	0.9	0.7		+0.1		+0.6
7	7	7	7		—		—
4.0	3.5	4.0	3.5		3.5		3.5
11	11	11	11		—		—
130	130	130	130		+110		+140
3,000	3,000	3,000	3,000		—		—
30	25	30	25		+5		+20
450	350	450	350		—		—
10	10	10	10		10		10
30	25	25	25		—		+3
600	500	600	500		—		—

[*6] 妊娠を計画している女性，妊娠の可能性のある女性および妊娠初期の妊婦は，胎児の神経管閉鎖障害のリスク低減のために，通常の食品以外の食品に含まれる葉酸（狭義の葉酸）を 400 μg/ 日摂取することが望まれる．

[*7] 通常の食品以外からの摂取量の耐容上限量は，成人の場合 350 mg/ 日とした．それ以外の通常の食品からの摂取の場合，耐容上限量は設定しない．

[*8] 女児の推奨量の（ ）内は，月経血ありの値である．

[*9] 65 歳以上の高齢者について，フレイル予防を目的とした量を定めることは難しいが，身長・体重が参照体位に比べて小さい者や，とくに 75 歳以上であって加齢に伴い身体活動量が大きく低下した者など，必要エネルギー摂取量が低い者では，下限が推奨量を下回る場合があり得る．この場合でも下限は推奨量以上とすることが望ましい．

② 成長期

栄養素の分類	栄養素名		指標	乳児期 0~5(月)男児	0~5(月)女児	6~8(月)男児	6~8(月)女児	9~11(月)男児	9~11(月)女児	幼児期 1~2歳男児	1~2歳女児	3~5歳男児	3~5歳女児
エネルギー・マクロ栄養素（身体活動レベルⅡ）	エネルギー	(kcal/日)	EER	550	500	650	600	700	650	950	900	1,300	1,250
	たんぱく質	(g/日)	RDA	AI:10	AI:10	AI:15	AI:15	AI:25	AI:25	20	20	25	25
		(%エネルギー)	DG*1	—	—	—	—	—	—	13~20	13~20	13~20	13~20
	脂質	(%エネルギー)	DG*1	AI:50	AI:50	AI:40	AI:40	AI:40	AI:40	20~30	20~30	20~30	20~30
	飽和脂肪酸	(%エネルギー)	DG*1	—	—	—	—	—	—	—	—	10以下	10以下
	n-6系脂肪酸	(g/日)	AI	4	4	4	4	4	4	4	4	6	6
	n-3系脂肪酸	(g/日)	AI	0.9	0.9	0.8	0.8	0.8	0.8	0.7	0.8	1.1	1.0
	炭水化物	(%エネルギー)	DG*1	—	—	—	—	—	—	50~65*1	50~65*1	50~65*1	50~65*1
	食物繊維	(g/日)	DG	—	—	—	—	—	—	—	—	8以上	8以上
ビタミン（脂溶性）	ビタミンA	(μgRAE/日)	RDA*2	AI:300	AI:300	AI:400	AI:400	AI:400	AI:400	400	350	450	500
			UL*3	600	600	600	600	600	600	600	600	700	850
	ビタミンD	(μg/日)	AI	5.0	5.0	5.0	5.0	5.0	5.0	3.0	3.5	3.5	4.0
			UL	25	25	25	25	25	25	20	20	30	30
	ビタミンE*4	(mg/日)	AI	3.0	3.0	4.0	4.0	4.0	4.0	3.0	3.0	4.0	4.0
			UL	—	—	—	—	—	—	150	150	200	200
	ビタミンK	(μg/日)	AI	4	4	7	7	7	7	50	60	60	70
ビタミン（水溶性）	ビタミンB1	(mg/日)	RDA	AI:0.1	AI:0.1	AI:0.2	AI:0.2	AI:0.2	AI:0.2	0.5	0.5	0.7	0.7
	ビタミンB2	(mg/日)	RDA	AI:0.3	AI:0.3	AI:0.4	AI:0.4	AI:0.4	AI:0.4	0.6	0.5	0.8	0.8
	ナイアシン	(mgNE/日)	RDA	AI:2	AI:2	AI:3	AI:3	AI:3	AI:3	6	5	8	7
			UL*5	—	—	—	—	—	—	60 (15)	60 (15)	80 (20)	80 (20)
	ビタミンB6	(mg/日)	RDA	AI:0.2	AI:0.2	AI:0.3	AI:0.3	AI:0.3	AI:0.3	0.5	0.5	0.6	0.6
			UL	—	—	—	—	—	—	10	10	15	15
	ビタミンB12	(μg/日)	RDA	AI:0.4	AI:0.4	AI:0.5	AI:0.5	AI:0.5	AI:0.5	0.9	0.9	1.1	1.1
	葉酸	(μg/日)	RDA	AI:40	AI:40	AI:60	AI:60	AI:60	AI:60	90	90	110	110
			UL	—	—	—	—	—	—	200	200	300	300
	パントテン酸	(mg/日)	AI	4	4	5	5	5	5	3	4	4	4
	ビオチン	(μg/日)	AI	4	4	5	5	5	5	20	20	20	20
	ビタミンC	(mg/日)	RDA	AI:40	AI:40	AI:40	AI:40	AI:40	AI:40	40	40	50	50
ミネラル（多量）	ナトリウム	(mg/日)	AI	100	100	600	600	600	600	—	—	—	—
	（食塩相当量）	(g/日)	DG	AI:0.3	AI:0.3	AI:1.5	AI:1.5	AI:1.5	AI:1.5	3.0未満	3.0未満	3.5未満	3.5未満
	カリウム	(mg/日)	AI	400	400	700	700	700	700	900	900	1,000	1,000
			DG	—	—	—	—	—	—	—	—	1,400以上	1,400以上
	カルシウム	(mg/日)	RDA	AI:200	AI:200	AI:250	AI:250	AI:250	AI:250	450	400	600	550
	マグネシウム*6	(mg/日)	RDA	AI:20	AI:20	AI:60	AI:60	AI:60	AI:60	70	70	100	100
	リン	(mg/日)	AI	120	120	260	260	260	260	500	500	700	700
ミネラル（微量）	鉄	(mg/日)	RDA*7	—	—	5.0	4.5	5.0	4.5	4.5	4.5	5.5	5.5
			UL	AI:0.5	AI:0.5	—	—	—	—	25	20	25	25
	亜鉛	(mg/日)	RDA	AI:2	AI:2	AI:3	AI:3	AI:3	AI:3	3	3	4	3
	銅	(mg/日)	RDA	AI:0.3	AI:0.3	AI:0.3	AI:0.3	AI:0.3	AI:0.3	0.3	0.3	0.4	0.3
	マンガン	(mg/日)	AI	0.01	0.01	0.5	0.5	0.5	0.5	1.5	1.5	1.5	1.5
	ヨウ素	(μg/日)	RDA	AI:100	AI:100	AI:130	AI:130	AI:130	AI:130	50	50	60	60
			UL	250	250	250	250	250	250	300	300	400	400
	セレン	(μg/日)	RDA	AI:15	AI:15	AI:15	AI:15	AI:15	AI:15	10	10	15	10
			UL	—	—	—	—	—	—	100	100	100	100
	クロム	(μg/日)	AI	0.8	0.8	1.0	1.0	1.0	1.0	—	—	—	—
	モリブデン	(μg/日)	RDA	AI:2	AI:2	AI:5	AI:5	AI:5	AI:5	10	10	10	10

注）EER：推定エネルギー必要量，RDA：推奨量，AI：目安量，UL：耐容上限量，DG：目標量
*1 範囲については，おおむねの値を示したものであり，弾力的に運用すること．
*2 推奨量はプロビタミンA カロテノイドを含む．
*3 耐容上限量はプロビタミンA カロテノイドを含まない．
*4 α-トコフェロールについて算定した．α-トコフェロール以外のビタミンEは含んでいない．

	学童期						思春期			
	6～7 歳	6～7 歳	8～9 歳	8～9 歳	10～11 歳	10～11 歳	12～14 歳	12～14 歳	15～17 歳	15～17 歳
	男児	女児	男児	女児	男児	女児	男児	女児	男児	女児
1,550	1,450	1,850	1,700	2,250	2,100	2,600	2,400	2,800	2,300
30	30	40	40	45	50	60	55	65	55
13～20		13～20		13～20		13～20		13～20	
20～30		20～30		20～30		20～30		20～30	
10 以下	10 以下	10 以下		10 以下		10 以下		8 以下	
8	7	8	7	10	8	11	9	13	9
1.5	1.3	1.5	1.3	1.6	1.6	1.9	1.6	2.1	1.6
50～65*1		50～65*1		50～65*1		50～65*1		50～65*1	
10 以上	10 以上	11 以上	11 以上	13 以上	13 以上	17 以上	17 以上	19 以上	18 以上
400	400	500	500	600	600	800	700	900	650
950	1,200	1,200	1,500	1,500	1,900	2,100	2,500	2,500	2,800
4.5	5.0	5.0	6.0	6.5	8.0	8.0	9.5	9.0	8.5
30	30	40	40	60	60	80	80	90	90
5.0	5.0	5.0	5.5	5.5	5.5	6.5	6.0	7.0	5.5
300	300	350	350	450	450	650	600	750	650
80	90	90	110	110	140	140	170	160	150
0.8	0.8	1.0	0.9	1.2	1.1	1.4	1.3	1.5	1.2
0.9	0.9	1.1	1.0	1.4	1.3	1.6	1.4	1.7	1.4
9	8	11	10	13	10	15	14	17	13
100 (30)	100 (30)	150 (35)	150 (35)	200 (45)	150 (45)	250 (60)	250 (60)	300 (70)	250 (65)
0.8	0.7	0.9	0.9	1.1	1.1	1.4	1.3	1.5	1.3
20	20	25	25	30	30	40	40	50	45
1.3	1.3	1.6	1.6	1.9	1.9	2.4	2.4	2.4	2.4
140	140	160	160	190	190	240	240	240	240
400	400	500	500	700	700	900	900	900	900
5	5	6	5	6	6	7	6	7	6
30	30	30	30	40	40	50	50	50	50
60	60	70	70	85	85	100	100	100	100
—	—	—	—	—	—	—	—	—	—
4.5 未満	4.5 未満	5.0 未満	5.0 未満	6.0 未満	6.0 未満	7.0 未満	7.0 未満	7.5 未満	6.5 未満
1,300	1,200	1,500	1,500	1,800	1,800	2,300	1,900	2,700	2,000
1,800 以上	1,800 以上	2,000 以上	2,000 以上	2,200 以上	2,000 以上	2,400 以上	2,400 以上	3,000 以上	2,600 以上
600	550	650	750	700	750	1,000	800	800	650
130	130	170	160	210	220	290	290	360	310
900	800	1,000	1,000	1,100	1,000	1,200	1,000	1,200	900
5.5	5.5	7.0	7.5	8.5	8.5 (12.0)	10.0	8.5 (12.0)	10.0	7.0 (10.5)
30	30	35	35	35	35	40	40	50	40
5	4	6	5	7	6	10	8	12	8
0.4	0.4	0.5	0.5	0.6	0.6	0.8	0.8	0.9	0.7
2.0	2.0	2.5	2.5	3.0	3.0	4.0	4.0	4.5	3.5
75	75	90	90	110	110	140	140	140	140
550	550	700	700	900	900	2,000	2,000	3,000	3,000
15	15	20	20	25	25	30	30	35	25
150	150	200	200	250	250	350	300	400	350
—	—	—	—	—	—	—	—	—	—
15	15	20	15	20	20	25	25	30	25

*5 耐容上限量は，ニコチンアミドの重量（mg/ 日），（ ）内はニコチン酸の重量（mg/ 日）．
*6 通常の食品以外からの摂取量の耐容上限量は，小児では 5 mg/kg 体重 / 日とした．それ以外の通常の食品からの摂取の場合，耐容上限量は設定しない．
*7 女児の推奨量の（ ）内は，月経血ありの値である．

①　参照体位（参照身長，参照体重）[1]

性　別	男　性		女　性[2]	
年齢等	参照身長 (cm)	参照体重 (kg)	参照身長 (cm)	参照体重 (kg)
0 〜 5 （月）	61.5	6.3	60.1	5.9
6 〜 11 （月）	71.6	8.8	70.2	8.1
6 〜 8 （月）	69.8	8.4	68.3	7.8
9 〜 11 （月）	73.2	9.1	71.9	8.4
1 〜 2 （歳）	85.8	11.5	84.6	11.0
3 〜 5 （歳）	103.6	16.5	103.2	16.1
6 〜 7 （歳）	119.5	22.2	118.3	21.9
8 〜 9 （歳）	130.4	28.0	130.4	27.4
10 〜 11 （歳）	142.0	35.6	144.0	36.3
12 〜 14 （歳）	160.5	49.0	155.1	47.5
15 〜 17 （歳）	170.1	59.7	157.7	51.9
18 〜 29 （歳）	171.0	64.5	158.0	50.3
30 〜 49 （歳）	171.0	68.1	158.0	53.0
50 〜 64 （歳）	169.0	68.0	155.8	53.8
65 〜 74 （歳）	165.2	65.0	152.0	52.1
75 以上 （歳）	160.8	59.6	148.0	48.8

[1] 0 〜 17 歳は，日本小児内分泌学会・日本成長学会合同標準値委員会による小児の体格評価に用いる身長，体重の標準値をもとに，年齢区分に応じて，当該月齢及び年齢区分の中央時点における中央値を引用した．ただし，公表数値が年齢区分と合致しない場合は，同様の方法で算出した値を用いた．18 歳以上は，平成 28 年国民健康・栄養調査における当該の性および年齢区分における身長・体重の中央値を用いた．
[2] 妊婦，授乳婦を除く．

（参考表）　推定エネルギー必要量（kcal/日）

性　別	男　性			女　性		
身体活動レベル[1]	I	II	III	I	II	III
0 〜 5 （月）	—	550	—	—	500	—
6 〜 8 （月）	—	650	—	—	600	—
9 〜 11 （月）	—	700	—	—	650	—
1 〜 2 （歳）	—	950	—	—	900	—
3 〜 5 （歳）	—	1,300	—	—	1,250	—
6 〜 7 （歳）	1,350	1,550	1,750	1,250	1,450	1,650
8 〜 9 （歳）	1,600	1,850	2,100	1,500	1,700	1,900
10 〜 11 （歳）	1,950	2,250	2,500	1,850	2,100	2,350
12 〜 14 （歳）	2,300	2,600	2,900	2,150	2,400	2,700
15 〜 17 （歳）	2,500	2,800	3,150	2,050	2,300	2,550
18 〜 29 （歳）	2,300	2,650	3,050	1,700	2,000	2,300
30 〜 49 （歳）	2,300	2,700	3,050	1,750	2,050	2,350
50 〜 64 （歳）	2,200	2,600	2,950	1,650	1,950	2,250
65 〜 74 （歳）	2,050	2,400	2,750	1,550	1,850	2,100
75 以上 （歳）[2]	1,800	2,100	—	1,400	1,650	—
妊婦（付加量）[3] 初期				+50	+50	+50
中期				+250	+250	+250
後期				+450	+450	+450
授乳婦（付加量）				+350	+350	+350

[1] 身体活動レベルは，低い，ふつう，高いの 3 つのレベルとして，それぞれ I，II，III で示した．
[2] レベル II は自立している者，レベル I は自宅にいてほとんど外出しない者に相当する．レベル I は高齢者施設で自立に近い状態で過ごしている者にも適用できる値である．
[3] 妊婦個々の体格や妊娠中の体重増加量，胎児の発育状況の評価を行うことが必要である．
注 1：活用に当たっては，食事摂取状況のアセスメント，体重および BMI の把握を行い，エネルギーの過不足は，体重の変化または BMI を用いて評価すること．
注 2：身体活動レベル I の場合，少ないエネルギー消費量に見合った少ないエネルギー摂取量を維持することになるため，健康の保持・増進の観点からは，身体活動量を増加させる必要がある．

②　身体活動レベル別にみた活動内容と活動時間の代表例

身体活動レベル[1]	低い（I）	ふつう（II）	高い（III）
	1.50 (1.40 〜 1.60)	1.75 (1.60 〜 1.90)	2.00 (1.90 〜 2.20)
日常生活の内容[2]	生活の大部分が座位で，静的な活動が中心の場合	座位中心の仕事だが，職場内での移動や立位での作業・接客等，通勤・買い物での歩行，家事，軽いスポーツ，のいずれかを含む場合	移動や立位の多い仕事への従事者，あるいは，スポーツ等余暇における活発な運動習慣を持っている場合
中程度の強度（3.0 〜 5.9 メッツ）の身体活動の 1 日当たりの合計時間（時間/日）[3]	1.65	2.06	2.53
仕事での 1 日当たりの合計歩行時間（時間/日）[3]	0.25	0.54	1.00

[1] 代表値．（　）内はおよその範囲．
[2] Black, et al., Ishikawa-Takata, et al. を参考に，身体活動レベル（PAL）に及ぼす職業の影響が大きいことを考慮して作成．
[3] Ishikawa-Takata, et al. による．

③　目標とする BMI の範囲（18 歳以上）[1, 2]

年齢（歳）	目標とする BMI（kg/m²）
18 〜 49	18.5 〜 24.9
50 〜 64	20.0 〜 24.9
65 〜 74[3]	21.5 〜 24.9
75 以上[3]	21.5 〜 24.9

[1] 男女共通．あくまでも参考として使用すべきである．
[2] 観察疫学研究において報告された総死亡率が最も低かった BMI をもとに，疾患別の発症率と BMI との関連，死因と BMI との関連，日本人の BMI の実態に配慮し，総合的に判断し目標とする範囲を設定．
[3] 高齢者では，フレイルの予防及び生活習慣病の発症予防の両者に配慮する必要があることを踏まえ，当面目標とする BMI の範囲を 21.5 〜 24.9kg/m² とした．

④ エネルギー産生栄養素バランス（％エネルギー）

性別	男性 目標量[1,2]				女性 目標量[1,2]			
年齢等	たんぱく質[3]	脂質[4] 脂質	脂質[4] 飽和脂肪酸	炭水化物[5,6]	たんぱく質[3]	脂質[4] 脂質	脂質[4] 飽和脂肪酸	炭水化物[5,6]
0〜11（月）	—	—	—	—	—	—	—	—
1〜2（歳）	13〜20	20〜30	—	50〜65	13〜20	20〜30	—	50〜65
3〜5（歳）	13〜20	20〜30	10以下	50〜65	13〜20	20〜30	10以下	50〜65
6〜7（歳）	13〜20	20〜30	10以下	50〜65	13〜20	20〜30	10以下	50〜65
8〜9（歳）	13〜20	20〜30	10以下	50〜65	13〜20	20〜30	10以下	50〜65
10〜11（歳）	13〜20	20〜30	10以下	50〜65	13〜20	20〜30	10以下	50〜65
12〜14（歳）	13〜20	20〜30	10以下	50〜65	13〜20	20〜30	10以下	50〜65
15〜17（歳）	13〜20	20〜30	8以下	50〜65	13〜20	20〜30	8以下	50〜65
18〜29（歳）	13〜20	20〜30	7以下	50〜65	13〜20	20〜30	7以下	50〜65
30〜49（歳）	13〜20	20〜30	7以下	50〜65	13〜20	20〜30	7以下	50〜65
50〜64（歳）	14〜20	20〜30	7以下	50〜65	14〜20	20〜30	7以下	50〜65
65〜74（歳）	15〜20	20〜30	7以下	50〜65	15〜20	20〜30	7以下	50〜65
75以上（歳）	15〜20	20〜30	7以下	50〜65	15〜20	20〜30	7以下	50〜65
妊婦　初期					13〜20			
妊婦　中期					13〜20	20〜30	7以下	50〜65
妊婦　後期					15〜20			
授乳婦					15〜20	20〜30	7以下	50〜65

[1] 各必要なエネルギー量を確保した上でのバランスとすること．
[2] 範囲に関しては，おおむねの値を示したものであり，弾力的に使用すること．
[3] 65歳以上の高齢者について，フレイル予防を目的とした量を定めることは難しいが，身長・体重が参照体位に比べて小さい者や，特に75歳以上であって加齢に伴い身体活動量が大きく低下した者など，必要エネルギー摂取量が低い者では，下限が推奨量を下回る場合があり得る．この場合でも，下限は推奨量以上とすることが望ましい．
[4] 脂質については，その構成成分である飽和脂肪酸など，質への配慮を十分に行う必要がある．
[5] アルコールを含む．ただし，アルコールの摂取を勧めるものではない．
[6] 食物繊維の目標量を十分に注意すること．

⑤ たんぱく質の食事摂取基準

	たんぱく質（推定平均必要量，推奨量，目安量：g/日，目標量：％エネルギー）							
性別	男性				女性			
年齢等	推定平均必要量	推奨量	目安量	目標量[1]	推定平均必要量	推奨量	目安量	目標量[1]
0〜5（月）	—	—	10	—	—	—	10	—
6〜8（月）	—	—	15	—	—	—	15	—
9〜11（月）	—	—	25	—	—	—	25	—
1〜2（歳）	15	20	—	13〜20	15	20	—	13〜20
3〜5（歳）	20	25	—	13〜20	20	25	—	13〜20
6〜7（歳）	25	30	—	13〜20	25	30	—	13〜20
8〜9（歳）	30	40	—	13〜20	30	40	—	13〜20
10〜11（歳）	40	45	—	13〜20	40	50	—	13〜20
12〜14（歳）	50	60	—	13〜20	45	55	—	13〜20
15〜17（歳）	50	65	—	13〜20	45	55	—	13〜20
18〜29（歳）	50	65	—	13〜20	40	50	—	13〜20
30〜49（歳）	50	65	—	13〜20	40	50	—	13〜20
50〜64（歳）	50	65	—	14〜20	40	50	—	14〜20
65〜74（歳）[2]	50	60	—	15〜20	40	50	—	15〜20
75以上（歳）[2]	50	60	—	15〜20	40	50	—	15〜20
妊婦（付加量）初期					+0	+0		13〜20
妊婦（付加量）中期					+5	+5		13〜20
妊婦（付加量）後期					+20	+25		15〜20
授乳婦（付加量）					+15	+20	—	15〜20

[1] 範囲に関しては，おおむねの値を示したものであり，弾力的に使用すること．
[2] 65歳以上の高齢者について，フレイル予防を目的とした量を定めることは難しいが，身長・体重が参照体位に比べて小さい者や，特に75歳以上であって加齢に伴い身体活動量が大きく低下した者など，必要エネルギー摂取量が低い者では，下限が推奨量を下回る場合があり得る．この場合でも，下限は推奨量以上とすることが望ましい．

⑥　脂質，炭水化物，食物繊維の食事摂取基準

性　別	脂質（%エネルギー）				飽和脂肪酸（%エネルギー）[2,3]	
	男　性		女　性		男　性	女　性
年齢等	目安量	目標量[1]	目安量	目標量[1]	目標量	目標量
0 〜 5 （月）	50	—	50	—	—	—
6 〜 11 （月）	40	—	40	—	—	—
1 〜 2 （歳）	—	20 〜 30	—	20 〜 30	—	—
3 〜 5 （歳）	—	20 〜 30	—	20 〜 30	10 以下	10 以下
6 〜 7 （歳）	—	20 〜 30	—	20 〜 30	10 以下	10 以下
8 〜 9 （歳）	—	20 〜 30	—	20 〜 30	10 以下	10 以下
10 〜 11 （歳）	—	20 〜 30	—	20 〜 30	10 以下	10 以下
12 〜 14 （歳）	—	20 〜 30	—	20 〜 30	10 以下	10 以下
15 〜 17 （歳）	—	20 〜 30	—	20 〜 30	8 以下	8 以下
18 〜 29 （歳）	—	20 〜 30	—	20 〜 30	7 以下	7 以下
30 〜 49 （歳）	—	20 〜 30	—	20 〜 30	7 以下	7 以下
50 〜 64 （歳）	—	20 〜 30	—	20 〜 30	7 以下	7 以下
65 〜 74 （歳）	—	20 〜 30	—	20 〜 30	7 以下	7 以下
75 以上 （歳）	—	20 〜 30	—	20 〜 30	7 以下	7 以下
妊　婦			—	20 〜 30		7 以下
授乳婦			—	20 〜 30		7 以下

[1] 範囲については，おおむねの値を示したものである．
[2] 中央値は，範囲の中央値を示したものであり，最も望ましい値を示すものではない．

性　別	n-6 系脂肪酸 （g/ 日）		n-3 系脂肪酸 （g/ 日）		炭水化物 （%エネルギー）		食物繊維 （g/ 日）	
	男　性	女　性	男　性	女　性	男　性	女　性	男　性	女　性
年齢等	目安量	目安量	目安量	目安量	目標量[1,2]	目標量[1,2]	目標量	目標量
0 〜 5 （月）	4	4	0.9	0.9	—	—	—	—
6 〜 11 （月）	4	4	0.8	0.8	—	—	—	—
1 〜 2 （歳）	4	4	0.7	0.8	50 〜 65	50 〜 65	—	—
3 〜 5 （歳）	6	6	1.1	1.0	50 〜 65	50 〜 65	8 以上	8 以上
6 〜 7 （歳）	8	7	1.5	1.3	50 〜 65	50 〜 65	10 以上	10 以上
8 〜 9 （歳）	8	7	1.5	1.3	50 〜 65	50 〜 65	11 以上	11 以上
10 〜 11 （歳）	10	8	1.6	1.6	50 〜 65	50 〜 65	13 以上	13 以上
12 〜 14 （歳）	11	9	1.9	1.6	50 〜 65	50 〜 65	17 以上	17 以上
15 〜 17 （歳）	13	9	2.1	1.6	50 〜 65	50 〜 65	19 以上	18 以上
18 〜 29 （歳）	11	8	2.0	1.6	50 〜 65	50 〜 65	21 以上	18 以上
30 〜 49 （歳）	10	8	2.0	1.6	50 〜 65	50 〜 65	21 以上	18 以上
50 〜 64 （歳）	10	8	2.2	1.9	50 〜 65	50 〜 65	21 以上	18 以上
65 〜 74 （歳）	9	8	2.2	2.0	50 〜 65	50 〜 65	20 以上	17 以上
75 以上 （歳）	8	7	2.1	1.8	50 〜 65	50 〜 65	20 以上	17 以上
妊　婦		9		1.6		50 〜 65		18 以上
授乳婦		10		1.8		50 〜 65		18 以上

[1] 範囲に関しては，おおむねの値を示したものである．
[2] アルコールを含む．ただし，アルコールの摂取を勧めるものではない．

⑦　ビタミンの食事摂取基準

ビタミンA（μgRAE/日）[1]

性別	男性				女性			
年齢等	推定平均必要量[2]	推奨量[2]	目安量[3]	耐容上限量[3]	推定平均必要量[2]	推奨量[2]	目安量[3]	耐容上限量[3]
0～5 （月）	－	－	300	600	－	－	300	600
6～11 （月）	－	－	400	600	－	－	400	600
1～2 （歳）	300	400	－	600	250	350	－	600
3～5 （歳）	350	450	－	700	350	500	－	850
6～7 （歳）	300	400	－	950	300	400	－	1,200
8～9 （歳）	350	500	－	1,200	350	500	－	1,500
10～11 （歳）	450	600	－	1,500	400	600	－	1,900
12～14 （歳）	550	800	－	2,100	500	700	－	2,500
15～17 （歳）	650	900	－	2,500	500	650	－	2,800
18～29 （歳）	600	850	－	2,700	450	650	－	2,700
30～49 （歳）	650	900	－	2,700	500	700	－	2,700
50～64 （歳）	650	900	－	2,700	500	700	－	2,700
65～74 （歳）	600	850	－	2,700	500	700	－	2,700
75以上 （歳）	550	800	－	2,700	450	650	－	2,700
妊婦（付加量）初期					+0	+0	－	－
中期					+0	+0	－	－
後期					+60	+80	－	－
授乳婦（付加量）					+300	+450	－	－

[1] レチノール活性当量 （μgRAE） ＝レチノール （μg）＋β-カロテン （μg）×1/12＋α-カロテン （μg）×1/24 ＋β-クリプトキサンチン （μg）×1/24 ＋その他のプロビタミンA カロテノイド （μg）×1/24

[2] プロビタミンA カロテノイドを含む.

[3] プロビタミンA カロテノイドを含まない.

ビタミンD（μg/日）[1] / ビタミンE（mg/日）[2] / ビタミンK（μg/日）

性別	ビタミンD 男性		ビタミンD 女性		ビタミンE 男性		ビタミンE 女性		ビタミンK 男性	ビタミンK 女性
年齢等	目安量	耐容上限量	目安量	耐容上限量	目安量	耐容上限量	目安量	耐容上限量	目安量	目安量
0～5 （月）	5.0	25	5.0	25	3.0	－	3.0	－	4	4
6～11 （月）	5.0	25	5.0	25	4.0	－	4.0	－	7	7
1～2 （歳）	3.0	20	3.5	20	3.0	150	3.0	150	50	60
3～5 （歳）	3.5	30	4.0	30	4.0	200	4.0	200	60	70
6～7 （歳）	4.5	30	5.0	30	5.0	300	5.0	300	80	90
8～9 （歳）	5.0	40	6.0	40	5.0	350	5.0	350	90	110
10～11 （歳）	6.5	60	8.0	60	5.5	450	5.5	450	110	140
12～14 （歳）	8.0	80	9.5	80	6.5	650	6.0	600	140	170
15～17 （歳）	9.0	90	8.5	90	7.0	750	5.5	650	160	150
18～29 （歳）	8.5	100	8.5	100	6.0	850	5.0	650	150	150
30～49 （歳）	8.5	100	8.5	100	6.0	900	5.5	700	150	150
50～64 （歳）	8.5	100	8.5	100	7.0	850	6.0	700	150	150
65～74 （歳）	8.5	100	8.5	100	7.0	850	6.5	650	150	150
75以上 （歳）	8.5	100	8.5	100	6.5	750	6.5	650	150	150
妊婦			8.5	－			6.5	－		150
授乳婦			8.5	－			7.0	－		150

[1] 日照により皮膚でビタミンD が産生されることを踏まえ，フレイル予防を図る者はもとより，全年齢区分を通じて，日常生活において可能な範囲内での適度な日光浴を心掛けるとともに，ビタミンD の摂取については，日照時間を考慮に入れることが重要である.

[2] α-トコフェロールについて算定した．　α-トコフェロール以外のビタミンE は含んでいない.

ビタミンB1（mg/日）[1,2,3] / ビタミンB2（mg/日）[2,4]

性別	ビタミンB1 男性			ビタミンB1 女性			ビタミンB2 男性			ビタミンB2 女性		
年齢等	推定平均必要量	推奨量	目安量	推定平均必要量	推奨量	目安量	推定平均必要量	推奨量	目安量	推定平均必要量	推奨量	目安量
0～5 （月）	－	－	0.1	－	－	0.1	－	－	0.3	－	－	0.3
6～11 （月）	－	－	0.2	－	－	0.2	－	－	0.4	－	－	0.4
1～2 （歳）	0.4	0.5	－	0.4	0.5	－	0.5	0.6	－	0.5	0.5	－
3～5 （歳）	0.6	0.7	－	0.6	0.7	－	0.7	0.8	－	0.6	0.8	－
6～7 （歳）	0.7	0.8	－	0.7	0.8	－	0.8	0.9	－	0.7	0.9	－
8～9 （歳）	0.8	1.0	－	0.8	0.9	－	0.9	1.1	－	0.9	1.0	－
10～11 （歳）	1.0	1.2	－	0.9	1.1	－	1.1	1.4	－	1.0	1.3	－
12～14 （歳）	1.2	1.4	－	1.1	1.3	－	1.3	1.6	－	1.2	1.4	－
15～17 （歳）	1.3	1.5	－	1.0	1.2	－	1.4	1.7	－	1.2	1.4	－
18～29 （歳）	1.2	1.4	－	0.9	1.1	－	1.3	1.6	－	1.0	1.2	－
30～49 （歳）	1.2	1.4	－	0.9	1.1	－	1.3	1.6	－	1.0	1.2	－
50～64 （歳）	1.1	1.3	－	0.9	1.1	－	1.2	1.5	－	1.0	1.2	－
65～74 （歳）	1.1	1.3	－	0.9	1.1	－	1.2	1.5	－	1.0	1.2	－
75以上 （歳）	1.0	1.2	－	0.8	0.9	－	1.1	1.3	－	0.9	1.0	－
妊婦（付加量）				+0.2	+0.2	－				+0.2	+0.3	－
授乳婦（付加量）				+0.2	+0.2	－				+0.5	+0.6	－

[1] チアミン塩化物塩酸塩 （分子量＝337.3） の重量として示した.

[2] 身体活動レベルⅡの推定エネルギー必要量を用いて算定した.

[3] 特記事項：推定平均必要量は，ビタミンB1 の欠乏症である脚気を予防するに足る最小必要量からではなく，尿中にビタミンB1 の排泄量が増大し始める摂取量 （体内飽和量） から算定.

[4] 特記事項：推定平均必要量は，ビタミンB2 の欠乏症である口唇炎，口角炎，舌炎などの皮膚炎を予防するに足る最小量からではなく，尿中にビタミンB2 の排泄量が増大し始める摂取量 （体内飽和量） から算定.

性 別	ナイアシン（mgNE/日）[1,2] 男性				女性				ビタミンB6（mg/日）[3] 男性				女性			
年齢等	推定平均必要量	推奨量	目安量	耐容上限量[3]	推定平均必要量	推奨量	目安量	耐容上限量[3]	推定平均必要量	推奨量	目安量	耐容上限量[6]	推定平均必要量	推奨量	目安量	耐容上限量[6]
0〜5（月）[4]	—	—	2	—	—	—	2	—	—	—	0.2	—	—	—	0.2	—
6〜11（月）	—	—	3	—	—	—	3	—	—	—	0.3	—	—	—	0.3	—
1〜2（歳）	5	6	—	60（15）	4	5	—	60（15）	0.4	0.5	—	10	0.4	0.5	—	10
3〜5（歳）	6	8	—	80（20）	6	7	—	80（20）	0.5	0.6	—	15	0.5	0.6	—	15
6〜7（歳）	7	9	—	100（30）	7	8	—	100（30）	0.7	0.8	—	20	0.6	0.7	—	20
8〜9（歳）	9	11	—	150（35）	8	10	—	150（35）	0.8	0.9	—	25	0.8	0.9	—	25
10〜11（歳）	11	13	—	200（45）	10	10	—	150（45）	1.0	1.1	—	30	1.0	1.1	—	30
12〜14（歳）	12	15	—	250（60）	12	14	—	250（60）	1.2	1.4	—	40	1.0	1.3	—	40
15〜17（歳）	14	17	—	300（70）	11	13	—	250（65）	1.2	1.5	—	50	1.0	1.3	—	45
18〜29（歳）	13	15	—	300（80）	9	11	—	250（65）	1.1	1.4	—	55	1.0	1.1	—	45
30〜49（歳）	13	15	—	350（85）	10	12	—	250（65）	1.1	1.4	—	60	1.0	1.1	—	45
50〜64（歳）	12	14	—	350（85）	9	11	—	250（65）	1.1	1.4	—	55	1.0	1.1	—	45
65〜74（歳）	12	14	—	300（80）	9	11	—	250（65）	1.1	1.4	—	55	1.0	1.1	—	40
75以上（歳）	11	13	—	300（75）	9	10	—	250（60）	1.1	1.4	—	50	1.0	1.1	—	40
妊婦（付加量）					+0	+0	—	—					+0.2	+0.2	—	—
授乳婦（付加量）					+3	+3	—	—					+0.3	+0.3	—	—

[1] ナイアシン当量（NE）＝ナイアシン＋1/60トリプトファンで示した．
[2] 身体活動レベルⅡの推定エネルギー必要量を用いて算定した．
[3] ニコチンアミドの重量（mg/日），（ ）内はニコチン酸の重量（mg/日）．
[4] 単位は mg/日．
[5] たんぱく質の推奨量を用いて算定した（妊婦・授乳婦の付加量は除く）．
[6] ピリドキシン（分子量＝169.2）の重量として示した．

性 別	ビタミンB12（μg/日）[1] 男性			女性			葉酸（μg/日）[2] 男性				女性			
年齢等	推定平均必要量	推奨量	目安量	推定平均必要量	推奨量	目安量	推定平均必要量	推奨量	目安量	耐容上限量[3]	推定平均必要量	推奨量	目安量	耐容上限量[3]
0〜5（月）	—	—	0.4	—	—	0.4	—	—	40	—	—	—	40	—
6〜11（月）	—	—	0.5	—	—	0.5	—	—	60	—	—	—	60	—
1〜2（歳）	0.8	0.9	—	0.8	0.9	—	80	90	—	200	90	90	—	200
3〜5（歳）	0.9	1.1	—	0.9	1.1	—	90	110	—	300	90	110	—	300
6〜7（歳）	1.1	1.3	—	1.1	1.3	—	110	140	—	400	110	140	—	400
8〜9（歳）	1.3	1.6	—	1.3	1.6	—	130	160	—	500	130	160	—	500
10〜11（歳）	1.6	1.9	—	1.6	1.9	—	160	190	—	700	160	190	—	700
12〜14（歳）	2.0	2.4	—	2.0	2.4	—	200	240	—	900	200	240	—	900
15〜17（歳）	2.0	2.4	—	2.0	2.4	—	220	240	—	900	200	240	—	900
18〜29（歳）	2.0	2.4	—	2.0	2.4	—	200	240	—	900	200	240	—	900
30〜49（歳）	2.0	2.4	—	2.0	2.4	—	200	240	—	1,000	200	240	—	1,000
50〜64（歳）	2.0	2.4	—	2.0	2.4	—	200	240	—	1,000	200	240	—	1,000
65〜74（歳）	2.0	2.4	—	2.0	2.4	—	200	240	—	900	200	240	—	900
75以上（歳）	2.0	2.4	—	2.0	2.4	—	200	240	—	900	200	240	—	900
妊婦（付加量）				+0.3	+0.4	—					+200[4,5]	+240[4,5]	—	—
授乳婦（付加量）				+0.7	+0.8	—					+100	+100	—	—

[1] シアノコバラミン（分子量＝1,355.37）の重量として示した．
[2] プテロイルモノグルタミン酸（分子量＝441.40）の重量として示した．
[3] 通常の食品以外の食品に含まれる葉酸（狭義の葉酸）に適用する．
[4] 妊娠を計画している女性，妊娠の可能性がある女性及び妊娠初期の妊婦は，胎児の神経管閉鎖障害のリスク低減のために，通常の食品以外の食品に含まれる葉酸（狭義の葉酸）を400μg/日摂取することが望まれる．
[5] 葉酸の付加量は，中期及び後期にのみ設定した．

性 別	パントテン酸（mg/日） 男性	女性	ビオチン（μg/日） 男性	女性	ビタミンC（mg/日）[1,2] 男性			女性		
年齢等	目安量	目安量	目安量	目安量	推定平均必要量	推奨量	目安量	推定平均必要量	推奨量	目安量
0〜5（月）	4	4	4	4	—	—	40	—	—	40
6〜11（月）	5	5	5	5	—	—	40	—	—	40
1〜2（歳）	3	4	20	20	35	40	—	35	40	—
3〜5（歳）	4	4	20	20	40	50	—	40	50	—
6〜7（歳）	5	5	30	30	50	60	—	50	60	—
8〜9（歳）	6	5	30	30	60	70	—	60	70	—
10〜11（歳）	6	6	40	40	70	85	—	70	85	—
12〜14（歳）	7	6	50	50	85	100	—	85	100	—
15〜17（歳）	7	6	50	50	85	100	—	85	100	—
18〜29（歳）	5	5	50	50	85	100	—	85	100	—
30〜49（歳）	5	5	50	50	85	100	—	85	100	—
50〜64（歳）	6	5	50	50	85	100	—	85	100	—
65〜74（歳）	6	5	50	50	80	100	—	80	100	—
75以上（歳）	6	5	50	50	80	100	—	80	100	—
妊婦[3]		5		50				+10	+10	—
授乳婦[3]		6		50				+40	+45	—

[1] L-アスコルビン酸（分子量＝176.12）の重量で示した．
[2] 特記事項：推定平均必要量は，ビタミンCの欠乏症である壊血病を予防するに足る最小量からではなく，心臓血管系の疾病予防効果及び抗酸化作用の観点から算定．
[3] ビタミンCの妊婦，授乳婦の食事摂取基準は付加量．

⑧ ミネラルの食事摂取基準

ナトリウム (mg/日, ( ) は食塩相当量 [g/日]) [1] ・ カリウム (mg/日)

性　別	ナトリウム 男性			ナトリウム 女性			カリウム 男性		カリウム 女性	
年齢等	推定平均必要量	目安量	目標量	推定平均必要量	目安量	目標量	目安量	目標量	目安量	目標量
0〜5 （月）	−	100 (0.3)	−	−	100 (0.3)	−	400	−	400	−
6〜11 （月）	−	600 (1.5)	−	−	600 (1.5)	−	700	−	700	−
1〜2 （歳）	−	−	(3.0 未満)	−	−	(3.0 未満)	900	−	900	−
3〜5 （歳）	−	−	(3.5 未満)	−	−	(3.5 未満)	1,000	1,400 以上	1,000	1,400 以上
6〜7 （歳）	−	−	(4.5 未満)	−	−	(4.5 未満)	1,300	1,800 以上	1,200	1,800 以上
8〜9 （歳）	−	−	(5.0 未満)	−	−	(5.0 未満)	1,500	2,000 以上	1,500	2,000 以上
10〜11 （歳）	−	−	(6.0 未満)	−	−	(6.0 未満)	1,800	2,200 以上	1,800	2,000 以上
12〜14 （歳）	−	−	(7.0 未満)	−	−	(6.5 未満)	2,300	2,400 以上	1,900	2,400 以上
15〜17 （歳）	−	−	(7.5 未満)	−	−	(6.5 未満)	2,700	3,000 以上	2,000	2,600 以上
18〜29 （歳）	600 (1.5)	−	(7.5 未満)	600 (1.5)	−	(6.5 未満)	2,500	3,000 以上	2,000	2,600 以上
30〜49 （歳）	600 (1.5)	−	(7.5 未満)	600 (1.5)	−	(6.5 未満)	2,500	3,000 以上	2,000	2,600 以上
50〜64 （歳）	600 (1.5)	−	(7.5 未満)	600 (1.5)	−	(6.5 未満)	2,500	3,000 以上	2,000	2,600 以上
65〜74 （歳）	600 (1.5)	−	(7.5 未満)	600 (1.5)	−	(6.5 未満)	2,500	3,000 以上	2,000	2,600 以上
75以上 （歳）	600 (1.5)	−	(7.5 未満)	600 (1.5)	−	(6.5 未満)	2,500	3,000 以上	2,000	2,600 以上
妊婦				600 (1.5)	−	(6.5 未満)			2,000	2,600 以上
授乳婦				600 (1.5)	−	(6.5 未満)			2,200	2,600 以上

カルシウム (mg/日) ・ マグネシウム (mg/日)

性　別	カルシウム 男性				カルシウム 女性				マグネシウム 男性				マグネシウム 女性			
年齢等	推定平均必要量	推奨量	目安量	耐容上限量	推定平均必要量	推奨量	目安量	耐容上限量	推定平均必要量	推奨量	目安量	耐容上限量[1]	推定平均必要量	推奨量	目安量	耐容上限量
0〜5 （月）	−	−	200	−	−	−	200	−	−	−	20	−	−	−	20	−
6〜11 （月）	−	−	250	−	−	−	250	−	−	−	60	−	−	−	60	−
1〜2 （歳）	350	450	−	−	350	400	−	−	60	70	−	−	60	70	−	−
3〜5 （歳）	500	600	−	−	450	550	−	−	80	100	−	−	80	100	−	−
6〜7 （歳）	500	600	−	−	450	550	−	−	110	130	−	−	110	130	−	−
8〜9 （歳）	550	650	−	−	600	750	−	−	140	170	−	−	140	160	−	−
10〜11 （歳）	600	700	−	−	600	750	−	−	180	210	−	−	180	220	−	−
12〜14 （歳）	850	1,000	−	−	700	800	−	−	250	290	−	−	240	290	−	−
15〜17 （歳）	650	800	−	−	550	650	−	−	300	360	−	−	260	310	−	−
18〜29 （歳）	650	800	−	2,500	550	650	−	2,500	280	340	−	−	230	270	−	−
30〜49 （歳）	600	750	−	2,500	550	650	−	2,500	310	370	−	−	240	290	−	−
50〜64 （歳）	600	750	−	2,500	550	650	−	2,500	310	370	−	−	240	290	−	−
65〜74 （歳）	600	750	−	2,500	550	650	−	2,500	290	350	−	−	230	280	−	−
75以上 （歳）	600	700	−	2,500	500	600	−	2,500	270	320	−	−	220	260	−	−
妊婦 （付加量）					+0	+0	−	−					+30	+40	−	−
授乳婦 （付加量）					+0	+0	−	−					+0	+0	−	−

[1] 通常の食品以外からの摂取量の耐容上限量は，成人の場合350mg/日，小児では5mg/kg体重/日とした．それ以外の通常の食品からの摂取の場合，耐容上限量は設定しない．

リン (mg/日) ・ 鉄 (mg/日)

性　別	リン 男性		リン 女性		鉄 男性				鉄 女性 月経なし		鉄 女性 月経あり		鉄 女性	
年齢等	目安量	耐容上限量	目安量	耐容上限量	推定平均必要量	推奨量	目安量	耐容上限量	推定平均必要量	推奨量	推定平均必要量	推奨量	目安量	耐容上限量
0〜5 （月）	120	−	120	−	−	−	0.5	−	−	−	−	−	0.5	−
6〜11 （月）	260	−	260	−	3.5	5.0	−	−	3.5	4.5	−	−	−	−
1〜2 （歳）	500	−	500	−	3.0	4.5	−	25	3.0	4.5	−	−	−	20
3〜5 （歳）	700	−	700	−	4.0	5.5	−	25	4.0	5.5	−	−	−	25
6〜7 （歳）	900	−	800	−	5.0	5.5	−	30	4.5	5.5	−	−	−	30
8〜9 （歳）	1,000	−	1,000	−	6.0	7.0	−	35	6.0	7.5	−	−	−	35
10〜11 （歳）	1,100	−	1,000	−	7.0	8.5	−	35	7.0	8.5	10.0	12.0	−	35
12〜14 （歳）	1,200	−	1,000	−	8.0	10.0	−	40	7.0	8.5	10.0	12.0	−	40
15〜17 （歳）	1,200	−	900	−	8.0	10.0	−	50	5.5	7.0	8.5	10.5	−	40
18〜29 （歳）	1,000	3,000	800	3,000	6.5	7.5	−	50	5.5	6.5	8.5	10.5	−	40
30〜49 （歳）	1,000	3,000	800	3,000	6.5	7.5	−	50	5.5	6.5	9.0	10.5	−	40
50〜64 （歳）	1,000	3,000	800	3,000	6.5	7.5	−	50	5.5	6.5	9.0	11.0	−	40
65〜74 （歳）	1,000	3,000	800	3,000	6.0	7.5	−	50	5.0	6.0	−	−	−	40
75以上 （歳）	1,000	3,000	800	3,000	6.0	7.0	−	50	5.0	6.0	−	−	−	40
妊婦[1] 初期			800	−					+2.0	+2.5			−	−
中期・後期			800	−					+8.0	+9.5			−	−
授乳婦			800	−					+2.0	+2.5			−	−

[1] 鉄の妊婦，授乳婦の食事摂取基準は付加量．

⑧ つづき

性別	亜鉛 (mg/日) 男性				女性				銅 (mg/日) 男性				女性				マンガン (mg/日) 男性		女性	
年齢等	推定平均必要量	推奨量	目安量	耐容上限量	推定平均必要量	推奨量	目安量	耐容上限量	推定平均必要量	推奨量	目安量	耐容上限量	推定平均必要量	推奨量	目安量	耐容上限量	目安量	耐容上限量	目安量	耐容上限量
0 ～ 5 (月)	−	−	2	−	−	−	2	−	−	−	0.3	−	−	−	0.3	−	0.01	−	0.01	−
6 ～ 11 (月)	−	−	3	−	−	−	3	−	−	−	0.3	−	−	−	0.3	−	0.5	−	0.5	−
1 ～ 2 (歳)	3	3	−	−	2	3	−	−	0.3	0.3	−	−	0.2	0.3	−	−	1.5	−	1.5	−
3 ～ 5 (歳)	3	4	−	−	3	3	−	−	0.3	0.4	−	−	0.3	0.3	−	−	1.5	−	1.5	−
6 ～ 7 (歳)	4	5	−	−	3	4	−	−	0.4	0.4	−	−	0.4	0.4	−	−	2.0	−	2.0	−
8 ～ 9 (歳)	5	6	−	−	4	5	−	−	0.4	0.5	−	−	0.4	0.5	−	−	2.5	−	2.5	−
10 ～ 11 (歳)	6	7	−	−	5	6	−	−	0.5	0.6	−	−	0.5	0.6	−	−	3.0	−	3.0	−
12 ～ 14 (歳)	9	10	−	−	7	8	−	−	0.7	0.8	−	−	0.6	0.8	−	−	4.0	−	4.0	−
15 ～ 17 (歳)	10	12	−	−	7	8	−	−	0.8	0.9	−	−	0.6	0.7	−	−	4.5	−	3.5	−
18 ～ 29 (歳)	9	11	−	40	7	8	−	35	0.7	0.9	−	7	0.6	0.7	−	7	4.0	11	3.5	11
30 ～ 49 (歳)	9	11	−	45	7	8	−	35	0.7	0.9	−	7	0.6	0.7	−	7	4.0	11	3.5	11
50 ～ 64 (歳)	9	11	−	45	7	8	−	35	0.7	0.9	−	7	0.6	0.7	−	7	4.0	11	3.5	11
65 ～ 74 (歳)	9	11	−	40	7	8	−	35	0.7	0.9	−	7	0.6	0.7	−	7	4.0	11	3.5	11
75 以上 (歳)	9	10	−	40	6	8	−	30	0.7	0.8	−	7	0.6	0.7	−	7	4.0	11	3.5	11
妊婦[1]					+1	+2	−	−					+0.1	+0.1	−	−			3.5	−
授乳婦[1]					+3	+4	−	−					+0.5	+0.6	−	−			3.5	−

[1] 亜鉛，銅の妊婦，授乳婦の食事摂取基準は付加量.

性別	ヨウ素 (µg/日) 男性				女性				セレン (µg/日) 男性				女性			
年齢等	推定平均必要量	推奨量	目安量	耐容上限量	推定平均必要量	推奨量	目安量	耐容上限量	推定平均必要量	推奨量	目安量	耐容上限量	推定平均必要量	推奨量	目安量	耐容上限量
0 ～ 5 (月)	−	−	100	250	−	−	100	250	−	−	15	−	−	−	15	−
6 ～ 11 (月)	−	−	130	250	−	−	130	250	−	−	15	−	−	−	15	−
1 ～ 2 (歳)	35	50	−	300	35	50	−	300	10	10	−	100	10	10	−	100
3 ～ 5 (歳)	45	60	−	400	45	60	−	400	10	15	−	100	10	10	−	100
6 ～ 7 (歳)	55	75	−	550	55	75	−	550	15	15	−	150	15	15	−	150
8 ～ 9 (歳)	65	90	−	700	65	90	−	700	15	20	−	200	15	20	−	200
10 ～ 11 (歳)	80	110	−	900	80	110	−	900	20	25	−	250	20	25	−	250
12 ～ 14 (歳)	95	140	−	2,000	95	140	−	2,000	25	30	−	350	25	30	−	300
15 ～ 17 (歳)	100	140	−	3,000	100	140	−	3,000	30	35	−	400	20	25	−	350
18 ～ 29 (歳)	95	130	−	3,000	95	130	−	3,000	25	30	−	450	20	25	−	350
30 ～ 49 (歳)	95	130	−	3,000	95	130	−	3,000	25	30	−	450	20	25	−	350
50 ～ 64 (歳)	95	130	−	3,000	95	130	−	3,000	25	30	−	450	20	25	−	350
65 ～ 74 (歳)	95	130	−	3,000	95	130	−	3,000	25	30	−	450	20	25	−	350
75 以上 (歳)	95	130	−	3,000	95	130	−	3,000	25	30	−	400	20	25	−	350
妊婦 (付加量)					+75	+110	−	−[1]					+5	+5	−	−
授乳婦 (付加量)					+100	+140	−	−[1]					+15	+20	−	−

[1] 妊婦及び授乳婦の耐容上限量は 2,000 µg/日とする.

性別	クロム (µg/日) 男性		女性		モリブデン (µg/日) 男性				女性			
年齢等	目安量	耐容上限量	目安量	耐容上限量	推定平均必要量	推奨量	目安量	耐容上限量	推定平均必要量	推奨量	目安量	耐容上限量
0 ～ 5 (月)	0.8	−	0.8	−	−	−	2	−	−	−	2	−
6 ～ 11 (月)	1.0	−	1.0	−	−	−	5	−	−	−	5	−
1 ～ 2 (歳)	−	−	−	−	10	10	−	−	10	10	−	−
3 ～ 5 (歳)	−	−	−	−	10	10	−	−	10	10	−	−
6 ～ 7 (歳)	−	−	−	−	10	15	−	−	10	15	−	−
8 ～ 9 (歳)	−	−	−	−	15	20	−	−	15	15	−	−
10 ～ 11 (歳)	−	−	−	−	15	20	−	−	15	20	−	−
12 ～ 14 (歳)	−	−	−	−	20	25	−	−	20	25	−	−
15 ～ 17 (歳)	−	−	−	−	25	30	−	−	20	25	−	−
18 ～ 29 (歳)	10	500	10	500	20	30	−	600	20	25	−	500
30 ～ 49 (歳)	10	500	10	500	25	30	−	600	20	25	−	500
50 ～ 64 (歳)	10	500	10	500	25	30	−	600	20	25	−	500
65 ～ 74 (歳)	10	500	10	500	20	30	−	600	20	25	−	500
75 以上 (歳)	10	500	10	500	20	25	−	600	20	25	−	500
妊婦[1]			10	−					+0	+0	−	−
授乳婦[1]			10	−					+3	+3	−	−

[1] モリブデンの妊婦，授乳婦の食事摂取基準は付加量.

付表 3　健康づくりのための食生活指針（対象特性別）

【1】成人病（生活習慣病）予防のための食生活指針

1. いろいろ食べて成人病（生活習慣病）予防
   ―主食，主菜，副菜をそろえ，目標は一日 30 食品
   ―いろいろ食べても，食べ過ぎないように
2. 日常生活は食事と運動のバランスで
   ―食事はいつも腹八分目
   ―運動十分で食事を楽しもう
3. 減塩で高血圧と胃がん予防
   ―塩からい食品を避け，食塩摂取は一日 10 グラム以下
   ―調理の工夫で，無理なく減塩
4. 脂肪を減らして心臓病予防
   ―脂肪とコレステロール摂取を控えめに
   ―動物性脂肪，植物油，魚油をバランス良く
5. 生野菜，緑黄色野菜でがん予防
   ―生野菜，緑黄色野菜を毎食の食卓に
6. 食物繊維で便秘・大腸がんを予防
   ―野菜，海藻をたっぷりと
7. カルシウムを十分とって丈夫な骨づくり
   ―骨粗しょう症の予防は青壮年期から
   ―カルシウムに富む牛乳，小魚，海藻を
8. 甘い物は程々に
   ―糖分を控えて肥満を予防
9. 禁煙，節酒で健康長寿
   ―禁煙は百益あっても一害なし
   ―百薬の長アルコールも飲み方次第

【2】成長期のための食生活指針

1. 子どもと親を結ぶ絆としての食事
   ―乳児期―
   ①食事を通してのスキンシップを大切に
   ②母乳で育つ赤ちゃん，元気
   ③離乳の完了，満 1 歳
   ④いつでも活用，母子健康手帳
2. 食習慣の基礎づくりとしての食事
   ―幼児期―
   ①食事のリズム大切，規則的に
   ②何でも食べられる元気な子
   ③うす味と和風料理に慣れさせよう
   ④与えよう，牛乳・乳製品を十分に
   ⑤一家そろって食べる食事の楽しさを
   ⑥心掛けよう，手作りおやつの素晴らしさ
   ⑦保育所や幼稚園での食事にも関心を
   ⑧外遊び，親子そろって習慣に
3. 食習慣の完成期としての食事
   ―学童期―
   ①一日 3 食規則的，バランスとれた良い食事
   ②飲もう，食べよう，牛乳・乳製品
   ③十分に食べる習慣，野菜と果物
   ④食べ過ぎや偏食なしの習慣を
   ⑤おやつには，いろんな食品や量に気配りを
   ⑥加工食品，インスタント食品の正しい利用
   ⑦楽しもう，一家団らんおいしい食事
   ⑧考えよう，学校給食のねらいと内容
   ⑨つけさせよう，外に出て体を動かす習慣を
4. 食習慣の自立期としての食事
   ―思春期―
   ①朝，昼，晩，いつもバランス良い食事
   ②進んでとろう，牛乳・乳製品を
   ③十分に食べて健康，野菜と果物
   ④食べ過ぎ，偏食，ダイエットにはご用心
   ⑤偏らない，加工食品，インスタント食品に
   ⑥気を付けて，夜食の内容，病気のもと
   ⑦楽しく食べよう，みんなで食事
   ⑧気を配ろう，適度な運動，健康づくり

【3】女性（母性を含む）のための食生活指針

1. 食生活は健康と美のみなもと
   ①上手に食べて体の内から美しく
   ②無茶な減量，貧血のもと
   ③豊富な野菜で便秘を予防
2. 新しい生命と母に良い栄養
   ①しっかり食べて，一人二役
   ②日常の仕事，買い物，良い運動
   ③酒とたばこの害から胎児を守ろう
3. 次の世代に賢い食習慣を
   ①うす味のおいしさを，愛児の舌にすり込もう
   ②自然な生活リズムを幼いときから
   ③よく噛んで，よーく味わう習慣を
4. 食事に愛とふれ合いを
   ①買ってきた加工食品にも手のぬくもりを
   ②朝食はみんなの努力で勢ぞろい
   ③食卓は「いただきます」で始まる今日の出来ごと報告会
5. 家族の食事，主婦はドライバー
   ①食卓で，家族の顔見て健康管理
   ②栄養バランスは，主婦のメニューで安全運転
   ③調理自慢，味と見栄えに安全チェック
6. 働く女性は正しい食事で元気はつらつ
   ①体が資本，食で健康投資
   ②外食は新しい料理を知る良い機会
   ③食事づくりに趣味を見つけてストレス解消
7. 「伝統」と「創造」で新しい食文化を
   ①「伝統」に「創造」を和えて，我が家の食文化
   ②新しい生活の知恵で環境の変化に適応
   ③食文化，あなたとわたしの積み重ね

【4】高齢者のための食生活指針

1. 低栄養に気を付けよう
   ―体重低下は黄信号
2. 調理の工夫で多様な食生活を
   ―何でも食べよう，だが食べ過ぎに気を付けて
3. 副食から食べよう
   ―年をとったらおかずが大切
4. 食生活をリズムに乗せよう
   ―食事はゆっくり欠かさずに
5. よく体を動かそう
   ―空腹感は最高の味付け
6. 食生活の知恵を身につけよう
   ―食生活の知恵は若さと健康づくりの羅針盤
7. おいしく，楽しく，食事をとろう
   ―豊かな心が育む健やかな高齢期

（厚生省，1990）

付表4　食品類別荷重平均成分表および食品分類表（保育所用）

（可食部100g当たり）

食品群名		エネルギー (kcal)	たん白質 (g)	脂質 (g)	糖質 (g)	食物繊維 (g)	カルシウム (mg)	鉄 (mg)	ナトリウム (mg)	ビタミンA レチノール当量 (μg)	ビタミンB_1 (mg)	ビタミンB_2 (mg)	ビタミンC (mg)
1. 穀類	米	356	6.2	1.1	76.2	0.6	5	0.8	1	0	0.11	0.02	0
	パ ン 類	298	9.4	8.0	45.1	2.1	34	0.7	495	2	0.08	0.05	0
	め ん 類	182	5.7	0.9	34.4	1.4	13	0.5	78	1	0.06	0.02	0
	その他の穀類・堅果類	375	8.9	3.7	70.5	2.7	55	1.0	54	0	0.14	0.04	0
2. いも類	じゃがいも類	97	1.5	0.1	21.2	1.7	17	0.5	2	2	0.10	0.03	33
	こんにゃく類	5	0.1	0.0	0.1	2.2	43	0.4	10	0	0.00	0.00	0
3. 砂糖類		364	0.1	0.0	93.3	0.2	4	0.1	4	0	0.00	0.01	1
4. 菓子類		356	6.7	9.2	60.5	1.0	65	0.7	331	40	0.06	0.17	0
5. 油脂類	動 物 性	745	0.6	81.0	0.2	0.0	15	0.1	750	520	0.01	0.03	0
	植 物 性	851	0.5	92.2	0.5	0.0	6	0.1	233	386	0.01	0.02	0
6. 豆類	み そ	189	12.8	5.8	17.0	4.6	113	4.1	4,988	0	0.03	0.10	0
	豆・大豆製品	119	9.1	7.6	1.8	1.4	134	1.7	10	0	0.12	0.05	0
7. 魚介類	生	128	20.5	4.4	0.1	0.0	15	0.5	84	26	0.11	0.17	1
	塩 蔵 ・ 缶 詰	258	32.7	13.2	0.2	0.0	367	3.7	725	22	0.12	0.10	0
	水産ねり製品	110	11.5	1.7	12.1	0.0	23	0.7	784	0	0.03	0.05	0
8. 獣鳥肉類	生	205	19.0	13.3	0.1	0.0	5	0.7	51	20	0.39	0.17	2
	その他加工品	258	14.5	21.3	2.3	0.0	8	0.8	857	1	0.45	0.14	32
9. 卵類		151	12.3	10.3	0.3	0.0	51	1.8	140	150	0.06	0.43	0
10. 乳類	牛 乳	67	3.3	3.8	4.8	0.0	110	0.0	41	39	0.04	0.15	1
	その他の乳類	172	11.1	3.1	24.7	0.0	350	0.2	231	32	0.09	0.46	1
11. 野菜類	緑 黄 色 野 菜	34	1.1	0.2	5.4	2.5	28	0.6	15	924	0.06	0.08	19
	漬 物	57	1.9	0.1	10.6	2.8	45	0.8	1,652	14	0.20	0.06	12
	その他の野菜	29	1.1	0.2	4.8	1.7	26	0.3	19	13	0.03	0.03	16
12. 果実類	実	53	0.6	0.1	13.1	0.7	9	0.2	1	73	0.06	0.02	21
13. 海草類	草	51	3.8	0.5	8.3	12.5	364	8.8	950	189	0.16	0.31	12
14. 調味料類		159	4.9	4.9	21.0	1.0	31	1.5	3,531	30	0.06	0.10	2
15. 調理加工品		281	5.3	16.6	26.2	1.4	19	0.9	275	12	0.10	0.08	21

（平成13年9月，東京都）

付表4 つづき

食品群名		内容及び割合（%）
1. 穀類	米類	精白米 (82.3), はいが精米 (17.7)
	パン類	食パン-市販-(52.6), ロールパン (33.1), コッペパン-市販-(5.1), クロワッサン等 (9.2)
	めん類	うどん-ゆで-(48.6), マカロニ・スパゲッティ-乾-(23.9), 中華めん-ゆで-等 (27.5)
	その他の穀類・堅果類	薄力粉-1等-(75.3), パン粉-乾燥-(11.3), 白玉粉 (5.9), ごま-いり-(2.8), 上新粉等 (4.7)
2. いも類	じゃがいも類	じゃがいも (62.0), さつまいも等 (38.0)
	こんにゃく類	板こんにゃく-精粉-(100.0)
3. 砂糖類		砂糖-上白-(55.4)・-三温-(29.1)・いちごジャム-高糖度-等 (15.5)
4. 菓子類		米菓-塩せんべい-(21.8), カステラ (17.1), カスタードプディング (15.2), ビスケット-ハード-(9.6)・-ソフト-(6.2), 小麦粉あられ-(6.7), コーンスナック (4.6), ピーナッツ・ケーキドーナッツ (18.8)
5. 油脂類	動物性	バター-有塩-(100.0)
	植物性	植物油-なたね油-(64.6), マヨネーズ-卵黄型-(14.4), マーガリン等 (21.0)
	その他	米みそ-淡色辛みそ-(55.9)・-赤色辛みそ-(44.1)
6. 豆類	豆・大豆製品	豆腐-木綿-(60.6)・-絹-(19.4), 油揚げ (6.2), だいず-乾-等 (5.4)
7. 魚介類	生物	さけ-しろさけ-(21.5), メルルーサ (19.3), かじき-めかじき-(5.6), ひらめ等 (9.5), まぐろ-くろまぐろ、赤身-(8.7), くるまえび (7.7), ぶり (6.8)
	塩蔵・缶詰	まぐろ缶詰-油漬フレークライト-(44.0), しろさけ-塩ざけ-(20.5), さけ-塩ざけ-(15.4), しらす干し-微乾燥品-(9.5), 煮干し等 (21.3), かつお節等 (10.6)
	水産練り製品	焼き竹輪 (36.4), はんぺん (28.8), さつま揚げ (13.5), さつま揚げ等 (21.3)
8. 獣鳥肉類	生物	ぶたひき肉 (21.3), ぶたもも脂身つき-大型種-(17.5), 若鶏もも皮つき (13.4), にわとりひき肉 (11.4), にわとりむね、皮つき (10.8), ぶたばら、ぶたヒレ等, ぶた肩ロース-大型種-(10.2), 若鶏手羽肉皮つき (3.8), 若鶏ささ身等 (11.6)
	その他加工品	ソーセージ-ウィンナー-(32.3), ハンバーグ (24.3), ハム-プレスハム-(19.6), ベーコン (23.8), ハム-ロース-等
9. 卵類		鶏卵 (100.0)
10. 乳類	牛乳	普通牛乳 (100.0)
	その他の乳類	ヨーグルト-全脂無糖-(31.7), プロセスチーズ (7.1), 脱脂粉乳等 (22.0), ヨーグルト-脱脂加糖-(12.5), 乳酸菌飲料-殺菌乳製品-(15.7), 乳酸菌飲料-非乳製品-(11.0)
11. 野菜類	緑黄色野菜	にんじん (46.9), ほうれんそう (20.3), トマト (13.0), ピーマン (5.7), さやいんげん (5.4), かぼちゃや等 (8.7)
	漬物	たくあん漬-干しだいこん漬け-(26.7), きゅうり-ぬかみそ漬-(26.7), 福神漬 (11.4), だいこん根-ぬかみそ漬-等 (19.9)
	その他の野菜	たまねぎ (27.8), キャベツ (21.8), きゅうり (14.4), だいこん根 (6.7), レタス (5.5), ブラックマッペもやし (5.3), とうもろこし缶詰-ホールカーネル-等 (7.1), 根深ねぎ (11.4)
12. 果実類		バナナ (20.4), うんしゅうみかん、じょうのう-普通-(17.5), りんご (16.5), すいか (11.8), うんしゅうみかん-果実飲料ストレートジュース-等 (33.8)
13. 海草類		生わかめ (50.6), まこんぶ、素干し (15.8), ほしひじき (14.2), 寒天等 (19.4)
14. 調味料		しょうゆ-こいくち-(45.5), トマト加工品-ケチャップ-(25.9), みりん-本みりん-(8.8), 食酢-穀物酢-(5.5), カレールウ等 (14.3)
15. 調理加工食品類		ぎょうざ-冷凍-(56.0), フレンチフライドポテト・冷凍-じゃがいもフライドポテト-等 (44.0)

(注) 食品群の内容について特に細分を表示していないものは、「生」を使用。

付表 5　食品類別荷重平均成分表および食品分類表（学童期・思春期用）

食品群	エネルギー (kcal)	たんぱく質 (g)	脂質 (g)	炭水化物 (g)	カルシウム (mg)	鉄 (mg)	ナトリウム (mg)	ビタミン A (µgRE)	ビタミン B₁ (mg)	ビタミン B₂ (mg)	ビタミン C (mg)
穀　類	330	6.3	1.3	70.1	8	0.7	51	0	0.8	0.02	0
種実類	578	19.8	51.9	18.4	1,200	9.6	2	3	0.95	0.25	0
いも類	91	2	0.2	20.8	10	0.5	2	1	0.1	0.03	23
砂糖類	372	0	0	95.7	2	0	1	0	0	0	1
菓子類	240	5.7	11.2	29	86	0.7	93	124	0.05	0.22	0
油脂類	885	0.1	96	0.1	3	0	134	235	0	0.01	0
豆　類	196	11.2	9.2	16.9	134	2.6	567	0	0.08	0.11	0
果実類	49	0.6	0.1	12.6	8	0.1	1	80	0.05	0.02	18
緑黄色野菜	30	1.5	0.2	6.5	41	1	11	604	0.07	0.1	24
その他の野菜	20	1	0.1	4.6	27	0.3	7	25	0.03	0.03	15
きのこ類	18	2.7	0.3	5.5	2	0.7	4	0	0.13	0.26	5
海草類	16	1.9	0.3	5.6	100	0.7	610	160	0.07	0.18	15
調味嗜好飲料	14	0.2	0	3.1	5	0.2	6	0	0	0.04	4
魚介類	131	20.9	3.8	1.9	29	0.7	314	27	0.08	0.12	1
肉　類	203	18.7	13.1	0.4	6	1	208	15	0.49	0.2	9
卵　類	151	12.3	10.3	0.3	51	0.3	140	150	0.06	0.43	0
乳　類	70	3.4	3.5	6.1	116	0	56	37	0.04	0.14	1
その他の食品	249	11.2	12.9	22	31	1.5	543	39	0.13	0.17	3

食品群名	内　容　お　よ　び　割　合（%）
穀　類	精白米（75.80）　うどん・中華めん（7.8）　パン（7.3） スパゲッティ・マカロニ乾（2.2）　菓子パン（1.4）　その他の小麦加工品（5.5）
種実類	ごま（100）
いも類	じゃがいも（50.0）　さつまいも（11.3）　その他のいも類（36.2） でん粉・加工品（2.7）
砂糖類	砂糖類（90.2）　ジャム類（9.8）
菓子類	カスタードプディング（57.5）　ケーキ・ペストリー（26.0） ババロア（7.3）　ビスケット（6）　カステラ（3.2）
油脂類	バター（11.5）　動物性油脂（0.9）　植物性油脂（77.9）　マーガリン（9.7）
豆　類	みそ（22.7） 木綿豆腐（33.7）　絹豆腐（20.0）　油揚げ（14.5）　納豆（11.4） 調整豆乳（5.1）　焼き豆腐（4.6）　その他の豆類（10.7）
果実類	かんきつ類（31.3）　りんご（22.1）　バナナ（10.9）　いちご（0.1） その他の果物（36.4）
緑黄色野菜	ほうれんそう（23.5）　にんじん（21.8）　トマト（16.1）　ピーマン（4.3） その他の緑黄色野菜（34.3）
その他の野菜	だいこん（24.3）　たまねぎ（17.1）　キャベツ（13.5）　はくさい（11.4） その他の野菜（27.1）
きのこ類	生しいたけ（50）　えのきたけ（25）　ほんしめじ（25）
海草類	海草類（100）
調味嗜好飲料	煎茶（72.3）　コーヒー・ココア（12.3）　その他の飲料（15.4）
魚介類	あじ・いわし類（13.1）　たい・かれい類（8.3）　えび・かに類（8.1）　いか・たこ類（7.3）　その他の魚介類（28） 魚介生干し（20）　練り製品（11.9）　缶詰（2.1） 魚肉ハム・ソーセージ（0.6）　佃煮（0.3）
肉　類	豚肉（40.2）　鶏肉（27.3）　牛肉（14.8）　ハム・ソーセージ（14.5） その他の肉加工品（3.2）
卵　類	鶏卵（100）
乳　類	牛乳（62.1）　発酵乳・乳酸菌飲料（11.6）　チーズ（1.5） その他の乳製品（24.8）
その他の食品	コロッケ・冷凍―ポテトタイプ（21.1）　ハンバーグ・冷凍（18.4）　しゅうまい・冷凍（16.5） ぎょうざ・冷凍（13.5）　ミンチカツ・冷凍（15.0）　ミートボール・冷凍（15.5）

（平成 13 年度国民栄養調査結果の食品群別摂取量等をもとに著者作成）

（可食部100g当たり）

付表 6　食品類別荷重平均成分表および食品分類表（事業所用）

食品群名		エネルギー (kcal)	たん白質 (g)	脂質 (g)	糖質 (g)	食物繊維 (g)	カルシウム (mg)	鉄 (mg)	ナトリウム (mg)	ビタミンA（レチノール当量）(μg)	ビタミンB₁ (mg)	ビタミンB₂ (mg)	ビタミンC (mg)
1. 穀類	米	356	6.1	0.9	76.6	0.5	5	0.8	1	0	0.08	0.02	0
	パン類	264	9.3	4.4	44.4	2.3	29	0.6	500	0	0.07	0.04	0
	めん類	166	5.3	0.9	31.1	1.5	13	0.5	66	0	0.05	0.02	0
	その他の穀類・堅果類	376	10.7	6.7	62.4	4.5	108	1.5	117	1	0.17	0.05	0
2. いも類	じゃがいも類	81	1.5	0.1	17.2	1.6	10	0.5	1	1	0.09	0.03	29
	こんにゃく類	5	0.1	0.0	0.1	2.3	47	0.4	10	0	0.00	0.00	0
3. 砂糖類		357	0.1	0.0	91.4	0.3	3	0.0	2	0	0.00	0.00	2
4. 菓子類		192	6.3	6.3	26.8	0.7	66	0.7	126	69	0.06	0.22	0
5. 油脂類	動物性	745	0.6	81.0	0.2	0.0	15	0.1	750	520	0.01	0.03	0
	植物性	873	0.2	94.6	0.6	0.0	3	0.0	147	284	0.00	0.01	0
6. 豆類	みそ	191	12.6	5.9	17.0	4.8	105	4.1	4,931	0	0.03	0.10	0
	豆・大豆製品	133	9.5	7.0	5.1	2.7	123	2.0	10	0	0.12	0.10	0
7. 魚介類	生物	145	22.4	5.3	0.2	0.0	18	0.9	107	42	0.09	0.15	1
	塩蔵・缶詰	241	26.7	8.0	14.6	0.0	230	1.8	1,371	4	0.08	0.21	0
	水産ねり製品	118	11.9	2.2	12.6	0.0	32	0.7	783	0	0.03	0.06	0
8. 獣鳥肉類	生物	225	18.6	15.5	0.1	0.0	5	0.7	49	17	0.37	0.17	2
	その他加工品	237	14.4	18.5	3.2	0.0	8	0.9	851	1	0.43	0.15	31
9. 卵類		151	12.3	10.3	0.3	0.0	51	1.8	140	150	0.06	0.43	0
10. 乳類	牛乳	67	3.3	3.8	4.8	0.0	110	0.0	41	39	0.04	0.15	1
	その他の乳類	85	1.9	0.1	18.9	0.0	62	0.0	31	0	0.01	0.07	0
11. 野菜類	緑黄色野菜	32	1.3	0.2	4.6	2.5	42	0.9	14	803	0.07	0.09	23
	漬物	33	1.5	0.1	4.9	2.7	66	0.7	1,085	75	0.10	0.06	16
	その他の野菜	23	1.2	0.1	3.5	1.6	29	0.3	6	9	0.03	0.03	17
12. 果実類		61	0.7	0.1	14.6	0.9	10	0.3	2	70	0.06	0.03	18
13. 海草類		70	6.7	0.8	12.2	14.3	372	5.7	2,328	339	0.18	0.35	12
14. 調味料類		131	6.3	3.9	16.1	0.5	32	1.6	4,552	9	0.05	0.13	1
15. 調理加工食品		256	6.8	14.8	22.9	1.0	22	1.1	304	23	0.12	0.11	15

（平成13年9月、東京都）

食品群名		内容及び割合 (%)
1. 穀類	パン類	食パン-市販(100.0)
	めん類	うどん-ゆで(36.9)、中華めん-ゆで(29.6)、マカロニ・スパゲッティ-乾(15.8)、そば-ゆで-等(17.7)
	その他の穀類・堅果類	薄力粉-1等(49.7)、パン粉-乾燥(25.0)、七分つき押麦(13.2)、もち(5.0)、ごま-いり-等(7.1)
2. いも類	じゃがいも類	じゃがいも(67.8)、里芋(18.0)、さつまいも-等(14.2)
	こんにゃく類	板こんにゃく-精粉(87.6)、しらたき(12.4)
3. 砂糖		砂糖-上白(79.0)、いちごジャム-高糖度-等(21.0)
4. 菓子		カスタードプディング(57.5)、あんパン(11.4)、バスロア(7.3)、クリームパン(6.6)、チョコロネ(4.9)、中華まんじゅう-肉-(4.1)、カステラ等(8.2)
5. 油脂類	動物性	バター-有塩-(100.0)
	植物性	植物油-なたね油-(74.2)、マヨネーズ-全卵(10.1)、マーガリン等(15.7)
6. 豆類	その他	米みそ-淡色辛みそ(84.5)・赤色辛みそ(15.5)
	豆腐・大豆製品	豆腐-木綿(35.2)・絹(20.6)、生揚げ(9.4)、油揚げ(7.0)、豆乳-調整豆乳(5.1)、焼き豆腐(4.6)、糸引納豆(9.2)、いんげんまめ-乾-等(8.9)
7. 魚介類	生物	いか-するめいか(10.3)、さんま(9.4)、さば(8.2)、さけ-しろさけ(8.1)、かれい-まがれい(5.5)、まあじ(4.5)、さわら(4.3)、くるまえび(4.2)、くろまぐろ-赤身-等(40.2)
	塩蔵・缶詰	あじ-開き干し(11.6)、しろさけ-塩ざけ(9.1)、いわし-生干し-まいわし(5.0)、しろさけ-新巻き(6.8)・まぐろ缶詰-油漬(5.3)、うるめいわし(3.9)、かつお節(3.8)、いかなごつくだ煮等(45.4)、さんま開き(17.1)
	水産ねり製品	焼き竹輪(34.2)、さつま揚げ(32.0)、蒸しかまぼこ(16.7)、はんぺん等(17.1)
8. 獣鳥肉類	生物	ぶた-脂身つき-大型種(17.0)、若鶏むね-皮つき(16.1)、若鶏もも-皮つき(14.2)、ぶたばら-脂身つき-大型種(12.1)、ぶたひき肉(9.3)、にわとりひき肉(7.6)、うし-ばら-脂身つき(5.5)、うしもも-脂身つき-乳用肥育雄牛(18.2)
	その他の加工品	ハム-プレス(36.1)、ハム-ロース(25.7)、ソーセージ-ウインナー(14.4)、ソーセージ-フランクフルト(12.0)、ベーコン等(11.8)
9. 卵類		鶏卵(100.0)
10. 乳類	牛乳類	普通牛乳(100.0)
	その他の乳類	乳酸菌飲料-乳製品(34.6)、ヨーグルト-脱脂加糖(29.9)、乳酸菌飲料-非乳製品(23.4)・殺菌乳製品-等(12.1)
11. 野菜類	緑黄色野菜	にんじん(34.1)、ほうれんそう(23.9)、トマト(11.8)、かぼちゃ(9.0)、こまつな(8.3)、ピーマン(5.4)、さやいんげん-等(7.5)
	漬物	たくあん漬-干しだいこん漬(20.5)、はくさい-塩漬け(15.4)、きゅうり-塩漬け(13.2)、だいこん漬-ぬかみそ漬け(11.5)、福神漬(9.9)、なすしば漬(6.6)、のざわな-塩漬け-等(22.9)
	その他の野菜	キャベツ(22.4)、たまねぎ(19.7)、だいこん根(16.6)、はくさい(9.0)、きゅうり(7.3)、ブラックマッペもやし(7.1)、根深ねぎ(5.3)、レタス(3.5)、たけのこ水煮缶詰等(9.1)
12. 果実類	実	バナナ(24.4)、うんしゅうみかん-普通-(19.6)、りんご(11.4)、すいか(9.6)、なつみかん(5.5)、うんしゅうみかん缶詰-果実等(29.5)
13. 海草類	草	生わかめ(33.2)、こんぶつくだ煮(14.3)、まこんぶ-素干し(11.1)、ところてん(9.0)、のりつくだ煮(8.1)、ほしひじき(7.5)、乾燥わかめ素干し-等(16.8)
14. 調味料	味料	しょうゆ-こいくち(69.9)、トマト加工品-ケチャップ(6.8)、食酢-穀物酢(6.4)、みりん-本みりん(5.5)、カレールウ等(11.4)
15. 調理加工食品類		コロッケ-冷凍-ポテトタイプ(21.1)、ハンバーグ-冷凍(18.4)、しゅうまい-冷凍(16.5)、ぎょうざ-冷凍(13.5)、フレンチフライドポテト-冷凍・じゃがいもフライドポテト-等(30.5)

(注) 食品群の内容について特に細分表示していないものは、「生」を使用.

付表 7　特別用途食品分類表

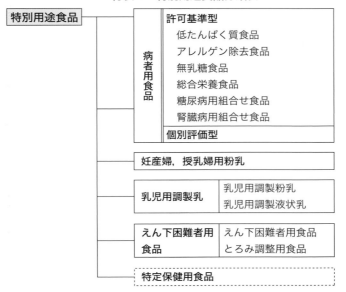

特別用途食品	病者用食品	許可基準型
		低たんぱく質食品
		アレルゲン除去食品
		無乳糖食品
		総合栄養食品
		糖尿病用組合せ食品
		腎臓病用組合せ食品
		個別評価型

妊産婦，授乳婦用粉乳

乳児用調製乳	乳児用調製粉乳
	乳児用調製液状乳

えん下困難者用食品	えん下困難者用食品
	とろみ調整用食品

特定保健用食品

特定保健用食品	特別用途食品
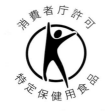 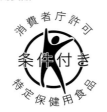	

備考：区分欄には，乳児用食品にあっては「乳児用食品」と，幼児用食品にあっては「幼児用食品」と，妊産婦用食品にあっては「妊産婦用食品」と，病者用食品にあっては「病者用食品」と，その他の特別の用途に適する食品にあっては，当該特別の用途を記載すること．

参考文献

第 1 章

1) 生活習慣病研究会 編：生活習慣病のしおり，社会保険出版社，2001
2) 厚生労働省「日本人の食事摂取基準」策定検討会報告書　日本人の食事摂取基準（2020 年版），第一出版，2020
3) 足達淑子 編：ライフスタイル療法−生活習慣改善のための行動療法−，医歯薬出版，2001
4) 澤純子，森基子 ほか：応用栄養学−ライフステージからみた人間栄養学− 第 8 版，医歯薬出版，2008
5) (公社)日本栄養士会 編：2014 年度版　管理栄養士・栄養士必携 データ・資料集，第一出版，2014

第 2 章

■A　母性栄養

1) 厚生労働省「日本人の食事摂取基準」策定検討会報告 日本人の食事摂取基準（2020 年版），第一出版，2020
2) 津田博子・麻見直美編：N ブックス 五訂 応用栄養学，建帛社，2020
3) 公益社団法人日本産婦人科学会「妊娠中の体重増加指導の目安について」，2021 年 3 月
https://www.jspnm.com/topics/data/kaiin20210311.pdf
4) 日本妊娠高血圧学会編：妊娠高血圧症候群 新定義・分類−運用上のポイント，メジカルビュー社，2019
5) 一般社団法人日本糖尿病学会編・著：糖尿病診療ガイドライン 2019，南江堂，2019
6) 一般社団法人日本糖尿病学会編・著：糖尿病治療ガイド 2022-2023，文光堂，2022
7) 国立研究開発法人国立国際医療研究センター・糖尿病情報センター HP「妊娠と糖尿病」
http://dmic.ncgm.go.jp/content/080_030_13.pdf（2021/3/31）

■B　乳児期栄養

1) 厚生労働省「日本人の食事摂取基準」策定検討会報告書　日本人の食事摂取基準（2020 年版），第一出版，2020
2) 今村栄一：育児栄養学−乳幼児栄養の実際− 第 11 版，日本小児医事出版社，1997
3) 芳本信子：食べ物じてん−食品中の生理活性成分を知る−，学建書院，2010
4) 西岡葉子，宮澤節子 ほか：応用栄養学実習，学建書院，2014
5) 飯塚美和子，桜井幸子 ほか：最新小児栄養−食生活の基礎を築くために−，学建書院，2014
6) 新藤由喜子 ほか：小児栄養 発育期の食生活と栄養 改訂，学建書院，2008

■C　幼児期栄養

1) 厚生労働省「日本人の食事摂取基準」策定検討会報告書　日本人の食事摂取基準（2020 年版），第一出版，2020
2) 食事摂取基準の実践・運用を考える会 編：日本人の食事摂取基準（2020 年版）の実践・運用−特定給食施設等における栄養・食事管理，第一出版，2020
3) 西岡葉子，宮澤節子 ほか：栄養学各論実習，学建書院，2001
4) 岩崎良文，戸谷誠之 編 ほか：栄養・健康科学シリーズ 栄養学各論 改訂第 3 版，南江堂，2000
5) 山口和子 編：小児栄養 改訂版 3 訂，ミネルヴァ書房，2001
6) 高野　陽 ほか：小児栄養 子どもの栄養と食生活 第 3 版，医歯薬出版，2003
7) 今村栄一：現代育児学 第 14 版，医歯薬出版，2003

8) 藤沢良知：子どもの心と体を育てる食事学，第一出版，2002
9) 須藤加代子：臨床栄養臨時増刊 実践栄養アセスメント，99(5)：532-537，2001
10) 日本肥満学会 編：小児の肥満症マニュアル，医歯薬出版，2004
11) 馬場 實，中川武正 編：食物アレルギーの手びき–正しい知識と治療，食生活指導– 改訂第2版，南江堂，2003
12) 鳥居新平 編：小児ぜん息アレルギー疾患食事療法 HAND BOOK，医歯薬出版，2001
13) 市丸雄平，岡純編著：マスター応用栄養学第2版，建帛社，2008
14) 厚生労働省：児童福祉施設における「食事摂取基準」を活用した食事計画について，2020
15) 厚生労働省：平成27年度乳幼児栄養調査結果の概要，2016
16) 厚生労働省：楽しく食べる子どもに–保育所における食育に関する指針–，2004
17) 厚生労働省：「食を通じた子どもの健全育成（–いわゆる「食育」の視点から–）のあり方に関する検討会」報告書について，食を通じた子どもの健全育成（–いわゆる「食育」の視点から–）のあり方に関する検討会，2004
18) 文部科学省：幼児期運動指針について，2012
19) 東京都福祉保健局：東京都幼児向け食事摂バランスガイド指導マニュアル，2006
20) 日本小児アレルギー学会食物アレルギー委員会 作成：食物アレルギー診療ガイドライン2012ダイジェスト版，http://www.jspaci.jp/jpgfa2012/
21) 飯塚美和子，瀬尾弘子ほか：最新子どもの食と栄養–食生活の基礎を築くために–，学建書院，2020
22) 厚生労働省雇用均等・児童家庭局：平成22年乳幼児身体発育調査報告書，2011
23) 厚生労働省：保育所における食事の提供ガイドライン，2012
24) 厚生労働省：保育所におけるアレルギー対応ガイドライン（2019年改訂版），2019
25) 厚生労働省：児童福祉施設における食事の提供に関する援助及び指導について，2020
26) 厚生労働省：保育所保育指針解説，2018
27) 多賀昌樹ほか：応用栄養学，第一出版，2020
28) 五関正江ほか：四訂 応用栄養学実習，建帛社，2020

■D　学童期栄養
1) 江澤郁子 編：Nブックス 応用栄養学，建帛社，2003
2) 西岡葉子，宮澤節子 ほか：応用栄養学実習，学建書院，2014
3) 桑守豊美，大野知子 ほか編：栄養学各論 新訂，中央法規出版，2001
4) 寺田和子 ほか：応用栄養学 改訂，南山堂，2003
5) 厚生労働統計協会 編：厚生の指標 増刊 国民衛生の動向 2022/2023，2022
6) 厚生労働省ホームページ：http://mhlw.go.jp/
7) 日本体育・学校健康センター：児童生徒にみられる生活習慣病と肥満–健康に関する調査報告書，1999
8) 岡田知雄：成長期の栄養・食事管理，第49回日本栄養改善学会学術総会講演集，日本栄養改善学会誌，2002
9) 独立行政法人日本スポーツ振興センター：児童生徒の食事状況等実態調査報告書，2012
10) 厚生労働省：「食を通じた子どもの健全育成（–いわゆる「食育」の視点から–）のあり方に関する検討会」報告書について，食を通じた子どもの健全育成（–いわゆる「食育」の視点から–）のあり方に関する検討会，2004
11) 木戸詔子 ほか編：臨地・校外実習のてびき，化学同人，2005
12) 朝山光太郎ほか：平成16年度病栄協ガイドブック小児栄養，社団法人日本栄養士会全国病院栄養士協議会，2005
13) 日本小児内分泌学会・日本成長学会合同標準値委員会：日本人小児の体格の評価に関する基本的な考え方，2011
14) 大関武彦，中川祐一，中西俊樹ほか：「小児のメタボリックシンドローム診断基準の各項目についての検

討」厚生労働科学研究費補助金 循環器疾患等生活習慣病対策総合研究事業 小児期メタボリック症候群の
概念・病態・診断基準の確立および効果的介入に関するコホート研究 平成18年度総合研究報告書, 2007
15) 内閣府：食育に関する意識調査報告書, 2014, http://www.cao.go.jp/
16) 厚生労働省：第4次食育推進基本計画, 令和3年3月

■E　思春期栄養
1) 厚生労働省：「食を通じた子どもの健全育成（-いわゆる「食育」の視点から-）のあり方に関する検討
会」報告書について, 食を通じた子どもの健全育成-いわゆる「食育」の視点から-のあり方に関する検
討会, 2004
2) 西岡葉子, 宮澤節子 ほか：応用栄養学実習, 学建書院, 2014
3) 厚生労働省「日本人の食事摂取基準」策定検討会報告書　日本人の食事摂取基準（2020年版）, 第一出
版, 2020
4) 独立行政法人日本スポーツ振興センター：児童生徒の食事状況等実態調査報告書, 2012
5) 市丸雄平, 岡純 編：マスター応用栄養学 第2版, 建帛社, 2008
6) 江澤郁子, 津田博子 ほか：Nブックス 改訂 応用栄養学, 建帛社, 2010
7) 厚生労働科学研究（子ども家庭総合研究事業）思春期やせ症と思春期の不健康やせの事態把握および対
策に関する研究班 編：思春期やせ症小児診療に関する人のためのガイドライン, 2008
8) 渡辺久子：思春期やせ症（小児期発症神経性食欲不振症）, 母子保健情報, 55, 2007
9) 杉原茂孝：思春期における生活習慣病, 母子保健情報, 60, 2009
10) 日本動脈硬化学会 編：動脈硬化性疾患予防ガイドライン2017年版, 日本動脈硬化学会, 2017
11) 日本高血圧学会 編：高血圧治療ガイドライン2019 [JSH2019], 日本高血圧学会, 2019
12) 日本肥満学会 編：肥満研究臨時増刊号 Vol.17 Extra Edition 肥満症診断基準2011, 日本肥満学会,
2011
13) 公益財団法人東京都予防医学協会：東京都予防医学協会年報2022年版, 2022

■F　成人期栄養
1) 寺田和子 ほか：栄養学各論 第3版, 南山堂, 1998
2) 二見大介 編：ネオエスカ 栄養教育論, 同文書院, 2003
3) 江澤郁子 編：Nブックス 応用栄養学, 建帛社, 2003
4) 西岡葉子, 宮澤節子 ほか：栄養学各論実習, 学建書院, 2001
5) 脊山洋右, 廣野治子 編：コンパクト栄養学, 南江堂, 2000
6) 厚生労働省：国民健康・栄養調査報告, http://www.mhlw.go.jp/
7) 厚生労働統計協会 編：厚生の指標増刊 国民衛生の動向2022/2023, 2022
8) (一社)日本病態栄養学会 編：認定病態栄養専門師のための病態栄養ガイドブック, メディカルレビュー
社, 2013
9) 大野知子 編：ヘルス21栄養教育・栄養指導論 第4版, 医歯薬出版, 2003
10) 東　愛子, 原田まつ子 編：栄養学各論実習, 講談社サイエンティフィク, 2001
11) 中村丁次 監修：きょうの料理 生活習慣病の食事 別冊NHK, 日本放送出版協会, 2003
12) 文部科学省 科学技術・学術審議会 資源調査分科会 報告：日本食品標準成分表2020年版（八訂）, 2020

■G　更年期（閉経期）栄養
1) 西岡葉子, 宮澤節子 ほか：栄養学各論実習, 学建書院, 2001
2) 杉山みち子：更年期, からだの科学 増刊, p74-79
3) 杉山みち子 ほか：特集 体と心を守る-更年期のいきいきライフ, 栄養と料理9月号, 女子栄養大学出版
部, 2001
4) 堀江重郎：特集 更年期男性の健康管理, 食生活, 9(97), 2003

5) 秋吉美穂子，大輪陽子，杉山みち子，麻生武志：更年期外来受診者のニーズの実態調査–更年期障害，生活習慣病のリスクとライフスタイルの問題，日本更年期医学会雑誌，9：30-37，2000
6) 秋吉美穂子，大輪陽子，杉山みち子，麻生武志：更年期外来における栄養管理サービス，日本更年期医学会雑誌，11：66-77，2003
7) 柴田みち，中村丁次，谷内麻子 ほか：更年期外来患者における更年期症状と栄養摂取状況の関係について，日本更年期医学会雑誌，10：58-63，2002
8) 柴田みち，川島由紀子，中村丁次 ほか：更年期の不定愁訴と栄養，産婦人科治療，87：318-322，2003
9) 川島由紀子，柴田みち：更年期の栄養管理，更年期と加齢のヘルスケア，2：93-97，2003
10) 大野知子 編：ヘルス21栄養教育・栄養指導論 第4版，医歯薬出版，2003
11) 文部科学省 科学技術・学術審議会 資源調査分科会 報告：日本食品標準成分表2020年版（八訂），2020

■H　高齢期栄養
1) 厚生労働省 監修：厚生労働白書 令和4年版，2022
2) 本田佳子 編：食事療法の実習 臨床栄養学，医歯薬出版，2004
3) 西岡葉子，宮澤節子 ほか：栄養学各論実習，学建書院，2001
4) 江澤郁子 編：Nブックス 応用栄養学，建帛社，2003
5) 杉橋啓子 ほか：実践介護食事論–福祉施設と在宅介護のための食事ケア–，第一出版，2008
6) 斉藤　昇，高橋龍太郎 編：高齢者の疾病と栄養改善へのストラテジー–エビデンスに基づく対策とチームワークのために–，第一出版，2003
7) 東京都社会福祉協議会：福祉栄養と業務マニュアル，東京都社会福祉協議会，2003
8) 田中弥生 ほか：訪問栄養食事指導実践の手引き，全国在宅訪問栄養食事研究会，2003
9) 手嶋登志子 編：介護食ハンドブック–カラー献立57点–，医歯薬出版，2000
10) 藤島一郎：脳卒中の摂食・嚥下障害，医歯薬出版，1993
11) 才藤栄一 ほか編：摂食・嚥下障害のリハビリテーション，協同医書出版社，1998
12) 岩瀬善彦，森本武利 編：やさしい生理学 改訂第4版，南江堂，2000
13) 内閣府：令和4年版 高齢社会白書，2022
14) 田中弥生，宗像伸子：おいしいやさしい介護食，医歯薬出版，2004
15) 臨床栄養 Vol.124 3月号，医歯薬出版，2014
16) 日本摂食・嚥下リハビリテーション学会：日本摂食・嚥下リハビリテーション学会嚥下調整食分類2021

第 3 章

1) 厚生労働省「日本人の食事摂取基準」策定検討会報告書　日本人の食事摂取基準（2020年版），第一出版，2020
2) 西岡葉子，宮澤節子 ほか：応用栄養学実習，学建書院，2014
3) 下村吉治：スポーツと健康の栄養学，ナップ，2002
4) Steve Wootton，小林修平 監訳：スポーツ指導者のためのスポーツ栄養学，南江堂，1992
5) （財)日本体育協会スポーツ医・科学専門委員会 監修，小林修平 編：アスリートのための栄養・食事ガイド，第一出版，2001
6) 川原　貴 ほか 編：スポーツ活動中の熱中症予防ガイドブック，（公財)日本体育協会，2013
7) 松本暁子：宇宙食の現状と"宇宙日本食"開発の展望，日本栄養食糧学会誌，2月号，99-104，2004
8) 大中政治 編：新ガイドライン準拠 エキスパート管理栄養士養成シリーズ応用栄養学，化学同人，2005
9) 田内健二：トレーニング計画の原則，田口貞善 編：スポーツの百科事典，丸善，2007
10) （社)全国栄養士養成施設協会，（公社)日本栄養士会 監修：サクセス管理栄養士講座　応用栄養学–ライフステージ別–，第一出版，2011
11) 戸谷誠之，伊藤節子ほか：健康・栄養科学シリーズ　応用栄養学（改訂第4版），南江堂，2012

12) 小林修平 編：競技力向上とコンディショニングのためのスポーツ栄養学，スポーツ栄養・食事摂取基準ガイド，臨床スポーツ医学臨時増刊号26，文光堂，2009
13) 井上芳光，近藤徳彦 編：体温II −体温調節システムとその適応−，ナップ，2010
14) (公社)日本栄養士会 編：2013年度版　管理栄養士・栄養士必携 データ・資料集，第一出版，2013

索　引

MEMO

MEMO

〈編　集〉　長浜幸子
　　　　　　相模女子大学名誉教授

〈執　筆〉　稲毛順子
（50 音順）　元服部栄養専門学校

　　　　　　関千代子
　　　　　　東京農業大学（非常勤）

　　　　　　竹内美貴
　　　　　　神戸女子短期大学

　　　　　　武田純枝
　　　　　　元東京家政大学教授

　　　　　　長浜幸子
　　　　　　前掲

　　　　　　深作貴子
　　　　　　相模女子大学短期大学部

　　　　　　水田　文
　　　　　　修文大学

　　　　　　目加田優子
　　　　　　文教大学

新編　応用栄養学実習

2015 年 3 月 31 日　第 1 版第 1 刷発行
2017 年 2 月 1 日　第 1 版第 2 刷発行
2019 年 3 月 1 日　第 1 版第 3 刷発行
2021 年 3 月 1 日　第 2 版第 1 刷発行
2023 年 3 月 1 日　第 3 版第 1 刷発行

編　者　長浜幸子
発行者　百瀬卓雄
発行所　株式会社 学建書院
〒 113-0033　東京都文京区後楽 1-1-15-3 F
TEL　(03)3816-3888
FAX　(03)3814-6679
http://www.gakkenshoin.co.jp
印 刷 所　あづま堂印刷㈱
製 本 所　㈲皆川製本所

ISBN978-4-7624-2883-8